AF330114

# CATALOGUE DES PIÈCES

## DU

# MUSÉE DUPUYTREN

PUBLIÉ

Sous les auspices de la Faculté de médecine de Paris

PAR

## M. HOUEL

CONSERVATEUR DES COLLECTIONS DE LA FACULTÉ DE MÉDECINE DE PARIS
AGRÉGÉ DE LA FACULTÉ
CHEVALIER DE LA LÉGION D'HONNEUR
MEMBRE DE LA SOCIÉTÉ DE CHIRURGIE, DE LA SOCIÉTÉ DE BIOLOGIE
ET DE LA SOCIÉTÉ ANATOMIQUE

TOME PREMIER

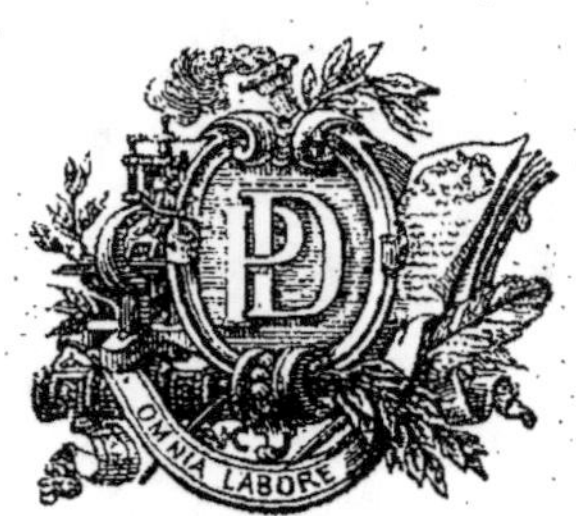


## PARIS

PAUL DUPONT
ÉDITEUR
41, rue Jean-Jacques-Rousseau.

G. MASSON, ÉDITEUR
LIBRAIRE DE L'ACADÉMIE DE MÉDECINE
Boulevard Saint-Germain, en face l'École-de-Médecine

1877

CATALOGUE DES PIÈCES

DU

# MUSÉE DUPUYTREN

# CATALOGUE DES PIÈCES

## DU

# MUSÉE DUPUYTREN

PUBLIÉ

Sous les auspices de la Faculté de Médecine de Paris

PAR

## M. HOUEL

CONSERVATEUR DES COLLECTIONS DE LA FACULTÉ DE MÉDECINE DE PARIS
AGRÉGÉ DE LA FACULTÉ
CHEVALIER DE LA LÉGION D'HONNEUR
MEMBRE DE LA SOCIÉTÉ DE CHIRURGIE, DE LA SOCIÉTÉ DE BIOLOGIE
ET DE LA SOCIÉTÉ ANATOMIQUE

———

**TOME PREMIER**

## PARIS

| PAUL DUPONT | G. MASSON, ÉDITEUR |
|---|---|
| ÉDITEUR | LIBRAIRE DE L'ACADÉMIE DE MÉDECINE |
| 41, rue Jean-Jacques-Rousseau. | Boulevard Saint-Germain, en face l'École-de-Médecine. |

1877

# PRÉFACE

La faculté de médecine de Paris, jusqu'en 1835 ne possédait comme Musée qu'une modeste galerie, qui forme aujourd'hui une partie du musée Orfila. Cette galerie renfermait à la fois les pièces d'histoire naturelle, d'anatomie normale et pathologique. A cette époque Dupuytren était déjà malade ; il songea à créer une *chaire d'anatomie pathologique*, pour laquelle il a eu la généreuse pensée de faire don à la Faculté d'une somme de 200,000 francs. Orfila, alors doyen de la Faculté, en reconnaissance de cet acte de grande générosité, obtint du Ministre de l'instruction publique, la somme nécessaire pour fonder un musée d'anatomie pathologique, auquel il donna le nom de *Musée Dupuytren*.

Voici, du reste, l'avant-propos qu'Orfila rédigea lui-même, pour mettre en tête d'un catalogue publié en 1842 par le professeur Denonvilliers et M. Lacroix ; catalogue qui ne comprenait que les pièces relatives aux maladies du système osseux, qui étaient d'ailleurs à peu près alors les seules pièces du Musée.

## AVANT-PROPOS DE ORFILA

« On a cru pendant longtemps que le musée d'anatomie « pathologique de la Faculté de médecine de Paris, avait été « fondé par Dupuytren, qui en aurait fait les frais. Il n'en est

« rien, comme l'on pourra s'en convaincre par les détails qui
« suivent. Dupuytren légua à la Faculté 200,000 francs pour
« la création d'une *chaire d'anatomie pathologique;* cette
« somme fut versée en entier entre mes mains, M. et M^me de
« Beaumont s'étant généreusement chargés d'acquitter les
« frais de mutation, etc., s'élevant à 13,200 francs.

« Or, la somme de 200,000 francs était insuffisante pour
« acheter 10,000 francs de rente 5 0/0, représentant le traite-
« ment du professeur qui devait être ultérieurement nommé;
« le cours de la rente étant alors de 109 francs, il aurait fallu,
« pour faire l'achat dont il s'agit, 218,000 francs. Le musée
« Dupuytren ne pouvait donc pas être créé avec les fonds
« légués par ce professeur (1).

« Ces fonds ont été fournis par l'État sur mes sollicitations,
« en vertu d'arrêtés du Conseil royal, approuvés par M. Gui-
« zot, alors ministre de l'instruction publique. Le local et les
« nombreuses pièces d'anatomie pathologique qui figuraient
« au muséum, le jour où cet établissement fut ouvert au pu-
« blic, faisaient partie des bâtiments et des collections de la
« Faculté; les acquisitions faites depuis l'installation ont été
« soldées sur les budgets de la Faculté, sur un crédit extra-
« ordinaire de 11,000 francs qui m'a été alloué l'an dernier par
« M. Villemin, ministre actuel, et par le Conseil royal.

« J'ai voulu donner au musée d'anatomie pathologique le
« nom de *Musée Dupuytren*, pour honorer la mémoire de
« mon célèbre collègue, et en reconnaissance du legs de
« 200,000 francs qu'il avait fait, pour la création d'une chaire
« d'anatomie pathologique. La Faculté a accueilli cette idée
« avec empressement. Depuis, et lorsque M. et M^me de Beau-
« mont ont bien voulu ajouter 13,000 francs à cette somme,
« je me suis engagé à faire désigner ainsi cet établissement.

« Au reste, voici ce que disait le professeur Broussais,
« dans le discours qu'il prononça le 2 novembre 1853, à la

---

(1) Local appartenant à la Faculté. . . . . . . . . . *Pour mémoire.*
Pièces d'anatomie pathologique. . . . . . . . . . . *Pour mémoire.*
Dépenses de premier établissement. . . . . . . . . . 84,000 francs.
Dépenses faites depuis l'installation.. . . . . . . . . 30,000 francs.

« séance publique de la Faculté de Paris ; je garantis l'exac-
« titude des faits rapportés dans cette solennité :

« En octobre 1834, M. le Doyen fut consulté par M. Du-
« puytren sur une clause du testament olographe que ce der-
« nier venait de faire, et par laquelle il léguait à la Faculté
« de médecine de Paris une somme de 200,000 francs, pour
« instituer une chaire d'anatomie pathologique interne et
« externe. M. Dupuytren voulait savoir si les termes de cette
« clause étaient assez explicatifs pour qu'aucune difficulté ne
« s'élevât après sa mort. « Mes enfants, lui dit-il, en présence
« de M. et M<sup>me</sup> de Beaumont, ont bien voulu consentir à ce
« qu'une partie de ma fortune fût consacrée, après ma mort,
« à des établissements publics ; je dois éviter avec soin tout
« ce qui pourrait leur susciter des embarras et des procès. »

« La disposition testamentaire était claire et précise ; M. le
« Doyen rassura Dupuytren sur les craintes qu'il avait expri-
« mées relativement à ses héritiers ; le testateur tenait surtout
« à ce que le professeur qui serait chargé de la chaire, fût
« rétribué comme ses collègues, qu'il en subît ultérieurement
« le sort ; en un mot, qu'il leur fût assimilé sous tous les rap-
« ports. Ce point n'offrait aucune difficulté, et M. Orfila lui
« en donna la certitude. Mais comme le Doyen désirait que ce
« nouvel enseignêment fût complet, il eut l'idée d'engager le
« fondateur à modifier la clause du testament. « Votre legs,
« lui dit-il, sera plus utile à l'enseignement et plus honorable
« pour votre famille, si vous déclarez que vous léguez à la
« Faculté de médecine de Paris une somme de 200,000 francs
« pour l'établissement d'un muséum d'anatomie pathologique,
« à la condition expresse que le ministre et le Conseil royal
« de l'Université, en acceptant ce legs, consentiront à créér
« une chaire pour l'enseignement de cette science ; de cette
« manière, ajouta M. le Doyen, le Muséum portera votre nom,
« et la postérité la plus reculée ne pourra plus oublier votre
« bienfait. Un local digne de l'objet peut être préparé en
« quelques mois. »

« Dupuytren ne goûta point d'abord cette idée, et pria le
« Doyen de savoir du ministre de l'instruction publique, si la

« clause dont il lui avait donné lecture était rédigée en termes
« assez clairs.

« Deux jours après, le Doyen dit à Dupuytren, que le mi-
« nistre de l'instruction publique ne pensait pas qu'il y eût
« la moindre observation à faire sur la disposition testa-
« mentaire, et il revint sur la proposition du Muséum. « J'ai
« longtemps entretenu le ministre et le Conseil royal, dit-il à
« Dupuytren, de votre projet, et de l'idée que je vous ai sug-
« gérée, et je puis vous garantir que, si vous modifiez le tes-
« tament comme je vous l'ai indiqué, la chaire et le Muséum
« seront créés. »

« Dupuytren, qui avait sans doute réfléchi aux avantages de
« la proposition, l'accueillit ce jour-là avec faveur; le len-
« demain il n'hésitait plus, et demandait des détails sur les
« dimensions de la salle, sur la classification des pièces. On
« voyait que le plan de construction allait être définitivement
« arrêté : il ne s'agissait plus que de changer la clause du
« testament; mais Orfila, qui cherchait toujours à éloigner
« Dupuytren de l'idée d'une mort prochaine, ne voulut point
« insister sur ce changement.

« Quelques temps après, le malade, éprouvant une amélio-
« ration sensible, dit au Doyen : « J'espère bientôt reprendre
« mes fonctions à l'école, je sens que je puis servir encore
« utilement l'enseignement, et, si je suis assez heureux pour
« guérir, avant un an vous aurez la chaire et le Musée; si
« je succombe, je compte sur vous pour l'exécution de mes
« projets. »

« Mais l'amélioration qu'il éprouvait ne se soutint pas.
« Dupuytren n'appréciait point encore toute la gravité de la
« situation, et quand même ses consultations au cabinet, qu'il
« avait recommencées, quelques promenades de santé dont il
« avait fait des visites d'affaires, quelques légères fautes de
« régime enfin, n'auraient pas provoqué ou accéléré sa re-
« chute, il n'aurait pas résisté à la reprise de son enseigne-
« ment. Mais il était dans son organisation morale, dans sa
« destinée, de sacrifier sa santé à cette passion pour la pra-
« tique chirurgicale, qui l'avait détourné toute sa vie des au-
« tres branches de la médecine.

« Après sa rechute, la maladie fit de rapides progrès, et,
« peu de jours avant sa mort, il disait à M. Cruveilhier, d'une
« voix presque éteinte : « *Recommandez à M. Orfila l'éta-*
« *blissement du Muséum.* »

« Après la mort de Dupuytren, on put se convaincre que
« la *clause dont nous avons fait mention n'avait point été*
« *modifiée; de sorte que, aux termes rigoureux du testament,*
« *l'Université n'était tenue qu'à créer une chaire. Quant au*
« *muséum, ce qui eût été une obligation pour le Conseil royal*
« *si le testament eût été accepté avec la modification indi-*
« *quée, ne pouvait plus être actuellement que l'objet d'une*
« *faveur.* Aussitôt le Doyen s'empressa de représenter au
« ministère et au Conseil royal, combien il était convenable
« et honorable pour eux de donner suite à sa première idée ;
« combien la création du Muséum serait utile à l'enseigne-
« ment, et par conséquent aux élèves. « On ne saurait trop
« honorer, leur disait-il, la mémoire d'un homme qui consacre
« une partie de sa fortune à encourager les sciences. » Il de-
« manda donc que le Conseil voulût bien affecter à la cons-
« truction du Muséum qui porterait le nom de Dupuytren, une
« somme nécessaire pour cet objet, et il l'obtint. M. et M^me de
« Beaumont furent en même temps sollicités par lui pour que
« la somme dn 200,000 francs léguée par Dupuytren, et qui
« devait servir à la rétribution de la nouvelle chaire, fût in-
« tégralement comptée à la Faculté, et pour que les droits
« de mutation, au lieu d'être déboursés par la Faculté, res-
« tassent à leur charge. Cette faveur fut encore accordée ;
« M. et M^me de Beaumont se sont généreusement associés à
« l'œuvre bienfaisante de leur illustre père.

« Les deux volumes que nous publions aujourd'hui, com-
« prennent la description des maladies des os. Ce travail,
« confié d'abord à MM. Andral et Denonvilliers, et bientôt
« après à MM. Denonvilliers et Lacroix, prosecteurs de la
« Faculté, a été fait avec tout le soin que l'on devait attendre
« de jeunes praticiens très-versés dans l'étude des sciences
« anatomiques et chirurgicales. M. Thillaye aîné, conserva-
« teur des collections, a bien voulu aussi fournir des rensei-
« ments qui ont servi à la rédaction de certains articles. Que

« ces messieurs reçoivent tous mes remercîments pour le
« zèle qu'ils ont déployé dans la tâche que je leur avais
« confiée. »

ORFILA.

Paris, 22 janvier 1842.

La fondation du Musée arrêtée, on résolut d'approprier
à cet effet l'ancien réfectoire des Cordeliers, bâtiment
vaste et spacieux ; les décorations en furent faites par
M. de Gisors, architecte du Luxembourg. Un certain
nombre de pièces d'anatomie pathologique de la galerie
de la Faculté, et les pièces qu'avait recueillies Dupuytren à
l'Hôtel-Dieu y furent apportées ; et constituèrent une
collection qui ne tarda point à s'accroître rapidement.

En 1842, le Musée Dupuytren contenait déjà près de
1,000 pièces, dont 765 sont décrites dans le calalogue
publié par MM. Denonvilliers et Lacroix. Ce catalogue,
généralement inconnu à cause de son prix élevé, était
conçu sur un plan gigantesque. Il se compose de deux
volumes et d'un atlas, il n'a été mis à exécution que
pour les maladies des os, qui formaient alors à peu près
seules la partie réellement scientifique de la collection.

Depuis cette époque le Musée Dupuytren a pris une
grande extension ; le chiffre des pièces de 1,000 est
arrivé à près de 6,000 et s'augmente encore tous les
jours, à l'aide des nombreux matériaux que fournissent
les hôpitaux de Paris ; on reçoit même quelquefois des
pièces de l'étranger. Le bâtiment, aujourd'hui trop
restreint, ne peut contenir les pièces qui sont pressées
les unes contre les autres, mais il entre dans un plan
de la nouvelle Faculté, et qui doit s'exécuter prochai-
ment, de prendre en entier le réfectoire des Cordeliers,
par conséquent de doubler l'étendue du Musée sur

place, en même temps que par son isolement, il sera mieux exposé et mieux éclairé.

Cette riche collection, aujourd'hui peut-être une des plus remarquables qui existent, ne peut être utilisée comme elle le mérite ; l'élève et l'étranger manquent de guide, quoique j'aie pris soin de mettre au bas de chaque pièce une légende aussi détaillée que possible. C'est pénétré de cette idée qu'en 1858, lorsque j'ai publié mon Manuel d'anatomie pathologique, j'ai placé à la fin de mon livre, un catalogue succinct qui donne une simple énumération des pièces et ne reproduit que les étiquettes qui les accompagnent. Ce catalogue, forcément très-restreint, a néanmoins rendu de grands services aux élèves et aux visiteurs du Musée, comme j'ai pu m'en convaincre. Mais il est évidemment insuffisant, et, lorsque je l'ai publié, je conservais l'espérance qu'il me serait possible un jour, de faire paraître un catalogne plus détaillé qui permettrait au monde savant de prendre une idée plus complète du Musée.

Grâce à l'initiative de M. Wurtz, alors doyen de la Faculté de médecine, et grâce plus tard à l'insistance de M. Vulpian qui a succédé à M. Wurtz dans le décannat, M. le Ministre a mis à la disposition de la Faculté les fonds nécessaires pour réaliser cette publication, dont j'avais depuis longtemps déjà commencé à recueillir les nombreux matériaux.

Paris, le 10 Décembre 1876.

*Le Conservateur du Musée Dupuytren,*

HOUEL.

# CLASSIFICATION DES PIÈCES

DU

# MUSÉE DUPUYTREN

L'ordre suivi pour la classification des pièces dans le musée est le suivant; c'est par appareil ou système qu'elles ont été disposées. Comme l'on peut compter neuf grands appareils ou systèmes, à savoir :

1° L'appareil de la locomotion : système osseux ;

2° Le système musculaire ;

3° Le système nerveux ;

4° L'appareil des sens ;

5° L'appareil de la circulation ;

6° L'appareil de la digestion avec ses glandes annexes ;

7° L'appareil de la respiration ;

8° L'appareil génito-urinaire ;

9° Le système cutané et cellulaire, c'est dans cet ordre que sont disposées les pièces. Enfin existe une dixième division qui comprend les monstres, et forme la tératologie.

Chacun de ces grands appareils ou systèmes formera donc un chapitre distinct, qui pourra être divisé en autant de subdivisions secondaires que le comportera chacun d'eux. Chaque grand appareil a un système de numérotage spécial de 1 à l'infini. Il importe que chaque pièce soit autant que possible placée à côté de celle avec laquelle elle peut être comparée, et par conséquent s'en rapproche le plus sans changer les numéros des pièces. Pour obtenir ce résultat il m'a suffi de mettre à côté du numéro de la pièce intercalée, une des lettres de l'alphabet, ce qui permettra longtemps encore d'accroître le nombre des pièces sans qu'il y ait nécessité de rien changer, condition indispensable pour un musée ; chaque pièce avec son numéro pouvant dans un travail être citée par l'auteur.

Cette disposition adoptée permettra aussi, quand cela deviendra nécessaire, de publier un supplément au catalogue, car il suffira de rappeler en tête dans le supplément, l'appareil. Le numéro avec sa lettre indiquera de suite la place que devrait occuper la pièce dans le catalogue déjà publié, par conséquent dans le musée.

Maintenant comme toutes les pièces n'ont point une égale importance, en tête de chaque subdivision d'un grand appareil, j'ai cru pour faciliter encore les recherches, devoir signaler dans une appréciation très-succincte, les pièces les plus intéressantes, et qui devront plus spécialement attirer l'attention de l'observateur ou de la personne qui viendra visiter le musée. Pour chaque pièce il ne me sera pas possible de donner toujours une observation complète quand elle existe, ce travail dans ce cas prendrait de trop grandes proportions ; en même temps que j'indiquerai le nom du donataire, j'indiquerai aussi le lieu de la publication, ou le travail s'il en existe un. Lorsqu'il n'y aura aucune indication, c'est que l'observation est inédite, ou que la pièce a été donnée sans renseignements.

Les pièces de l'appareil de la locomotion (maladies du système osseux), ayant déjà été classées et numérotées par MM. Denonvilliers et Lacroix, j'ai conservé autant que possible leur classification et les numéros. Mais le nombre des pièces de cet appareil étant plus que doublé, j'ai cependant été dans la nécessité de changer un petit nombre de numéros pour créer de nouvelles têtes de chapitre. J'espère que ces changements sont aujourd'hui suffisants, pour que de longtemps au moins il n'y ait point de nécessité de faire de nouvelles modifications.

# APPAREIL DE LA LOCOMOTION

## MALADIES DU SYSTÈME OSSEUX

Les pièces relatives aux lésions de l'appareil de la loco-motion forment un des groupes les plus complets du Musée. Ces pièces sont au nombre d'environ dix-huit cents. Je les diviserai en dix-neuf articles, à savoir :

1° Fractures ;

2° Cicatrices des os après les amputations ;

3° Expériences de M. Flourens sur la régénération des os et leur développement ;

4° Expériences sur les greffes animales ;

5° Inflammations, caries et tubercules des os ;

6° Altérations des os causées par les tumeurs, les collec-tions liquides, les productions organiques développées dans leurs voisinage, dans les cavités qu'ils forment ou dans l'épaisseur même de leur tissu ;

7° Nécroses ;

8° Gangrène sèche des membres ;

9° Exostoses et hyperostoses ;

10° Atrophie des os ;

11° Ramollissement des os, ostéomalacie ;

12° Kystes, cancers et tumeurs diverses des os ;

13° Des déformations des os et du rachitisme;

14° Main-bot et pied-bot ;

15° Lésions de l'arthrite sèche et rhumatisme goutteux;

16° Corps étrangers articulaires;

17° Carie des articulations ;

18° Ankyloses;

19° Luxations.

# CHAPITRE PREMIER

## Fractures

Le nombre total des pièces de fractures est de 553. Je les diviserai de la manière suivante, et elles feront autant d'articles distincts :

1° Fractures du rachis, quatorze pièces ;
2° Fractures du sternum, des côtes et des cartilages sterno-costaux, vingt pièces ;
3° Fracture du bassin, dix-neuf ;
4° Fracture de la tête, soixante-six ;
5° Fractures des membres supérieurs, cent quarante-sept ;
6° Fractures des membres inférieurs, deux cent quatre-vingt-sept.

ARTICLE PREMIER.

## FRACTURES DU RACHIS

Quatorze pièces seulement sont relatives aux fractures du rachis ; quoique peu nombreuses, elles offrent cependant cet intérêt, que par leurs variétés, elles représentent un exemple de presque toutes les formes connues et décrites dans les livres classiques, surtout pour les corps vertébraux.

Le siége de ces fractures est remarquable ; comme l'a très-bien indiqué Malgaigne, c'est dans certains points déterminés de la colonne vertébrale que se produisent ces solutions de continuité, et précisément ceux où la mobilité est la plus considérable. Ces points sont au nombre de trois. Le premier entre la troisième et septième vertèbre cervicale n° 3, 3 a, le second, entre la onzième vertèbre dorsale et la troisième lombaire, 1, 1 a, 2, 2 a, 2 b, 4, 4 a, 5, 5 a, 5 b. Le troisième, entre la quatrième vertèbre lombaire et le sacrum.

Quant à la direction, le Musée ne contient qu'une seule pièce où la fracture soit complétement horizontale, c'est le n° 11 a. Cette pièce est classée parmi les lésions du bassin. C'est presque toujours par écrasement des corps vertébraux, et dans une obliquité dirigée de haut en bas et d'avant en arrière qu'ont lieu ces fractures, n°s 2, 2 b, 4, 5, 5 a, de telle sorte que la partie supérieure de la vertèbre fracturée se trouve projetée en avant, et fait une saillie plus ou moins considérable sous laquelle paraît s'enfoncer la partie inférieure de cette même vertèbre. Il semble dans certains cas qu'il y ait une fracture par pénétration ; le n° 2 nous en offre un exemple remarquable.

D'autres fois la fracture est verticale et divise les corps vertébraux en deux fragments, l'un antérieur, l'autre postérieur, n° 2 a, ou bien les deux fragments sont latéraux, n°s 2 c, 3 a ; le n° 3 a nous offre en outre un exemple rare de fracture de l'atlas, qui a été divisée en deux moitiés latérales.

Les fissures ou fractures incomplètes des os courts sont rares : nous en trouvons deux exemples sur les corps des vertèbres dorsales, n° 1 a et n° 2. Cette dernière pièce est surtout remarquable. La fissure située du côté du canal rachidien pénètre les deux tiers de l'épaisseur du corps, et occupe deux vertèbres. Paletta en cite une qui n'occupait que le corps de la troisième dorsale.

Je veux encore appeler l'attention sur la pièce n° 4 a. Cette pièce, à cause du déplacement qui existe, mérite une mention spéciale. La colonne vertébrale brisée en totalité, déplacée latéralement, a chevauché verticalement dans l'étendue du corps de deux vertèbres. Cette lésion avec rupture complète de la moelle, a été produite par un coup de tampon de locomotive de chemin de fer. L'individu a vécu près de cinq mois, et une consolidation a pu s'effectuer dans cette position vicieuse.

**N° 1.** — **Tronçon de colonne vertébrale composé des trois dernières dorsales et des deux premières lombaires ; fracture du corps de la première lombaire.**

Le corps de la première vertèbre lombaire est fracturé en deux fragments, l'un supérieur, l'autre inférieur ; la fracture est légèrement oblique d'avant en arrière et de haut en bas, sans déplacement, et passe au-dessus des trous de conjugaison qui existent entre les deux vertèbres. Le fragment supérieur est un peu écrasé et divisé en fragments secondaires ; l'inférieur présente sur la ligne médiane une division verticale qui s'étend à toute son épaisseur. Les lames, l'apophyse épineuse et les deux apophyses articulaires inférieures, sont séparées par une division transversale qui existe de chaque côté à la base des apophyses transverses. Le canal rachidien a conservé ses dimensions normales. (*Voir* pl. 1.)

(Pièce provenant de l'Académie de chirurgie.)

**N° 1 a.** — **Douzième vertèbre dorsale dont le corps a été écrasé.**

Il existe à la face supérieure du corps une fracture transversale incomplète qui pénètre à une profondeur d'environ 5 millimètres ; on remarque, en outre, à la face antérieure du corps deux fissures antéro-postérieures, dont l'une est peu profonde.

(Professeur Jarjavay, 1868.)

**N° 2.** — **Tronçon de colonne vertébrale composé de la dernière vertèbre dorsale et des trois premières lombaires ; fracture du corps de la deuxième lombaire.**

Il existe sur cette pièce une fracture du corps de la deuxième vertèbre lombaire ; la solution de continuité est légèrement oblique de haut en bas et d'avant en arrière. Cette fracture est consolidée, et le corps de la vertèbre qui est un peu affaissé est embrassé par un anneau qui s'étend d'une apophyse transverse à l'autre, ce qui lui donne l'aspect d'une fracture par pénétration. Du côté du canal rachidien, existe une saillie osseuse due au déplacement d'un fragment qui comprimait la moelle, et avait déterminé une paralysie du mouvement sans lésion de la sensibilité. On y remarque, en outre, *une fracture verticale incomplète*, qui occupe la première et la deuxième vertèbre lombaire ; cette fracture siége exactement sur la ligne médiane, ne s'étend point à tout le diamètre antéro-postérieur des vertèbres, et se termine

au niveau des deux tiers postérieurs du corps avec l'antérieur.
Cette lésion est le résultat d'une chute d'un lieu élevé.
(Professeur Blandin, 1823.)

**N° 2 a.** — Tronçon de colonne vertébrale se composant des cinq vertèbres lombaires; fracture verticale du corps de la troisième vertèbre.

La troisième vertèbre lombaire est fracturée verticalement en
deux fragments, l'un antérieur, l'autre postérieur. La solution
de continuité siége à la partie moyenne du corps. Le fragment
antérieur qui a été complétement détaché, manque; le postérieur
qui a conservé ses rapports normaux, est un peu affaissé sur
lui-même, et présente la trace d'une solution de continuité incomplète, dirigée d'arrière en avant et de haut en bas. L'apophyse
transverse gauche est fracturée, ainsi que l'apophyse épineuse de
la deuxième vertèbre; le canal rachidien est diminué de calibre.
(*Voir* pl. 1.)

**N° 2 b.** — Tronçon de colonne vertébrale composé de cinq vertèbres;
fracture de la première vertèbre lombaire.

La première vertèbre lombaire est fracturée; la solution de
continuité qui est presque horizontale, est cependant un peu oblique de haut en bas et d'avant en arrière; le fragment supérieur est légèrement porté en avant, tandis que l'inférieur qui
a basculé en arrière, a lésé la moelle épinière qui, à ce niveau, a
été déchirée.

**N° 2 c.** — Tronçon de colonne vertébrale composé de cinq vertèbres
dorsales.

On constate sur cette pièce l'existence d'une fracture verticale
du corps d'une vertèbre; la solution de continuité est antéro-postérieure, les deux fragments sont écartés. Celui de droite est en
continuité avec la vertèbre supérieure, le fragment de gauche
est détaché du disque supérieur, dont il est séparé d'environ un
centimètre 1/2 et porté légèrement en dehors. Le ligament antérieur est incomplétement déchiré. Le canal rachidien est rétréci,
la moelle était fortement comprimée.

**N° 3.** — Tronçon de colonne vertébrale composée des six dernières
vertèbres cervicales; fractures des cinquième et sixième vertèbres.

La partie antérieure et supérieure du corps de la sixième vertèbre cervicale a été détachée, et est restée adhérente à la cinquième par l'intermédiaire du fibro-cartilage ; au contraire, la partie postérieure et inférieure du corps de la cinquième, qui fait partie de la paroi antérieure du canal rachidien, a été brisée en esquilles qui ont été repoussées en arrière et sont restées adhérentes à la dure-mère. Le fibro-cartilage inter-articulaire a été déchirée, et les deux vertèbres ont glissé l'une sur l'autre, la cinquième de haut en bas et d'avant en arrière, l'autre en sens inverse. Il existe, en outre, une fracture du tubercule antérieur des apophyses transverses de la sixième vertèbre, et des apophyses articulaires et transverses de la cinquième. Ces lésions ont été la conséquence de la chute d'un lieu élevé, et l'individu est mort trente-six heures après. Le canal rachidien est notablement rétréci.

(M. Dugoujon de Mezin.)

**N° 3 a.** — **Tronçon de colonne vertébrale composé des sept vertèbres cervicales, et des cinq premières dorsales.**

Cette pièce a été recueillie sur un mulâtre qui a été arrêté par des gens de police ; il parvint à s'échapper de leurs mains et s'élança violemment dans la rue, la tête en avant, contre une pierre de taille. Il tomba sans connaissance et fut transporté à l'hôpital de la Misericordia, à Rio-Janeiro, où il vécut encore pendant neuf jours, présentant de la paraplégie avec rétention des urines et des matières fécales.

L'atlas est fracturé en deux moitiés latérales sur la ligne mediane ; sa partie droite, qui était broyée, a été perdue. L'axis, déplacé sur l'atlas en arrière, ne présente qu'une petite fracture de son apophyse transverse droite. La troisième et la quatrième vertèbre cervicale ont leurs lames et les apophyses épineuses écrasées. Les corps des cinquième et sixième vertèbres, présentent une fracture verticale antéro-postérieure de chacun de leurs corps, fracture qui les sépare en deux moitiés latérales. Toute la portion de la moelle correspondant à ses vertèbres était littéralement broyée, et pénétrée d'une multitude d'esquilles. Tous ces désordres ont dû être produits, par l'extension forcée de la colonne vertébrale.

(M. Da Costa, *Bull. de la Soc. anat.*, 1855, t. XXX, p. 277.)

**N° 4.** — **Tronçon de colonne vertébrale comprenant six vertèbres ; fracture de la neuvième et de la dixième vertèbre dorsale.**

L'apophyse épineuse de la neuvième seule est fracturée à sa base. La dixième vertèbre a son corps fracturé dans une obliquité considérable de haut en bas et d'arriére en avant. La solution de continuité commence en arrière au niveau de l'insertion des apophyses épineuses, qui restent attachées au fragment inférieur, et vient se terminer en avant tout près de la partie inférieure du corps. Le fragment supérieur a glissé en avant, l'inférieur a basculé en arrière, le canal rachidien est très-notablement rétréci.

(Pièce provenant de l'Académie de chirurgie.)

**N° 4 a.** — **Tronçon de colonne vertébrale, composé de dix vertèbres, dont six appartiennent à la région dorsale et quatre à la région lombaire ; fracture de la première vertèbre lombaire.**

Cette pièce a été prise sur un homme de 22 ans, qui a reçu dans le flanc droit un coup de tampon de locomotive de chemin de fer ; l'individu a été immédiatement paralysé de toute la moitié inférieure du corps, et jeté sur la voie sans connaissance.

On constate sur cette pièce que la première vertèbre lombaire, fracturée dans la partie supérieure de son corps et détachée de son disque dans certains points, a été luxée complétement à gauche et en arrière, et est remontée au niveau de la partie inférieure du corps de la onzième vertèbre dorsale, tandis que la douzième vertèbre dorsale est venue se placer au contact de la partie latérale droite, de la deuxième vertèbre lombaire. Dans ce mouvement ascensionnel, la douzième côte gauche a été luxée et portée en haut, la fracture du corps vertébral étant légèrement oblique ; l'apophyse transverse droite est restée attachée au fragment supérieur. Les apophyses épineuses de la première et de la seconde vertèbre lombaire ont été fracturées. Il résulte de ce chevauchement des corps vertébraux, que les deux tronçons de la colonne vertébrale se rencontrent à angle assez aigu, et que la moelle a été complétement rompue à ce niveau ; l'extrémité supérieure du fragment inférieur, qui regarde en haut, en arrière, présente l'orifice du canal rachidien un peu déformé. Ces deux tronçons de la colonne vertébrale sont consolidés dans leurs rapports anormaux, par un cal osseux solide. L'individu est mort près de cinq mois après son accident des suites d'une escharre du sacrum très-probablement. (*Voir* pl. 1.)

(M. Cassius, chirurgien de l'hôpital d'Agen. 1863.)

**N° 5.** — **Tronçon de colonne vertébrale comprenant les quatre dernières vertèbres dorsales et la première lombaire ; fracture oblique du corps de la onzième vertèbre dorsale.**

Le corps de la onzième vertèbre dorsale est le siége d'une

fracture oblique de haut en bas et d'arrière en avant, qui commence au niveau de sa face supérieure, et se termine vers le milieu de la partie antérieure de sa circonférence. Le fragment supérieur petit, d'une forme assez semblable à l'os hyoïde, s'est placé au-devant du fragment inférieur. L'obliquité de cette fracture a permis à la dixième vertèbre de glisser légèrement en avant et en bas ; la partie postérieure du corps de cette vertèbre a subi un écrasement tel qu'une portion de sa substance a été repoussée vers l'intérieur du canal rachidien. Les apophyses articulaires inférieures et la portion des lames qui supportent l'apophyse épineuse de la dixième vertèbre, ont été fracturées et détachées ; par suite de l'inclinaison de la colonne vertébrale en avant, l'apophyse épineuse et l'apophyse articulaire de la neuvième vertèbre ont été fracturées.

(Pièce provenant de l'Académie de chirurgie.)


**N° 5 a.** — Tronçon de colonne vertébrale composé des trois dernières vertèbres dorsales et des deux premières lombaires ; fracture de la douzième vertèbre dorsale.


Cette pièce provient d'un homme de 25 ans, qui est tombé d'une élévation de 40 pieds environ. La chute s'est faite sur les pieds et consécutivement sur les reins ; le malade a été immédiatement paralysé, mais il n'est mort qu'au bout de huit mois.

Il existe sur cette pièce une fracture de la douzième vertèbre dorsale, la fracture est oblique de haut en bas, d'arrière en avant, elle parcourt l'étendue du corps de la vertèbre. On croirait, au premier examen, que le fragment antérieur et supérieur manque complétement, mais, dans ce cas, comme dans tous ceux du même genre, le fragment a seulement diminué de volume, et on le retrouve fixé sur la face antérieure du corps de la première vertèbre lombaire, tandis que le fragment inférieur qui a basculé en arrière est venu rétrécir considérablement le canal rachidien qui, dans un point, se trouve réduit à 2 millimètres. (*Voir* pl. 1.)

(Professeur Denonvilliers, *Bull. de la Soc. anat.*, 1848, p. 315.)


**N° 5 b.** — Tronçon de colonne vertébrale composé de onze vertèbres dorsales et de deux lombaires.


Il existe une double fracture : la supérieure, légèrement oblique de haut en bas et d'arrière en avant, divise le corps de la neuvième vertèbre dorsale. La fracture inférieure, à peu près horizontale, divise le corps de la deuxième vertèbre lombaire. Le grand ligament antérieur a été, en grande partie, déchiré au niveau des deux solutions de continuité. Le ligament postérieur et la dure-mère ont été détruits par de nombreuses esquilles, qui ont pénétré dans le canal rachidien au niveau de la fracture supérieure.

(Professeur Denonvilliers.)


### N° 5 c. — Tronçon de colonne vertébrale composé de neuf vertèbres; perforation de deux corps vertébraux par une balle.

Par suite de coup de feu, une balle a perforé latéralement les corps des neuvième et dixième vertèbres dorsales au niveau de leur disque. La perforation, qui a eu lieu très-probablement de droite à gauche, occupe la partie moyenne des corps vertébraux, sans lésion du canal rachidien. Des deux orifices de la balle, celui de gauche le plus petit, et qui est en même temps le plus régulier, est probablement celui par lequel la balle a pénétré. Le côté droit, que l'on peut considérer comme l'orifice de sortie, est plus large, plus irrégulier, et offre quelques esquilles. Les deux corps vertébraux perforés présentent, en outre, quelques fissures dont une verticale.

(Professeur Blandin.)

---

### Article 2.

## FRACTURES DU STERNUM, DES COTES ET DES CARTILAGES COSTAUX

Les fractures du sternum sont rares; cette rareté me paraît cependant avoir été exagérée par Malgaigne, qui, dans sa Statistique, dit qu'un seul cas a été observé à l'Hôtel-Dieu de Paris en onze années ; et que, sur mille neuf cent un cas de fractures à l'hôpital de Middlesex, Lonsdale n'en a noté que deux cas.

Je ne rechercherai point les conditions anatomiques qui rendent cette rareté de fracture relative, je noterai seulement que le Musée renferme quatre exemples de fractures du sternum n°s 6, 6 a, 6 b, 6 c. J'en ai observé à la Société anatomique un certain nombre qui n'ont point été conservées. Dans toutes ces fractures, la solution de continuité est presque toujours transversale, en même temps qu'elle est légèrement oblique de haut en bas et d'avant en arrière. Quel que soit son siége, le fragment inférieur remonte toujours un peu et se place en avant du supérieur.

Dans le Musée, deux pièces sont encore intéressantes à un point de vue différent; le n° 6, outre la fracture transversale, présente une fissure verticale de sa face antérieure. La pièce n° 6a, donnée par Malgaigne, et qui constitue pour lui la seule pièce de ce genre, est désignée par lui sous le nom de *fracture esquilleuse*.

Le nombre de pièces relatives aux fractures de côtes est de douze, mais plusieurs pièces se composent elles-mêmes d'un certain nombre de côtes dont la plupart sont fracturées. On peut se convaincre, par l'examen de ces pièces, que le Musée possède des exemples de presque toutes les variétés de solution complète et incomplète de ces os. Au point de vue de la multiplicité, la pièce n° 8 a présente huit côtes fracturées et consolidées par un cal osseux.

Les fractures des cartilages costaux sont au nombre de quatre, n°s 9, 9 a, 10 et 10 a. Pour une seule pièce, la fracture est multiple, elle occupe cinq cartilages et il existe un écartement assez notable entre les fragments. Deux pièces, les n°s 9 et 10, prouvent la possibilité de la consolidation de ces fractures, consolidation qui peut s'opérer par une virole osseuse périphérique, en même temps qu'il se développe un tissu fibreux intermédiaire entre les fragments. La pièce de M. Broca n° 10 en est un exemple remarquable.

**N° 6. — Sternum dont presque toute le pièce supérieure manque, fracture.**

Immédiatement au-dessus de l'insertion des troisièmes cartilages sterno-costaux, on remarque une fracture complète et non réunie, elle est oblique de haut en bas et de gauche à droite, elle sépare le sternum en deux fragments, l'un supérieur et l'autre inférieur. Du milieu de cette fracture part une fissure longue de 2 à 3 centimètres qui se dirige verticalement en bas et n'intéresse que la table externe du fragment inférieur. *Fracture incomplète.*

(Pièce provenant de l'ancienne Académie de chirurgie.)

**N° 6 *a*.** — Sternum avec une partie des cartilages costaux, fracture esquilleuse de la première pièce et transversale de la seconde.

Cette pièce a été prise sur un homme de 63 ans qui fut renversé par un haquet, dont la roue monta sur le côté gauche de la poitrine, mais sans franchir le tronc.

Le lendemain il existait un gonflement assez considérable qui occupait la région supérieure du sternum ; et la première pièce de cet os, en même temps que les cartilages des deux secondes côtes, faisaient en avant une saillie marquée. M. Malgaigne crut qu'il existait une luxation ou à une fracture transversale avec chevauchement. Il essaya donc diverses manœuvres pour obtenir la réduction, mais en vain; un épanchement se forma dans la plèvre et l'individu succomba trente-trois jours après l'accident.

On constate sur la pièce l'existence d'une fracture du cartilage à demi ossifié de la première côte gauche, le sternum est fracturé en travers, au niveau du troisième espace intercostal, le fragment supérieur est un peu incliné en arrière. Cette fracture est légèrement oblique de haut en bas et d'avant en arrière.

Une seconde fracture située en haut et à gauche, détache du sternum une sorte d'écaille enlevée comme avec un couteau, dont la base étendue de la fourchette au niveau du deuxième cartilage costal, comprend toute l'articulation sterno-claviculaire gauche ; le bord qui est tranchant est taillé obliquement aux dépens de la face antérieure de l'os. Cette esquille manque sur la pièce. (*Voir* pl. 2.)

(Professeur Malgaigne, *Traités des fractures*, p. 448.)

**N° 6 *b*.** — Sternum avec les cartilages costaux, fracture transversale située au niveau de l'articulation de la troisième avec la quatrième pièce.

Le sternum présente une fracture transversale située à l'union de la troisième pièce avec la quatrième. Le fragment inférieur est légèrement porté en avant, et les deux pièces osseuses sont consolidées dans cette position par un cal peu volumineux. Les cartilages costaux présentent divers points d'ossification.

**N° 6 *c*.** —Sternum; fracture transversale de la seconde pièce.

Le sternum a été divisé en deux par un trait de scie vertical. On constate l'existence d'une fracture transversale et un peu oblique d'avant en arrière au niveau de la partie moyenne de la seconde pièce du sternum. Le fragment inférieur porté en avant,

chevauche d'environ un centimètre sur le fragment supérieur, et il est consolidé dans cette position vicieuse par un cal osseux.
(Professeur Jarjavay, 1869.)


**N° 7.** — Tronçon de rachis composé de huit vertèbres dorsales avec lesquelles s'articulent trois côtes du côté gauche, et qui sont très-probablement la troisième, la cinquième et la sixième.


Les trois côtes sont fracturées, la troisième et la quatrième en deux endroits, la sixième en un seul point. Les fractures des troisièmes et quatrièmes côtes siégent l'une à 8 centimètres de l'articulation costo-vertébrale, et l'autre à 15 centimètres de l'articulation sternale, de sorte que le fragment moyen a environ 7 centimètres de long. La consolidation est parfaite et régulière pour la troisième côte ; pour la quatrième il existe un léger déplacement en dedans du fragment antérieur.
(Desault.)


**N° 7 a.**—Portion latérale du thorax constituée par cinq côtes, reliées entre elles par leurs muscles intercostaux ; fractures.


On constate sur cette pièce la fracture assez régulière de quatre côtes à peu près au même niveau, avec un léger chevauchement. L'individu est mort vingt-huit jours après son accident ; il y a à peine trace de consolidation.
(Professeur Jobert de Lamballe.)


**N° 8.** — Tronçon de colonne vertébrale comprenant quatre vertèbres dorsales avec lesquelles s'articulent quatres côtes du côté gauche, et qui sont très-probablement la quatrième, la cinquième, la sixième et la septième ; fractures.


Toutes les côtes sont fracturées, la cinquième dans deux endroits, vers le milieu de sa longueur et à 4 centimètres de son extrémité sternale. Toutes ces fractures sont solidement consolidées par un cal osseux, avec de legers déplacements divers.
De la partie inférieure du cal de la cinquième côte se détache perpendiculairement une végétation osseuse qui a la forme d'un L renversé. La portion horizontale de cette végétation longe le bord de la côte qui est au-dessous. Les corps des vertèbres sont soudés entre eux par un tissu osseux très-compact, qui résulte très-probablement de l'ossification du grand ligament antérieur.

**N° 8 *a*.** — Tronçon de colonne vertébrale composé de la moitié latérale droite des onze derniéres vertèbres dorsales et des côtes correspondantes ; fracture de huit côtes.

Huit côtes à partir de la troisième inclus, ont été fracturées au
niveau de leur partie moyenne ; pour toutes le fragment antérieur
a été légèrement porté en dehors et chevauche un peu en arrière sur le fragment vertébral. Toutes ces fractures sont solidement consolidées dans cette position. La septième, la huitième et
la neuvième sont unies entre elles par leur cal exubérant.
(*Voir* pl. 2.)
(M. Poumet.)

**N° 8 *b*.**—**Tableau comprenant une série de portions de côtes ;
fractures.**

Toutes ont été fracturées et sont consolidées avec des déplacements divers. Un certain nombre de coupes ont été pratiquées
pour montrer la disposition du cal.
(Professeur Verneuil.)

**N° 8 *c*.**—**Petit tableau sur lequel existent quatre côtes qui présentent
toutes des fractures incomplètes, et dans des directions diverses.**

La plus élevée qui appartient à la première côte, présente près
de son extrémité sternale une fracture incomplète, qui sépare l'une
de l'autre les deux lames de tissu compact dans une longueur de
près de 3 centimètres. La seconde, qui doit appartenir à la quatrième ou cinquième côte, présente une double fracture, toutes
deux incomplètes. L'une de ces fractures située à peu de distance
de l'angle de torsion, laisse intacte la face externe de la côte ; la
seconde fracture, située à 12 centimètres de l'extrémité sternale,
est parallèle à l'axe, et sépare l'une de l'autre à son bord supérieur les deux lames de la côte dans une longueur de 2 centimètres. La troisième présente à peu de distance de son angle de torsion une fracture incomplète suivant l'épaisseur, la face externe
ayant légèrement plié en dehors.
(Professeur Verneuil, 1854.)

**N° 8 *d*.** — **Portion de thorax composé d'une partie de trois côtes. —
Fractures incomplètes.**

Cette pièce provient d'un jeune homme de 20 ans. Il existe trois
rudiments de côtes, représentant les troisième, quatrième, cinquième côtes gauches. Toutes présentent des *fractures incom-*

*plètes*. Pour les deux inférieures la fracture s'est aujourd'hui complétée, pour la côte supérieure la fracture est encore incomplète, la face externe a résisté et la côte a légèrement plié en dehors, tandis que la table interne présente un écartement notable entre les deux fragments.

(Professeur Jobert de Lamballe.)

### N° 8 *e*. — Portion des cinquième et sixième côtes du côté droit. — Fractures incomplètes.

Les deux côtes sont fracturées incomplétement. Pour l'une c'est un des bords qui a résisté, pour l'autre c'est la lame externe de la côte qui a résisté et qui a fléchi en dehors.

(Professeur Jobert de Lamballe.)

### N° 8 *f*. — Septième côte droite, fracture incomplète.

Cette pièce a été recueillie sur un homme de 40 ans ; la poitrine a été fortement comprimée entre un cheval et un mur. La mort a eu lieu une demi-heure après l'accident. Il y avait 3 litres de sang environ dans la cavité péritonéale, le foie était profondément déchiré à sa face convexe.

Cette côte est incomplétement fracturée, la face externe est brisée en travers au niveau du tiers antérieur avec les deux tiers postérieurs, et de chaque bord portent des fissures irrégulières ; la face interne est intacte dans toute son étendue. Par les pressions qu'a subies la côte depuis, elle s'est brisée dans certains points.

(M. Jouon, *Bull. de la Soc. anat.* 2ᵉ sér., t. V. p. 47.)

### N° 8 *g*. — Côte d'adulte dont le bord supérieur a été incisé par un coup de couteau.

Le bord supérieur de cette côte, à environ 1 centimètre du tubercule, a été incisé par un coup de couteau, qui a entamé le bord supérieur dans une profondeur d'environ 5 millimètres.

(M. le professeur Jobert de Lamballe.)

### N° 8 *h*. — Fracture incomplète d'une côte par un coup de feu.

La balle qui a pénétré dans la poitrine, a fracturé le bord supérieur de la cote, et une esquille de la face interne incomplétement détachée a pénétré dans la plèvre.

(Professeur Jobert de Lamballe.)

*N° 8 i.*—**Fractures de la cinquième et sixième côte gauche consolidées.
— Réunion des deux cals par une fausse articulation.**

Cette pièce a été trouvée sur un homme de 60 à 70 ans. La cinquième et la sixième côte gauche ont été fracturées à leur partie moyenne, la consolidation est complète et le cal peu volumineux. Entre les deux côtes fracturées, dans l'espace intercostal, existent deux jetées osseuses, qui marchent à la rencontre l'une de l'autre, et se joignent par une articulation mobile, véritable arthrodie qui était pourvue d'une sorte de ligament capsulaire. (*Voir* pl. 2.)
(M. Avezou, 1876.)

**N° 9. — Portion latérale droite du thorax composée de la partie antérieure des septième, huitième et neuvième côtes; fractures des cartillages.**

Les cartilages de la septième et de la huitième côte ont été fracturés près de leur extrêmité antérieure ou sternale, et la consolidation pour les deux est complète, avec un léger déplacement en dedans.
(Professeur Malgaigne.)

**N° 9 a. — Portion latérale droite du thorax, composée de l'extrémité interne de la clavicule et des cinq premières côtes; fractures multiples des côtes avec luxations des articulations chondro-costales.**

Cette pièce provient d'un homme d'environ 50 ans. La clavicule a été fracturée au niveau de son extrémité interne. Les cinq premières côtes ont été fracturées au niveau de leur angle; de plus, la première dont le cartilage est ossifié, a été fracturée au niveau du sternum.
La seconde côte est séparée de son cartilage, au niveau même de l'articulation; il en est de même de la troisième et de la quatrième. Le cinquième cartilage costal est fracturé à un centimètre en dedans de l'articulation chondro-costale. Il y a donc eu ici, chose rare, une luxation des deuxième, troisième et quatrième côtes sur leurs cartilages, et sans déplacement apparent.
(M. Carbonnell, *Soc. anat.*, 1865, 2° sér., t. X. p. 17.)

**N° 10. — Cartilages costaux du côté droit; fracture du cartilage de la sixième côte.**

Cette pièce a été recueillie dans les pavillons de la Faculté sur le cadavre d'un homme d'environ 40 ans. Il existe une fracture transversale du cartilage de la sixième cote, immédiatement en dehors de l'articulation de ce cartilage avec celui de la côte supérieure. Il n'y a aucun déplacement. Il n'est pas même certain que le périchondre ait été complétement divisé.

Une virole osseuse assez régulière, épaisse d'environ 1 millimètre, large de 5, continue par ses deux bords avec le périoste, fait le tour de la fracture et maintient les fragments dans une complète immobilité.

Une coupe pratiquée sur les deux fragments parallèlement à l'axe du cartilage costal, montre que, contrairement à l'assertion des auteurs, il y a eu réunion directe des fragments cartilagineux, quoiqu'il n'y ait eu aucune partie ossifiée dans l'épaisseur de ces fragments.

Sur la coupe, le trait de la fracture est assez mal indiqué par une ligne très-fine, qui ne se distingue de la substance cartilagineuse que par l'absence de cette teinte jaunâtre qui se manifeste dans l'âge adulte au centre des cartilages costaux. M. Broca, en enlevant une mince tranche au niveau de la fracture, s'est assuré qu'il y a bien réellement un élément intermédiaire qui adhère aux deux fragments. En plaçant cette tranche sous le microscope, il a trouvé que la substance intermédiaire était constituée par un tissu fibreux, et qu'elle ne renfermait aucun noyau de cartilage. Cette pièce prouve donc que les cartilages costaux fracturés se réunissent comme les cartilages articulaires par l'intermédiaire d'une substance fibreuse.

(Professeur Broca, *Bul. de la Soc. Anat.*, 1851, 2ᵉ sér., t. I, p. 184.)

### Nᵒ 10 a. — Cartilages costaux du côté gauche, fracture, cal fibreux.

La fracture du cartilage costal inférieur gauche siége à 8 centimètres environ de l'appendice xiphoïde ; cette pièce provient d'un homme de 58 ans.

Les fragments présentent un chevauchement de plus de 1 centimètre, qui semble impossible sans rupture du périchondre. Le fragment costal est placé au-dessous du fragment xiphoïdien et consolidé dans cette position par un cal osseux périphérique. Entre les deux fragments existe un tissu fibreux dans lequel il a été impossible de constater des cellules cartilagineuses.

(M. Bonnejoy, *Bull. de la Soc. anat.*, 1860, 2ᵉ sér., t. V, p. 166.)

ARTICLE 3.

## FRACTURES DU BASSIN

Dans la plupart des traités classiques de chirurgie, les fractures du bassin sont considérées comme relativement rares ; cependant le Musée en contient dix-neuf pièces ; et je suis loin d'avoir recueilli toutes celles qui m'ont été apportées. Sur ce chiffre, il est vrai, trois pièces nᵒˢ 14, 14 a et 15 sont relatives à des perforations des os du bassin par des balles, et la pièce nᵘ 14 *b* par un éclat d'obus.

Les quinze pièces qui restent au compte des fractures du bassin représentent à peu près toutes les variétés connues. L'examen comparatif montre même que, dans ces solutions de continuité, il existe une certaine régularité. Ces fractures semblent avoir des siéges et des directions spéciales ; ce n'est qu'exceptionnellement qu'elles s'en écartent. Tantôt elles portent sur le segment antérieur seulement, et la solution de continuité peut être bornée à un côté nᵒ 11 *b*. D'autres fois elle porte sur les deux côtés, nᵒˢ 12 *b*, 13 *c*, 13 *d*, et, dans ce cas, la partie antérieure de la ceinture pelvienne se porte quelquefois en totalité en arrière du côté de la cavité du bassin qu'elle rétrécit. La solution de continuité peut aussi passer quelquefois par le fond de la cavité cotyloïde nᵒ 12.

Les fractures qui portent sur le segment postérieur du bassin sont de deux espèces : les unes divisent verticalement la partie postérieure de l'os iliaque, les autres un des ailerons du sacrum au niveau des trous sacrés nᵒˢ 13 *d*, 13 *e*, 13 *f*. Lorsque la solution de continuité se complique de fracture pubienne, la portion de bassin, ainsi détachée, peut subir un mouvement ascensionnel considérable nᵒ 13 *f*. Cette fracture verticale peut aussi être double, porter sur l'os iliaque et le sacrum nᵒ 12 *c*.

On peut encore voir que sur les pièces du Musée, il existe aussi trois exemples de fractures incomplètes nᵒˢ 11, 11 *a*, 11 *b*, et, chose remarquable, c'est au même point, à la partie postérieure de l'os iliaque qu'existe la solution de continuité, et c'est la face interne qui est respectée. Pour l'une de ces pièces, n° 11, l'individu était jeune et avait en même temps une fracture *incomplète* de la branche verticale de la mâchoire. Mais pour le n° 11 *a* il s'agit d'une femme âgée de 25 ans.

La pièce n° 12 *a* est aussi remarquable; il s'agit d'une fracture de la partie supérieure et postérieure du sourcil cotyloïdien, dont les fragments sont maintenus en contact par les éléments fibreux de la région, mais qui, en s'écartant, permettaient à la tête du fémur de se luxer.

Toutes ces fractures pelviennes s'accompagnent aussi souvent de disjonction des symphyses, malgré que des assertions inverses aient été émises. Tantôt, les disjonctions, qui sont plus ou moins étendues, portent sur les symphyses sacro-iliaques n°s 11 *a*, 12 *b*, tantôt sur les symphyses sacro-iliaques et pubiennes n°s 12, 13 *b*, 13 *e*.

Les n°s 12, 13, 13 *f* nous offrent des spécimens de fractures très-étendues du bassin consolidées, avec saillie des fragments du côté de la cavité pelvienne, qui est très-déformée.

### N° 11. — Os iliaque gauche; fracture verticale incomplète.

Cette pièce a été recueillie sur le cadavre d'un jeune homme de 16 à 18 ans, qui tomba d'un second étage et mourut presque immédiatement. Il existait de nombreuses lésions des viscères, tels que rupture du foie, épanchement de sang dans le péricarde par suite de déchirure de l'oreillette gauche, etc.

Sur cette pièce, on constate que la branche horizontale du pubis et ascendante de l'ischion, a été complétement séparée du reste de l'os et a même été perdue. En arrière, près de l'articulation sacro-iliaque, existe une fracture verticale, complète en dehors, incomplète en dedans, s'étendant de la crête iliaque à l'échancrure ischiatique. L'os a légèrement plié en dedans.

Sur ce même enfant, au milieu d'un certain nombre de lésions osseuses, il existait encore une *fracture incomplète* de la branche verticale de la mâchoire inférieure. (*Voir* pl. 3.)

(M. Gariel.)

### N° 11 *a*.—Bassin, et portion de colonne vertébrale composée des cinq vertèbres lombaires et des deux dernières dorsales; fracture du bassin et fracture horizontale de la première vertèbre lombaire.

Cette pièce a été recueillie sur une femme de 25 ans qui s'est précipitée d'un quatrième étage, et est tombée sur les pieds. Elle succomba quelques heures après.

La première vertèbre lombaire est fracturée horizontalement au niveau de la partie moyenne de son corps; la solution de continuité se prolonge en arrière sur les apophyses articulaires supérieures et l'apophyse épineuse. Le ligament antérieur est presque rompu au niveau de la fracture.

Le sacrum est le siége de plusieurs solutions de continuité; à gauche, existe une fracture longitudinale qui longe le côté externe des trous sacrés antérieurs, et a complétement détaché un fragment volumineux qui était entraîné en bas par le muscle pyramidal. A droite, on observe une fracture oblique de haut en bas, et de dehors en dedans; elle sépare de l'os la partie qui est située en dehors du quatrième trou sacré. Ce fragment ne tient plus au reste du sacrum que par quelques fibres appartenant au grand ligament sacro-sciatique. Enfin, en arrière, deux fractures ont détaché la paroi postérieure du canal sacré, qui se trouve ainsi largement ouvert.

Il existe un diastasis de la symphyse sacro-iliaque droite ; le ligament antérieur est presque entièrement déchiré, et les surfaces articulaires chevauchent l'une sur l'autre. Du côté gauche, la symphyse sacro-iliaque est moins altérée ; il y a simplement déchirure de quelques-unes des fibres du ligament antérieur.

La symphyse pubienne est intacte.

L'os coxal gauche est divisé en deux fragments par une fracture complète, qui s'étend de la crête iliaque à l'échancrure sciatique. L'os coxal droit présente une fracture semblable pour sa direction, à celle du côté opposé; seulement cette fracture, complète dans sa moitié inférieure, n'occupe *supérieurement* que la table externe de l'os, et se termine à 3 centimètres de la crête iliaque.

L'articulation coxo-fémorale gauche est luxée, la moitié postérieure de la capsule articulaire est largement déchirée; le ligament rond est rompu au niveau de son insertion à la tête du fémur. Cette tète est sortie de la cavité cotyloïde par son côté postérieur et inférieur ; elle a passé entre le bord inférieur du muscle pyramidal et le bord supérieur du muscle obturateur interne ; la tète du fémur est située immédiatement au-dessous du muscle grand-fessier. La face postérieure de la tète du fémur repose sur l'épine sciatique; le col est pour ainsi dire étranglé par la boutonnière musculaire que forment les muscles pyramidal et obturateur interne, boutonnière qui, même après dissection de la pièce, s'oppose énergiquement à la réduction de la luxation. Le membre a subi un mouvement de rotation en dedans de plus d'un quart de cercle.

(Professeur Laugier, *Bull. de la Soc. anat.*, 1850, t. XXV, p. 176.)

**N° 11 *b*. — Os iliaque gauche d'adulte ; fracture de la branche horizontale du pubis, ascendante de l'ischion, et incomplète de l'os iliaque.**

Sur cette pièce, il existe une fracture de la branche horizontale du pubis et ascendante de l'ischion ; la portion d'os détachée par cette fracture a été perdue.

En arrière, près de l'articulation sacro-iliaque, s'observe une fracture légèrement oblique, complète en dehors, *incomplète en dedans*, s'étendant de la crête iliaque à la partie externe de l'échancrure ischiatique ; l'os a légèrement plié en dedans.

(Professeur Malgaigne.)

### N° 12. — Bassin ; fractures multiples avec disjonction des symphyses.

Les lésions que l'on observe sur cette pièce ont été produites par le passage d'une roue de voiture pesamment chargée. Le malade est mort deux mois après l'accident.

*Articulations.* — La symphyse pubienne, complétement disjointe, présente un écartement de 6 millimètres postérieurement, 4 inférieurement. Il y a en même temps un peu de chevauchement, le pubis droit est un peu plus élevé et porté en arrière. Les deux symphyses sacro-iliaques sont également disjointes, et le sacrum a éprouvé un mouvement de bascule d'avant en arrière et de haut en bas qui a porté son sommet et le coccyx en avant.

*Os iliaque et sacrum.* — A gauche, l'ilion est séparé du pubis et de l'ischion par une fracture qui, partant en avant de l'éminence iléo-pectinée, traverse le fond de la cavité cotyloïde pour gagner l'échancrure ischiatique. De ce même côté, l'épine sciatique est fracturée à sa base, et déprimée vers l'intérieur du bassin.

A droite, l'éminence iléo-pectinée est comminutivement fracturée ; une des lignes de cette solution de continuité s'étend jusque dans le fond de la cavité cotyloïde, dans laquelle il existe un écartement entre les fragments qui établit une communication entre cette cavité et le petit bassin. La branche ascendante de l'ischion est rompue en travers. Le sacrum est fracturé transversalement à l'union de la quatrième avec la cinquième pièce, et le coccyx est porté en avant.

(Professeur Richerand.)

### Nº 12 a. — Os iliaque droit avec la moitié supérieure du fémur ; fracture du sourcil cotyloïdien.

Cette pièce a été recueillie sur un carrier qui a été surpris par un éboulement. Il existait des fractures multiples sur divers os, à savoir : du bras droit, de la cuisse du même côté, et enfin une lésion complexe de l'articulation coxo-fémorale gauche qui fixa surtout l'attention du chirurgien, et qu'il supposa être une fracture du sourcil cotyloïdien avec subluxation de la tête du fémur. On observait les signes suivants : douleur vive au niveau de l'articulation, cuisse raccourcie de 3 à 4 centimètres, pied dans la rotation en dedans, grand trochanter saillant en avant et en dehors. Les mouvements imprimés au membre donnaient lieu à une crépitation manifeste, une légère traction en bas produisait un soubresaut brusque, et une véritable réduction qui *se détruisait promptement* dans le mouvement d'adduction du membre, et se maintenait au contraire si la cuisse était portée en dehors.

A l'autopsie on constata, comme cela se voit sur la pièce, que la tête du fémur était contenue dans la cavité cotyloïde, et y exécutait tous les mouvements normaux. La capsule fibreuse examinée par sa partie antérieure était saine ; il en était de même des parties osseuses correspondantes, c'est-à-dire de la cavité cotyloïde.

En arrière, au contraire, on trouve les traces d'une fracture qui comprend toute la partie postérieure du sourcil cotyloïdien, mais dont les fragments étaient déjà en voie de consolidation. Ces fragments sont au nombre de trois. L'un, très-large, comprend la partie postérieure et supérieure du sourcil cotyloïdien, l'épine ischiatique, et se prolonge en écaille vers la tubérosité de l'ischion. Le perioste est resté intact à la pointe inférieure de ce fragment, dont il a empêché le déplacement. Un second fragment beaucoup plus petit appartient aussi à la partie postérieure et supérieure du sourcil cotyloïdien. La capsule fibreuse offre, au niveau de ces deux fragments, les traces d'une déchirure longitudinale de 2 centimètres d'étendue.

(M. Maisonneuve, *Soc. de chir.*, 1854, t. IV, p. 595.)

### Nº 12 b. — Bassin d'adulte sur lequel existent des fractures multiples, avec diastasis des articulations sacro-iliaques.

De chaque côté de ce bassin, existe une double fracture, qui occupe à la fois la branche horizontale du pubis au niveau de l'éminence iléo-pectinée, et s'étend à travers le trou obturateur pour gagner la branche descendante du pubis qui est fracturée très-obliquement à l'union de la branche ascendante de l'ischion. A droite et à gauche une seconde fracture presque verticale divise le pubis au niveau de l'épine ; à gauche, la solution de continuité est complète, à droite, elle est incomplète en avant. La portion d'os ainsi détachée est portée en arrière dans sa totalité, ce qui rétrécit notablement le diamètre antéro-postérieur du bassin.

Le sacrum, à l'union de la troisième avec la quatrième pièce, est fracturé transversalement. Les deux articulations sacro-iliaques sont le siége d'un diastasis qui, à gauche, est peu considérable, mais qui, à droite, à la partie antérieure, mesure un écartement d'environ 3 centimètres ; les deux surfaces sacro-iliaques se sont donc complétement abandonnés. La torsion à droite que cet écartement a fait subir à l'os iliaque, a aussi porté le pubis de ce côté, malgré l'existence de la fracture.

(Professeur Nélaton, 1867.)


### N° 12 c. — Bassin d'homme adulte ; fractures multiples.

Cette pièce provient d'un homme qui s'est précipité d'un second étage et qui est mort sur le coup. La plupart des lésions osseuses existent du côté droit. On constate au niveau de l'éminence iléo-pectinée une fracture que l'on retrouve en bas à l'union de la branche descendante du pubis et ascendante de l'ischion. Une seconde fracture également verticale s'observe sur le pubis, à peu de distance de la symphyse ; l'écartement des fragments, qui est considérable du côté de la cavité pelvienne, est nul en avant. Il existe aussi un éclatement du fond de la cavité cotyloïde.

En arrière existe une double fracture verticale, l'une qui porte sur l'os iliaque, l'autre sur le sacrum. La solution de continuité iliaque commence au niveau de la partie moyenne de la crête iliaque, pour se diriger, à peu près verticalement, en bas, aboutir à la base de l'épine ischiatique, en passant derrière la cavité cotyloïde. La fracture du sacrum divise verticalement l'aileron droit de cet os, un peu en dehors des trous sacrés. Il n'y a pas de disjonction des symphyses.

(M. Demarquay, *Soc. de chir.*, 1870, 2° série, t. II, p. 108.)


### N° 13. — Moitié droite du bassin avec l'extrémité supérieure du fémur ; fractures multiples.

L'os iliaque a été le siége d'une fracture comminative très-étendue qui s'est parfaitement consolidée. La déformation est surtout très-considérable pour la cavité cotyloïde qui a été fortement projetée en dedans, et fait saillie dans la cavité du petit bassin qu'elle rétrécit. Il est difficile aujourd'hui de préciser la disposition que devait avoir la fracture ; cependant, une rugosité osseuse irrégulière, étendue du milieu de la crête iliaque à la cavité cotyloïde dans laquelle elle pénètre, indique que l'os a été brisé dans cette direction. Une autre ligne, située un peu plus en avant, se portant également de la crête iliaque vers la cavité cotyloïde, semble avoir constitué une seconde solution de continuité. Plusieurs perforations oblongues, situées sur le trajet de ces deux fractures, font communiquer les deux fosses iliaques. Le sourcil cotyloïdien présente aussi de nombreuses irrégularités qui sont très-probablement dues à des fractures. Le fond de la cavité cotyloïde a dû être brisé, les fragments osseux ont été portés en dedans, du côté de la cavité pelvienne, où ils font un relief considérable, et, de l'écartement de quelques-uns d'entre eux, est résulté de larges perforations qui établissent une communication entre cette cavité et le bassin qui est rétréci. La tête du fémur s'est déformée et allongée pour remplir la cavité cotyloïde. On se demande comment une telle lésion, accompagnée d'aussi grands désordres, a pu arriver à consolidation. (*Voir* pl. 3.)

(Professeur Breschet, 1836.)


**N° 13 *a*. — Bassin d'adulte avec la partie supérieure du fémur droit, fractures multiples.**

Sur ce bassin, les symphyses sacro-iliaques, surtout celle de droite en particulier, sont en grande partie ankylosées. Il existe une double fracture qui siége au niveau de l'éminence ilio-pectinée; ces deux solutions de continuité obliques, de haut en bas et d'avant en arrière pénètrent dans la cavité cotyloïde, dont elles divisent le fond, et viennent aboutir dans l'échancrure ischiatique, un peu au-dessus de la base de l'épine. A droite, une seconde fracture perpendiculaire à la première, remonte dans la fosse iliaque interne qu'elle divise sous forme de fissure, sans intéresser la table externe de l'iliaque ; à ce niveau, la *fracture est donc incomplète*. A gauche existe une large esquille qui occupe une partie du détroit supérieur du petit bassin.

(M. Bouvier.)


**N° 13 *b*. — Bassin d'adulte avec la partie supérieure du fémur gauche ; le bassin est atteint à la fois de fractures et de disjonction des symphyses.**

A droite, à 2 centimètres 1/2 en dehors de l'éminence ilio-pectinée, existe une fracture verticalement dirigée de dedans en dehors et de haut en bas, qui entame la partie antérieure de la cavité cotyloïde, passe par le trou obturateur et divise la branche descendante du pubis. Une seconde fracture transversale existe à l'union de la quatrième pièce du sacrum.

*Disjonction des symphyses.* — La symphyse pubienne, quoique ayant conservé en grande partie ses rapports normaux, est disjointe, le ligament postérieur est rompu, l'antérieur est conservé ; il existe en arrière un écartement notable, d'environ 5 millimètres, à la partie supérieure. La symphyse sacro-iliaque droite est complétement disjointe avec un écartement de près de 5 centimètres. La cinquième vertèbre lombaire présente aussi à sa partie antérieure un écartement notable avec le sacrum. (*Voir* pl. 4.)

(M. Voillemier.)


**N° 13 c.** — Bassin avec les deux dernières vertèbres lombaires ; fractures multiples avec disjonction sacro-iliaque droite.

Ce bassin est atteint à la fois de fractures et de disjonction de la symphyse sacro-iliaque droite. La fracture est double et symétrique ; de chaque côté, elle s'étend de l'éminence ilio-pectinée à travers le trou obturateur à la branche descendante du pubis. A droite, la solution de continuité est, avec un écartement notable ; à gauche, elle est sans déplacement aucun. Une troisième fracture occupe l'auricule droite du sacrum.

*Disjonction.* — La symphyse sacro-iliaque droite est disjointe, l'os iliaque a légèrement basculé en haut et présente avec le sacrum un écartement d'environ 1 centimètre.

(M. Voillemier.)


**N° 13 d.** — Bassin d'adulte avec la partie supérieure des deux fémurs et les deux dernières vertèbres lombaires ; fractures multiples du bassin et du sacrum.

Sur ce bassin, il existe plusieurs fractures. La fracture antérieure est double et à peu près symétrique ; elle commence à l'éminence ilio-pectinée, traverse le trou obturateur pour diviser ensuite la branche descendante du pubis. Cette dernière fracture est plus basse à gauche.

La troisième fracture occupe le côté droit du sacrum qu'elle divise perpendiculairement au niveau de la partie externe des trous sacrés qui sont intéressés dans la solution de continuité. Elle s'étend de la partie supérieure de l'auricule au cinquième trou sacré, et détache ainsi une bande verticale du sacrum qui reste articulée à l'os coxal. (*Voir* pl. 5.)

(M. Voillemier.)

**N° 13 e.— Bassin d'adulte avec la dernière vertèbre lombaire, atteint
de fractures et de disjonction des symphyses.**

Les fractures sont multiples. Une première existe à droite et
commence à l'éminence ilio-pectinée, traverse le trou obturateur
et divise assez haut la branche descendante du pubis. Une
seconde divise verticalement la partie droite du sacrum; elle
commence en haut à la partie du sacrum qui avoisine les vertèbres sacrées, descend verticalement à la partie interne des
trous sacrés pour aboutir au troisième trou, et se continue ensuite
jusqu'au coccyx, sous forme de fissure qui n'intéresse plus que
la table antérieure de cet os. De la partie inférieure du deuxième
trou sacré part une fracture oblique de haut en bas, de droite à
gauche, qui divise transversalement le sacrum pour aboutir au
trou sacré gauche.

La symphyse pubienne est en partie disjointe et fracturée,
mais sans écartement. Le pubis droit a remonté d'un demi-centimètre environ. La symphyse sacro-iliaque gauche est aussi
disjointe, mais sans écartement notable entre les surfaces.

(M. Voillemier.)

**N° 13 f. — Bassin avec les quatre dernières vertèbres lombaires;
fractures de l'os iliaque droit et du sacrum; ascension considérable de la moitié droite du bassin.**

Sur ce bassin, existent plusieurs fractures consolidées avec un
grand déplacement. Une première fracture divise la branche horizontale du pubis au niveau de l'éminence ilio-pectinée, traverse
le trou obturateur et brise la branche descendante du pubis au
niveau de sa jonction avec la branche ascendante de l'ischion. La
branche descendante du pubis a été très-probablement divisée en
plusieurs fragments qui se sont écartés, ce qui fait qu'elle a une
largeur double de celle du côté opposé.

Une seconde fracture divise perpendiculairement, dans toute
sa hauteur, le sacrum, en passant par la partie interne des trous
sacrés. Par suite de cette double fracture, l'os iliaque étant
devenu mobile, a subi un mouvement d'ascension tel, que la partie
supérieure du sacrum correspond au niveau de la partie supérieure du corps de la quatrième vertèbre lombaire, et le second
trou sacré au niveau de l'articulation sacro-lombaire. L'iliaque
a éprouvé également un mouvement de bascule en arrière de
son extrémité supérieure, tandis que le pubis s'est élevé sensiblement au-dessus de celui du côté opposé. Une troisième fracture transversale siége à la partie inférieure du sacrum, et le

coccyx est porté en avant et à gauche. Les détroits du petit bassin sont considérablement déformés pour les diamètres transverses et obliques. (*Voir* pl. 4.)
(M. Voillemier.)


**N° 13 *g*. — Sacrum avec la portion postérieure de l'os iliaque droit ; fracture verticale du sacrum.**


Il existe à droite une fracture verticale du sacrum qui occupe la partie moyenne des deux premiers trous sacrés. A ce niveau, elle se dévie en dehors, et détache ainsi un fragment qui occupe tout l'auricule droit de cet os.
(M. Voillemier.)


**N° 14. — Moitié supérieure de l'os iliaque droit ; perforation de la crête iliaque par une balle.**


Près de la crête iliaque, à 6 centimètres de l'épine antérieure et supérieure, existe une excavation dans laquelle est logée une balle qui a pénétré de dehors en dedans. La cavité dans laquelle est logée la balle est plus spacieuse que le projectile ; il y est donc libre. Autour de la perforation, en dedans comme en dehors, la surface de l'os est rugueuse, percée d'ouvertures vasculaires, attestant l'existence d'un travail inflammatoire.
(Professeur Dupuytren, 1835.)


**N° 14 *a*. — Os iliaque gauche, dans lequel est logée une balle.**


Ce projectile a été reçu à la bataille de Leipzig, en 1813. L'individu est mort trente ans après, en 1843. La balle, entrée à 4 centimètres en arrière de la cavité cotyloïde, avait une direction oblique de haut en bas et d'avant en arrière. Elle fait saillie à la fois dans la fosse iliaque interne et externe.
L'ouverture d'entrée arrondie présente un diamètre à peine plus étendu que celui de la balle ; l'ouverture par laquelle la balle a été sur le point de sortir pour pénétrer dans la fosse iliaque interne est plus considérable. L'os hypertrophié présente sur ces deux faces, mais principalement l'externe, de nombreuses stalactitiques irrégulières.
(M. Murelle de Rouen, *Bull. de la Soc. anat.*, 1856, 2ᵉ sér., t. Iᵉʳ, p. 319.)

**N° 14 *b*.— Os iliaque gauche, fracture  par enfoncement de la fosse iliaque, pénétration de l'éclat d'obus au milieu de la cavité abdominale.**

Cette pièce a été recueillie sur un soldat de 25 ans, qui a reçu au milieu de la fesse gauche un éclat d'obus. Il existait au milieu de la fesse une ouverture béante à bords mâchés noirâtres. Les doigts introduits par  cette large ouverture, permirent de constater qu'il existait un broiement de la fosse iliaque. La main appliquée sur l'abdomen sentait un  corps  étranger anguleux qui ballottait dans l'intérieur du ventre : c'était l'éclat d'obus. Ce fragment comprend le quart supérieur d'un obus de sept; on voit la vis de la lumière du projectile, il a 7 centimètres en hauteur et 8 en largeur. La mort eut lieu environ vingt-quatre heures après la blessure.

La lésion osseuse  est bornée à l'ilion et à  la partie du petit bassin correspondant à l'arrière-fond  de cotyle. Il semble que l'éclat d'obus ait trouvé la grande échancrure sciatique trop étroite, pour se frayer un passage dans la cavité abdominale ; il a agrandi cette échancrure en broyant tout le bord  de l'ilion qui la forme. Toute la portion spongieuse des tubérosités postérieures de l'ilion est complétement détachée ; il existait un  fragment mobile que l'on a rapproché sur la pièce, fragment qui a 9 centimètres de long sur 5 de large.

Au niveau de l'échancrure sciatique il existe trois sillons dont le médian comprend toute l'épaisseur de l'os; ces trois sillons forment des rayons partant de l'échancrure pour se diriger vers la crête iliaque qui est intacte ; ils circonscrivent des fragments adhérents à leur base ; du  côté de l'échancrure sciatique ces fragments sont irrégulièrement dentelés. Au niveau de la cavité cotyloïde, l'ilion se trouve complétement séparé du reste de l'os par un double trait, situé en avant sur l'éminence ilio-pectiné, et passant en arrière par l'échancrure cotyloïdienne postéro-supérieure ; le bourrelet cotyloïdien est conservé. Toute l'écorce du tissu compacte qui forme le fond du cotyle est arrachée et repoussée du côté du petit bassin ; elle adhère encore à l'os iliaque par la partie inférieure. L'épine sciatique est presque complétement séparée à sa base. (*Voir* pl. 3.)

(M. Gillette, *Mémoire, blessures par armes à feu, siége de Metz 1870 et Paris 1871*, p. 80.)


**N° 15.—Bassin avec la dernière vertèbre lombaire ; balle située dans le second trou sacré.**

Dans le second trou sacré droit, on voit une balle de petit calibre qui s'est enfoncée dans le tissu osseux qui forme la paroi externe de ce trou. La portion de sacrum qui avoisine ce corps étranger, présente de grandes rugosités et de nombreux pertuis, qui sont l'indice qu'il a existé dans cette région un travail pathologique intense.

(Ancienne Académie royale de chirurgie.)

———

## Article 4.

### FRACTURES DE LA TÊTE

Les pièces relatives aux fractures de la tête sont très-nombreuses et des plus variées, ce qui nous oblige à ne point les comprendre toutes dans un même article. J'adopterai les divisions faites par le professeur Denonvilliers et qu'il a reproduites dans le *Compendium de chirurgie.*

Ordre 1er. Fractures linéaires de la voûte du crâne.
— 2e. Solutions de continuité du crâne par instrument tranchant.
— 3e. Fractures du crâne avec enfoncement.
— 4e. Fractures du crâne avec perte de substance ou avec grand fracas des os.
— 5e. Écartement des sutures du crâne.
— 6e. Fractures ou plaies osseuses de la base du crâne.
— 7e. Fractures du crâne, anciennes et guéries.
— 8e. Fractures des os de la face.

### ORDRE PREMIER.

**Fractures linéaires de la voûte du crâne.**

Ces fractures à l'état de simplicité, c'est-à-dire sans être accompagnées d'aucune autre solution de continuité, sont au nombre de onze seulement dans le Musée. Elles sont bornées à l'une des deux tables, ou bien occupent toute l'épaisseur de l'os. Ces deux dispositions se rencontrent quelquefois dans l'étendue d'une même fracture. Elles peuvent aussi présenter deux types principaux, être purement linéaires ou avec des embranchements latéraux, n<sup>os</sup> 18 *b*, 18 *d*, 18 *f* et 19, par conséquent être *rameuses*. L'écartement des bords de ces fractures linéaires présente de grandes différences ; mais un point que je considère comme remarquable et que j'ai cherché à établir d'après l'examen des pièces du Musée dans un mémoire lu à la Société de chirurgie, c'est que le plus souvent sur aucun point de leur étendue, ces fractures ne présentent de travail de consolidation, quelquefois leurs bords se cicatrisent isolément. La pièce n° 16 a été déposée par M. le professeur Dolbeau dans le Musée, pour étudier et démontrer les différents points de résistance du crâne.

**N° 16.— Tête qui a été disposée pour en montrer les différents points de résistance.**

Sur cette tête on a enlevé par plusieurs traits de scie les parties intermédiaires aux pièces dites de résistance. Cette pièce permet de voir la résistance des grandes ailes du sphénoïde et le rétrécissement de ses racines, rétrécissement que compense en partie leur continuation avec les apophyses ptérygoïdes ; la résistance du rocher ; la résistance de la pièce orbito-sphénoïdale ; celle de la pièce occipitale, indirectement en rapport avec l'apophyse basilaire, au moyen des parties épaisses qui limitent le portour du trou occipital.

(Professeur Dolbeau et M. Felizet, thèse, 1873, p. 59.)

**N° 16 *a*. — Voûte du crâne ; fractures linéaires du frontal.**

Le frontal présente plusieurs fractures : 1° du côté gauche, vers son union avec l'angle antérieur du pariétal, existe une fracture linéaire sans écartement, qui se dirige obliquement en haut et en arrière, traverse la suture fronto-pariétale ;

2° Sur la ligne médiane existe une fêlure de 6 centimètres de longueur ;

3° Une fracture linéaire avec écartement part de l'apophyse orbitaire externe droite, monte sur le frontal en décrivant plusieurs zigzags, et vient tomber sur la fêlure précédemment indiquée. Les sutures sur ce crâne ont commencé à se souder.

Toutes ces lésions sont sans aucune trace de travail de consolidation.

(Professeur Desault.)

### N° 17. — Voûte du crâne sur lequel il existe plusieurs fractures linéaires des pariétaux.

Toutes ces fractures se concentrent en grande partie sur les pariétaux. Les sutures sont presque soudée. La fracture la plus considérable existe sur le pariétal droit; une de ses branches traverse la suture lambdoïde et se prolonge sur l'occipital, l'autre traverse la suture sagittale et se prolonge légèrement sur le pariétal gauche. Sur ce même pariétal existent trois petites fêlures disposées en triangle, dont deux des côtés n'occupent que la table externe de cet os. Une seconde fêlure est située sur le pariétal gauche, un peu en arrière de la suture fronto-pariétale, avec laquelle elle marche parallèlement, en suivant le trajet d'un des sillons principaux de l'artère meningée. Il n'existe aucune trace de consolidation.

(Professeur Desault.)

### N° 18. — Voûte du crâne sur lequel existe une fracture linéaire très-étendue.

Les sutures sont en grande partie soudées et sur certains points les traces en grande partie effacées.

La fracture, longue de plus de 15 centimètres, occupe la portion écailleuse du rocher et le pariétal gauche dont elle longe le bord occipital, traverse la suture sagittale, et se termine sur l'angle postérieur et supérieur du pariétal droit. Une couronne de trépan a été appliquée à cet endroit. Il n'existe aucun travail de consolidation.

(Ancienne Académie de chirurgie.)

### N° 18 a. — Tête d'adulte sur laquelle existe du côté droit une fracture linéaire très-étendue du frontal; les sutures sont en grande partie soudées.

Cette pièce provient d'un homme qui est tombé à la renverse d'un mur de 1ᵐ 50 de haut, avec un fardeau sur les épaules. Le choc a porté un peu au-dessous de la bosse pariétale droite. Une fracture oblique part de ce point, elle longe à une distance moyenne de 2 centimètres le pourtour de l'écaille du temporal, disjoint la suture fronto-sphénoïdale, et la suture fronto-malaire coupe ensuite obliquement d'avant en arrière le plafond de l'orbite vers son tiers postérieur, et se perd sur la lame papyracée de l'ethmoïde. Avant d'atteindre la suture fronto-malaire, le trait principal de fracture, envoie en bas une branche qui s'arrête contre l'écaille du temporal.

(Professeur Dolbeau et M. Felizet, thèse, 1873, p. 34, obs. 16.)


**Nº 18 *b*.—Tête d'adulte sur laquelle existe du côté droit une fracture linéaire et rameuse très-étendue.**

Cette pièce provient d'un homme qui a fait une chute à la suite d'un choc d'un wagon en manœuvre. Le choc a porté obliquement au-dessous de la bosse pariétale droite. On trouve à ce niveau une fracture rameuse, étoilée, dont la fêlure principale se porte obliquement en avant et en bas, gagne le tiers antérieur de l'écaille du temporal qu'elle disjoint, ainsi que les deux tiers postérieurs de la suture sphéno-frontale. La fêlure divise ensuite la partie la plus mince de l'arête antérieure de la grande aile du sphénoïde, et se perd dans la paroi externe de l'orbite, entre la fente sphénoïdale et la fente sphéno-maxillaire.

(Professeur Dolbeau et M. Felizet, thèse, 1873, p. 34, obs. 3.)


**Nº 18 *c*.— Tête; fracture linéaire de la voûte s'étendant d'avant en arrière à la base.**

Cette pièce provient d'une femme de 35 ans, qui a fait une chute du haut d'une chaise.

Le choc a porté sur la partie antérieure et supérieure du frontal droit. Un trait de fracture verticale, descend parallèlement à la ligne médiane, et coupe en dehors de la bosse nasale, le sinus frontal droit qui est très-développé. Ce trait de fracture se poursuit ensuite d'avant en arrière à travers le plafond de l'orbite; il traverse la fente sphénoïdale, divise d'avant en arrière le sinus du sphénoïde, en détachant la grande aile de cet os, en dedans de son insertion avec le corps, et se perd dans le trou déchiré antérieur.

(Professeur Dolbeau et M. Felizet, thèse, 1873, p. 31.)


**Nº 18 *d*. — Tête d'adulte; fracture linéaire et rameuse, située sur la partie latérale gauche du crâne.**

Ce crâne est modérément épais, et les sutures sont en grande partie ossifiées.

Par suite d'une chute de voiture, un choc oblique en avant, a porté au-dessous de la bosse pariétale gauche. Au niveau du point percuté existe une fracture rameuse disposée en étoile à trois branches. La branche principale se porte presque horizontalement en avant, longe à une distance moyenne de 1 centimètre 1/2 le pourtour de l'écaille du temporal et la suture fronto-sphénoïdale, disjoint la suture fronto-malaire, après avoir coupé 1 millimètre à peine de la partie supérieure de la grande aile du sphénoïde, et se perd dans l'orbite en dehors de la fente sphénoïdale. Une seconde fracture verticale divise en deux moitiés l'écaille du temporal, au milieu de son trajet elle se bifurque, et vient se terminer à la base de l'apophyse zygomatique.

(Professeur Dolbeau et M. Felizet, thèse, 1873, p. 33, obs. 17.)

**N° 18 e.—Crâne d'adulte très-ovale et très-épais; fracture linéaire. Les sutures sont en grande partie soudées.**

Cette pièce provient d'un homme qui fit une chute sur le sol. Le choc a porté sur la partie supérieure de la fosse temporale gauche. Une fracture fissuraire commence à ce niveau, rallie la partie antérieure de l'écaille du temporal, après 3 centimètres de trajet parallèle au feston de cet os, elle divise obliquement le bord antérieur de la grande aile du sphénoïde, ainsi qu'une partie de cette grande aile, et gagne la partie moyenne de la fente sphénoïdale dans laquelle elle se perd.

(Professeur Dolbeau et M. Felizet, thèse, 1873, p. 36, obs. 23.)

**N° 18 f.—Tête d'adulte; fractures linéaires et rameuses de la partie antérieure du crâne.**

Ce crâne, très-épais et peu volumineux, provient d'une femme de 29 ans, qui a fait une chute d'un troisième étage. Le choc a porté à droite de la partie médiane du front, à 3 centimètres au-dessus du sourcil. A ce niveau, il existe un enfoncement léger de toute la partie du frontal située entre la grande aile du sphénoïde et l'angle antérieur du pariétal d'une part, et de la bosse nasale d'autre part; enfoncement circonscrit par un trait de fracture courbe, duquel se détache une fêlure oblique, qui remonte et s'arrête à 2 centimètres en avant de la suture sagittale. La bosse nasale présente trois petites fissures qui n'intéressent que la table externe. La paroi supérieure de l'orbite est brisée comminutivement, le trait le plus postérieur se perd sur la ligne médiane dans le sinus sphénoïdal.

(Professeur Dolbeau et M. Felizet, thèse, 1873, p. 30, obs. 22.)

**N° 19.** — Voûte du crâne qui est presque divisée en deux moitiés inégales par une fracture linéaire rameuse. Les sutures sont en grande partie soudées.

La solution de continuité commence au niveau de l'angle antérieur et inférieur du pariétal gauche, parcourt obliquement cet os, traverse la suture lambdoïde au niveau de son angle supérieur et se prolonge légèrement sur le côté droit de l'occipital. L'écartement entre les fragments est surtout notable en avant. Cette fracture présente sur son côté droit quelques petits embranchements qui sont pour la plupart limités à la table externe. Il existe sur le coronal, près de son bord supérieur, sur la ligne médiane, une large plaque losangique qui s'étend jusque sur le pariétal gauche, au centre de laquelle est une couronne de trépan. Ce losange, qui est constitué par une portion d'os nécrosée, d'un aspect mat, est circonscrit par un sillon bien accusé, en dehors duquel l'os est très-vasculaire, criblé d'une quantité de petits trous qui donnaient passage à des vaisseaux sanguins. Cette même vascularisation ainsi que la délimitation existe à la face interne du crâne; mais la portion nécrosée, au lieu d'être losangique, est ronde, elle est moins étendue, le sillon éliminatoire est moins profond. Les sutures sont presque entièrement ossifiées. Il n'y a point trace de consolidation, quoique le blessé a dû vivre un certain temps. (*Voir* pl. 5.)

(Ancienne Académie de chirurgie.)


ORDRE 2.


**Solutions de continuité du crâne par instrument tranchant.**


Le chiffre des pièces relatif à cette variété intéressante de fractures est de sept. Si l'instrument tranchant coupe bien, qu'il frappe très-obliquement le crâne, il peut enlever la lame superficielle de l'os, et laisser en grande partie intact le diploé et la lame vitrée n° 25 ; c'est ce que les Latins ont désigné sous le nom de *dedolatio*.

D'autres fois, en même temps que l'instrument tranchant sectionne une partie de l'épaisseur de la voûte crânienne, il peut produire une dépression de la table interne qui s'infléchit

en dedans. Ce fragment enfoncé a presque toujours une étendue plus considérable que la lésion de la table externe ; les
fibres osseuses de la lame vitrée ont plié, et s'opposent à ce
que le fragment se relève. Pour obtenir le redressement du
fragment osseux, il faudrait pouvoir, par une opération, compléter la fracture, et extraire le fragment devenu alors une
véritable esquille (nᵒˢ 20, 24). C'est ce qui a été quelquefois
obtenu par l'application d'une couronne de trépan (nᵒ 28ᵃ).


**Nᵒ 20. — Voûte du crâne ; sur la partie latérale gauche est une longue entaille résultant d'un coup de sabre.**

La section étendue obliquement de haut en bas et de dedans
en dehors, depuis la partie moyenne du pariétal gauche jusque
vers l'apophyse orbitaire externe, est longue de 10 centimètres,
et traverse la suture fronto-pariétale.

Les bords de la division sont peu écartés, le droit est coupé
perpendiculairement, et présente à son extrémité supérieure une
petite perte de substance osseuse. Le bord gauche est légèrement déprimé.

A l'intérieur du crâne, l'instrument tranchant a étendu son action jusque sur la table interne de l'os, qui, à la partie supérieure, s'est complétement détachée ; tandis qu'à la partie inférieure de cette même table, elle s'est écartée de l'externe et portée
en dedans, elle est maintenue dans cette position par la fracture
incomplète de la lame vitrée.

Sur le bord inférieur du pariétal gauche existe une perforation,
en partie obstruée par un fragment osseux enfoncé vers la cavité du crâne.

(Ancienne Académie de chirurgie.)


**Nᵒ 21.— Voûte du crâne ; sur le pariétal droit existe une fracture produite par un coup de sabre.**

L'instrument n'était pas très-acéré, mais le coup paraît avoir
été asséné avec force, le pariétal droit n'est coupé nettement et
profondément que dans une très-petite étendue. L'os a éclaté
au-dessus et au-dessous de la blessure. La solution de continuité est dirigée à peu près parallèlement à la suture fronto-
pariétale, et n'a pas moins de 15 centimètres de long. Vers le
milieu, qui correspond à la section, il y a une perte de substance
d'environ 6 centimètres de long sur 1 de large. Sur le même

pariétal, en arrière de la section, existe une fêlure qui lui est parallèle, et est *bornée à la table externe ;* elle ne pénètre que jusqu'au diploé.

(Ancienne Académie de chirurgie.)

**N° 22. — Voûte du crâne, dont le coronal, dans sa partie droite, a été sectionnée par un coup de sabre.**

La section, légèrement oblique de dehors en dedans, s'étend depuis la bosse frontale jusqu'à la suture fronto-pariétale. Le coup a porté obliquement de gauche à droite, et l'instrument a intéressé la table externe, le diploé ; il s'est arrêté sur la table interne qui s'est fracturée. Mais, à cause de l'obliquité sous laquelle l'instrument a été dirigé, la division de cette table osseuse est loin de correspondre à celle de l'externe.

Au niveau de chacun des angles, il existe une fracture qui, pour le supérieur, se prolonge d'environ 2 centimètres sur le pariétal droit. La fracture, qui part de l'angle inférieur, décrit une courbe à convexité inférieure, et remonte vers la suture fronto-pariétale. Il existe donc un fragment osseux circonscrit par ces deux solutions de continuité. Tout le long de la section osseuse, et de chaque côté, existe une bande osseuse d'environ 2 millimètres d'épaisseur, d'un blanc mat portion nécrosée.

A l'intérieur du crâne, près de la suture frontale, existe une assez longue fêlure limitée à là table interne.

(Ancienne Académie royale de chirurgie.)

**N° 23. — Voûte du crâne ; un coup de sabre a été porté sur la partie latérale droite du front ; il existe une entaille longue de 4 centimètres et profonde d'environ 4 millimètres.**

Cette pièce provient d'un grenadier de la Garde, qui en se battant en duel, reçut à la partie latérale droite du frontal, au-dessus de la bosse, un coup de sabre, qui divisa le cuir chevelu, et fit au frontal une entaille qui pénétra obliquement dans la table externe du coronal, dans une longueur de 4 centimètres et une profondeur de 4 millimètres. Le sabre, à cause de sa pénétration oblique, a fait éclater une petite portion de la table externe, qui a été complétement détachée.

Le malade tomba sur le coup, perdit bientôt connaissance, et, dix jours après, comme il s'était manifesté des symptômes de compression cérébrale, une couronne de trépan fut appliquée à la partie inférieure de la fracture; elle donna issue à une cuillerée de matière purulente, et le blessé succomba à une affection purulente : il existait dans le foie une collection purulente con-

sidérable. A l'autopsie, on trouva la dure-mère décollée au niveau
de la lésion et un abcès dans le cerveau. Les os du crâne présentent une dureté considérable et une grande épaisseur.
(Larrey, *Mémoires et Campagnes*, t. IV, p. 234.)


**Nº 24.— Voûte du crâne; plaie du pariétal gauche par instrument
tranchant.**

Sur la partie latérale et postérieure du pariétal gauche existe la
trace d'une division ancienne, obliquement dirigée d'arrière en
avant et de dedans en dehors, qui paraît être le résultat de l'action d'un instrument tranchant mû avec une grande force. La
solution de continuité est consolidée à l'extérieur comme à l'intérieur ; mais, de ce dernier côté, la table interne s'est écartée du
diploé, a plié en dedans, s'est incomplétement fracturée et consolidée dans cette position vicieuse. A la partie postérieure de la
fracture est une perforation arrondie, du diamètre d'une pièce de
50 centimes, dans laquelle l'os manque, il est remplacé par une
membrane très-dense et très-résistante.
(Ancienne Académie royale de chirurgie.)


**Nº 25. — Voûte du crâne; coup de sabre sur la bosse pariétale
droite (DEDOLATIO).**

Cette pièce provient d'un jeune chasseur à cheval qui, en se
battant en duel, reçut sur la bosse pariétale droite un coup de
sabre, qui lui enleva un fragment osseux de forme ovale, de
4 centimètres de long sur 17 millimètres de large. Ce fragment
était formé par la table externe et une petite portion du diploé.
La section de l'os est sans fractures ; elle est aussi nette que si
elle eût été opérée sur des parties molles. La surface du crâne
est un peu vascularisée. Le malade est mort le trentième jour
après sa blessure, probablement d'infection purulente. (*Voir* pl. 6.)
(Larrey, *Mém. de chir. milit.*, t. IV, p. 231.)


**Nº 25 *a*. — Voûte du crâne ; plaie du coronal.**

Sur la partie moyenne du coronal, se remarque une fente longue de 5 centimètres et large de 8 millimètres. Cette solution de
continuité a probablement été produite par un instrument tranchant. A la face interne du crâne existe une large esquille osseuse, déprimée du côté de la dure-mère, qui paraît avoir été
presque complétement détachée de l'os et qui est consolidée.
(M. Pigné.)

ORDRE 3.

### Fractures du crâne avec enfoncement.

Treize pièces du Musée appartiennent à cet ordre de
faits, suivant l'espèce d'instrument qui a agi et la force
d'impulsion; les portions d'os fracturées variables en étendue, peuvent être plus ou moins déprimés et enfoncés du côté
de la cavité crânienne. Le fragment osseux enfoncé est souvent
brisé en plusieurs esquilles, n° 27, et le nombre des fissures
qu'il présente peut être beaucoup plus considérable à la table
interne que sur l'externe. C'est dans cette variété de fractures
que l'on observe surtout la séparation de la table interne de
l'externe déjà signalée dans la précédente variété de fractures
n°ˢ 26, 27, 28, 28 a, 29. La pièce n° 29 a nous offre même un
de ces rares exemples de fracture de la table interne, sans
lésion apparente de l'externe. Il est vrai que la lésion a été
produite par le choc d'une balle.

**N° 26.** — Voûte du crâne, fracture par enfoncement de la partie
supérieure de l'occipital.

Cette pièce provient d'un jeune soldat qui, en voulant escalader
un mur, reçut sur l'occiput une pierre du poids de 15 livres,
qui tomba d'environ 4 mètres de hauteur. Le blessé perdit connaissance immédiatement ; le lendemain, il était dans un état de
somnolence, répondait à peine aux questions. Il n'y avait point de
paralysie, mais il existait un engourdissement des membres
thoraciques et abdominaux. Le malade mourut six jours après
l'accident, avec hemiplégie gauche et embarras de la parole.
Le crâne, à l'union du pariétal droit avec l'occipital, à 2 centimètres de la ligne médiane, présente une fracture à peu près
circulaire, d'un diamètre de 4 centimètres. La portion d'os ainsi
circonscrite, composée, dans sa plus grande partie de l'occipital,
de la suture lambdoïde et d'une petite partie du pariétal, est enfoncée du côté de la cavité crânienne, et, dans le point où la dépression est plus considérable, cette portion osseuse est elle-
même brisée.
A la face interne du crâne, le fragment déprimé fait une saillie

d'environ 1 centimètre, et on observe à sa surface un grand nombre de fissures, qui ne se trouvent point à la face externe. La circonférence de la portion osseuse enfoncée est complétement détachée du crâne du côté de la face externe; à l'intérieur du crâne la lame vitrée, écartée du diploé, brisée dans certains points, a plié dans d'autres, et est incomplétement fracturée : disposition qui empêche les fragments de se relever. (*Voir* pl. 6.)

(M. Rossignol, *Bull. de la Soc. anat.*, 1836, t. I, p. 155.)

### Nº 26 a.— Voûte du crâne ; fracture du pariétal gauche.

On observe sur cette pièce du côté gauche sur le pariétal, au niveau de la suture frontale, une fracture avec perte de substance de 2 centimètres dans le sens antéro-postérieur et de 1 centimètre 1/2 dans le sens transversal. Cette lésion a été produite par une pierre lancée avec force.

(Professeur Denonvilliers.)

### Nº 26 b.— Portion de tête ; fractures multiples de la voûte du crâne linéaires et par enfoncement.

Cette pièce provient d'un individu encore jeune. Quoique les sutures soient en grande parties soudées, il existe des lésions multiples : 1º On observe à droite sur le coronal, une fracture avec enfoncement peu considérable, siégeant à la partie moyenne de cet os, près la suture fronto-parietale. La solution de continuité dans son grand diamètre a 4 centimètres; du côté de la cavité crânienne la saillie est peu considérable, et le fragment enfoncé présente trois fragments, qui sont en contact.

2º Il existe du coté gauche une fracture linéaire qui, partant de la région temporale, suit le bord antérieur de l'écaille de cet os, la suture fronto pariétale droite qu'elle disjoint, gagne celle du côté gauche, et se termine au niveau de la plaque osseuse déprimée dont elle complète la fracture. Sur le pariétal gauche, à 3 centimètres au-dessus de la suture temporo-pariétale, s'observe une fracture longue de 8 centimètres, dirigée d'avant en arrière et qui tombe perpendiculairement sur la disjonction fronto-pariétale.

### Nº 26 c.— Tête ; fracture par enfoncement de la partie supérieure du coronal gauche.

Sur cette pièce on observe une fracture par enfoncement de la partie supérieure du coronal gauche. La lésion siége en avant

de la suture fronto-pariétale, à 5 centimètres de la ligne médiane.
La table externe à ce niveau présente deux fragments semi-circulaires à convexité antérieure et postérieure, infléchis vers la cavité crânienne.

La table interne est brisée assez nettement en deux fragments rectangulaires, adossés à la manière des deux côtés d'un toit, et soutenus en avant et en arrière par deux fragments quadrangulaires, dont la base constituée par la lame vitrée incomplétement fracturée, répond à la voûte crânienne. Malgré cet enfoncement qui réalise une saillie de plus de 8 millimètres en dedans, la juxta-position des lames est assez exacte, pour ne laisser écouler que goutte à goute l'eau versée dans le crâne.

(Professeur Dolbeau et M. Felizet, thèse, 1873, p. 16. obs., 24.)

**Nᵒ 26 *d*. — Tête ; fracture par enfoncement circonscrit de la partie supérieure du pariétal droit.**

Il existe sur cette pièce une fracture par enfoncement de la partie supérieure du pariétal droit. Cette lésion a été produite par un coup de pied de cheval en avant du vertex. La fracture siége à égale distance de la suture fronto-pariétale et lambdoïde, le pariétal droit est enfoncé dans la partie adjacente à la suture sagittale ; cette dernière est elle-même disjointe dans toute sa partie antérieure, l'écartement des dentelures est d'un millimètre.

La table externe cambrée en partie, constitue une sorte de gouttière obliquement dirigée en avant et à gauche ; cette gouttière est limitée en dedans par la suture sagittale disjointe, en dehors par une double ligne de fracture, au-dessous de laquelle elle est déprimée.

En dedans on trouve, sur les limites mêmes des désordres extérieurs, la table interne incomplétement fracturée, et formant une pyramide irrégulière à quatre pans inégaux, dont le sommet constitue une saillie de 15 millimètres.

(Professeur Dolbeau et M. Felizet, thèse, 1873, p. 17., obs. 13.)

**Nᵒ 27. — Voûte du crâne ; fracture par enfoncement de la partie moyenne gauche de la suture fronto-pariétale, avec la portion correspondante du frontal et du pariétal.**

La lésion a 6 centimètres d'étendue d'avant en arrière et 5 dans le sens transversal. La portion déprimée est divisée en quatre fragments principaux, sur lesquels on voit en plusieurs endroits la table externe infléchie et incomplétement fracturée. La partie moyenne de la dépression est située à 1 centimètre 1/2 au-dessous du niveau des os restés intacts. A la partie antérieure et

supérieure de la fracture, existe une plaque de nécrose d'un blanc
mat, délimitée par un sillon éliminatoire.

Vers l'intérieur du crâne, est une saillie considérable formée par
la portion d'os déprimée.  Cette saillie est constituée par plusieurs fragments irréguliers de la table interne. En arrière, la
table interne, incomplétement fracturée, mais seulement fléchie,
maintient les fragments en continuité avec le reste de l'os ; en
avant, d'autres fragments ont été tout à fait détachés, et ont
laissé le diploé à nu.

(Ancienne Académie royale de chirurgie.)


**N° 27 a.— Portion latérale droite de la voûte du crâne ; fracture
avec enfoncement très-étendu, qui porte à la fois sur la portion
moyenne et postérieure du pariétal, et la partie supérieure de
l'écaille de l'occipital.**


Sur cette pièce on constate que la fracture qui est avec enfoncement, porte à la fois sur la partie moyenne et postérieure du
pariétal et la partie supérieure de l'écaille de l'occipital. Elle
comprend donc dans sa partie postérieure la suture lambdoïde.
Ce vaste enfoncement de forme ovale, a 7 centimètres d'avant
en arrière et 5 de haut en bas.

La portion d'os enfoncée, est détachée complétement dans presque
toute sa circonférence, excepté cependant à la partie antérieure où
la fracture est incomplète, l'os est brisé en un très-grand nombre
de fragments qui s'engrainent entre eux, en laissant de petits
espaces vides. C'est à travers un de ces espaces qu'une petite
portion du cerveau est venue faire hernie. Du côté de la cavité
crânienne la portion d'os détachée fait un relief très-marqué, et
le nombre des fragments est encore plus considérable que du côté
de la face externe. (*Voir* pl. 6.)

(Professeur Blandin, 1839.)


**N° 28. — Portion de la voûte du crâne ; fracture du pariétal droit**


Le pariétal droit est brisé vers son angle supérieur et postérieur, à peu de distance de la suture lambdoïde. La surface externe
du crâne à ce niveau a subi une perte de substance peu considérable et de forme triangulaire, autour de laquelle on voit une
fêlure demi-circulaire qui circonscrit la moitié antérieure de la
perforation. A la partie postérieure on a appliqué une couronne
de trépan.

Le point intéressant de cette pièce s'observe à la face interne
du crâne ; la perforation y présente également une disposition
triangulaire à sommet en avant et dont chaque côté est long d'en-

viron 3 centimètres, le côté interne est irrégulier, tranchant, formé par la table externe seule, l'interne complétement détachée laisse le diploé à nu. Du côté externe, les deux lames présentent un écartement considérable, 1 centimètre environ, la lame vitrée fortement portée en dedans, présente quelques fissures et à sa partie adhérente elle a plié. La *fracture est incomplète,* ce qui maintient les fragments dans leur position vicieuse, et déterminait une compression du cerveau. Une grande vascularisation de ces os existe autour de cette lésion. Une couronne de trépan a été appliquée à la partie postérieure de la fracture. (*Voir* pl. 7.)

(Professeur Desault.)

### Nº **28** a. —Voûte du crâne; fracture avec enfoncement du pariétal gauche.

Cette pièce provient d'un homme de 60 ans qui, travaillant dans une carrière, reçut sur la tête, par suite d'un éboulement, une pierre énorme ; il fut amené à l'hôpital sans connaissance et avec hemiplégie droite.

On constate sur ce crâne, à la partie inférieure et postérieure du pariétal gauche, une légère dépression produite par l'enfoncement de la portion osseuse lésée. La fracture, de forme ovalaire, a 5 centimètres dans son grand diamètre qui est oblique, et 3 centimètres dans le plus petit. Il existe à la partie antérieure de la fracture, une couronne de trépan par laquelle il fut impossible de relever la pièce osseuse enfoncée; une seconde couronne a été appliquée au centre du fragment enfoncé qui permit de relever un peu l'os, et d'extraire de nombreuses esquilles de la table interne. Après cette opération, la connaissance revint, la paralysie cessa complétement, mais la multiplicité des lésions fit que le malade mourut néanmoins le huitième jour.

A la face interne du crâne on constate que dans la moitié inférieure de la fracture, la table interne manque ; c'est elle qui a constitué les esquilles qui ont été enlevées par la couronne de trépan. Dans la moitié de la circonférence supérieure de la solution de continuité, la table interne détachée de l'externe a plié en dedans et présente un écartement de près d'un centimètre, elle est maintenue dans cette position par sa circonférence incomplétement fracturée.

(M. Colson, *Bull. de la Soc. de chir*, t. I, p. 56.)

### Nº **28** b. — Voûte du crâne ; fracture par enfoncement de la table interne de la moitié droite du frontal.

Cette pièce provient d'un jeune homme de 21 ans, qui fit une chute sur la tète, d'un échafaudage, et d'environ 12 mètres de hauteur. Le malade ne perdit point connaissance, ne présenta point de paralysie, mais il n'avait nul souvenir de la manière dont l'accident était arrivé. Porté à l'hôpital de Lille, il ne présenta aucun symptôme grave les dix premiers jours ; à cette époque il fut pris de fièvre et de délire et succomba treize jours après son accident.

On constate sur le crâne à la face externe, un peu au-dessus de la bosse frontale, une fêlure courbe longue de 3 centimètres sans écartement et sans dépression, sensiblement visible. A la face interne du crâne dans ce même point existent des désordres beaucoup plus considérables. La lame vitrée dans une longueur de 3 centimètres et dans une largeur de 2 environ, est détachée de la table externe dont elle s'est écartée ; elle forme un espèce de pont fracturé à sa partie moyenne, tandis qu'aux deux extrémités la lame interne pliée en dedans, est incomplétement fracturée.

(M. Brissez, chirurgien de l'hôpital de Lille.)


**N° 28 c.—Voûte du crâne; fracture par enfoncement du pariétal gauche.**

Cette pièce provient d'un homme de 24 ans, qui dans une rixe aurait reçu des coups de planche sur la tête. Il aurait été apporté à l'hôpital avec une hémiplégie complète à droite et une diminution seulement de la sensibilité de ce même côté. Il est mort au bout de huit jours.

Le pariétal gauche à sa partie moyenne au niveau de la bosse, présente une fracture ovalaire avec enfoncement peu considérable. La solution de continuité obliquement dirigée de haut en bas et d'arrière en avant, circonscrit un enfoncement qui a une longueur de 6 centimètres environ sur 3 1/2 de large. La portion osseuse déprimée, présente à sa surface plusieurs fractures linéaires, sans écartement des bords. Le pourtour postérieur de la fracture n'occupe que la table externe, l'interne est intact. Deux couronnes de trépan ont été appliquées à la partie inférieure ; de ce point part une fracture linéaire avec un écartement notable, qui descend verticalement en bas, traverse la suture écailleuse et se prolonge sur l'écaille du temporal.

A la face interne du crâne la lésion est moins étendue ; dans certains points cependant la table interne écartée de l'externe a plié en dedans, et est maintenue dans cette position vicieuse par la fracture incomplète de sa circonférence.

(M. Brissez, chirurgien de l'hôpital de Lille.)


**N° 29. — Voûte du crâne; fracture par enfoncement de la moitié droite du coronal, application de plusieurs couronnes de trépan.**

La moitié droite du coronal présente une large perforation,

d'environ 6 centimètres de diamètre. Sur la demi-circonférence antérieure et interne, quatre couronnes de trépan ont été appliquées, de manière à se confondre par une partie de leur circonférence. La demi-circonférence postérieure qu'avoisine la suture fronto-pariétale, est occupée par trois fragments irréguliers, légèrement enfoncés du côté de la cavité crânienne. L'épaisseur du crâne est peu considérable.

(Professeur Lassus.)


**Nº 29 a.— Voûte du crâne; fracture de la table interne du pariétal droit sans lésion de la table externe.**


Cette pièce a été recueillie sur un jeune homme qui, dans les journées de juin 1848, reçut un coup de feu tiré de haut en bas par une fenêtre. La balle avait labouré la tête et fait à la partie postérieure droite du crâne une plaie en gouttière de 3 à 4 centimètres de longueur.

Dans l'espérance qu'un coup porté dans une direction si oblique, n'aurait pas produit de désordres considérables dans les os et les organes encéphaliques, M. Denonvilliers résolut d'attendre, et de s'en tenir aux moyens généraux. Plus de quinze jours se passèrent sans accidents ; mais, vers le 12 juillet, il survint de l'agitation, de la fièvre, un prolapsus de la paupière supérieure droite, puis une diminution de la sensibilité et de la mobilité dans tout le côté gauche, et des douleurs assez vives pendant les mouvements, soit spontanées, soit communiquées, des membres inférieurs et supérieurs de ce même côté. Plus tard la plaie devint le siége d'une douleur fixe, et il y eut un peu de trouble dans l'intelligence. Vers le vingt-cinquième jour de la maladie, l'augmentation des accidents décida M. Denonvilliers à appliquer le trépan. Aussitôt que la pyramide fut retirée, il sortit par le trou qu'elle avait fait une assez grande quantité de liquide sanguinolent, de très-mauvaise odeur. Après quelques tours de trépan, la couronne commença à vaciller, et il fut bientôt facile de détacher une rondelle mince formée par la table externe seule. Alors s'échappa un flot du même liquide déjà indiqué, et on découvrit un foyer qui avait pu contenir environ 100 grammes de ce liquide, et au centre duquel se trouvait une pièce d'os libre et mobile, formée par la table interne fracturée et détachée.

Cette portion osseuse que l'on retrouve sur la pièce représente un carré long, de dimensions plus grandes que l'ouverture faite au crâne par la couronne de trépan, de sorte que M. Denonvilliers ne put la faire sortir qu'après l'avoir divisée à l'aide d'une tenaille incisive, en trois fragments qui furent extraits l'un après l'autre. Un des fragments a été perdu.

Les trois fragments rapprochés forment la totalité de la portion de la *table interne qui a été fracturée par contre-coup,* la table externe n'ayant subi aucune solution de continuité. Le sixième jour, le malade succomba avec tous les symptômes d'une meningo-encéphalite, dont l'autopsie démontra l'existence. La dure-mère, décollée dans une grande étendue, était séparée des os par une couche de liquide sanguin mêlé de pus. Une infiltration sanguine s'étendait vers la base du cerveau jusqu'au nerf moteur oculaire du côté droit. Enfin la cavité arachnodienne était remplie de fausses membranes et de matière purulente, et le cerveau présentait dans le point correspondant à la plaie une contusion caractérisée par le ramollissement et la diffluence de la pulpe nerveuse.

(Professeur Denonvilliers, *Compendium de chirurgie,* t. II, p. 573.)

### ORDRE 4.

## Fractures du crâne avec perte de substance, ou grand fracas des os.

Quatorze pièces du Musée appartiennent à cet ordre de fracture établi par Denonvilliers, et qui ne diffère du précédent que par l'étendue de la lésion qui est plus considérable. Ces fractures présentent en outre, souvent, la perte d'une portion d'os qui s'est trouvée complétement détachée. La lésion cérébrale est aussi généralement plus étendue. Quelquefois même ce viscère vient faire hernie à travers l'écartement des fragments n° 27 *a,* ou par l'ouverture laissée vacante par la perte de portions osseuses n° 32. La pièce n° 31 est très-intéressante au point de vue du siége de la blessure, qui est à gauche, et de la lésion de la parole qui se rapporte évidemment à l'*aphase.*

## N° 30. — Voûte du crâne ; fracture par enfoncement de la partie gauche du coronal.

Il existe du côté gauche du coronal, dans le point où l'angle inférieur et antérieur du pariétal s'unit au coronal, un peu au-dessus de l'angle orbitaire externe, une perte de substance de la largeur d'une pièce de 2 francs. Les bords de cette fracture sont tranchants et taillés obliquement aux dépens de la table interne ; il est probable qu'il y a eu enfoncement d'un fragment vers l'intérieur du crâne. Deux couronnes de trépan ont été appliquées, l'une sur le coronal, l'autre sur le pariétal. Le long du bord antérieur de la perforation est une portion d'os nécrosée délimitée par un sillon éliminatoire.

(Professeur Desault.)

**N° 31.**— Tête ; fracture par enfoncement du côté gauche du coronal.

Cette pièce provient d'un jeune homme de 21 ans, qui a été blessé par une balle à la bataille d'Esling. L'œil gauche faisait une forte saillie en dehors, ses fonctions étaient abolies ; le droit voyait la lumière et distinguait les objets ; la parole était en grande partie perdue. Trois mois après la blessure, Larrey reconnut la présence d'une balle mobile qu'il retira. Après cette opération, le blessé ne retrouva qu'incomplétement l'usage de la parole ; il exprimait les affirmatives par le mot *baba*, les négatives par celui de *lala*, et lorsqu'il éprouvait quelque besoin il prononçait fortement les mots *dada* ou *tata*. Il mourut environ six mois et demi après sa blessure.

Derrière l'apophyse orbitaire externe, à la partie antérieure et supérieure de la fosse temporale, est une ouverture assez exactement arrondie, de 22 millimètres de diamètre, pénétrant dans la cavité crânienne. Les bords de cette ouverture sont lisses et arrondis. Sur la demi-circonférence externe, en bas, l'apophyse orbitaire externe est fracturée au niveau de son articulation avec l'os malaire. Cette apophyse et une portion de la lame qui forme la voûte de l'orbite sont déprimées vers cette cavité, et forment du côté de la perforation une excavation capable d'admettre l'extrémité du pouce. Au-dessus est une fêlure obliquement dirigée de bas en haut, longue de 3 centimètres.

La dure-mère épaissie, adhérait fortement à la suture fronto-pariétale, ainsi que les autres membranes du cerveau, et dans ce point les circonvolutions cérébrales étaient effacées.

(Larrey, *Bull. de la Fac. de méd.*, 1811, p. 136.)

**N° 34 a.**— Tête ; fracture par enfoncement du coronal du côté droit.

Sur cette pièce on observe une fracture du frontal. Cette fracture a été produite dans une chute d'un sixième étage, le crâne est très-épais, et le choc a porté sur le front. Il existe un défoncement, sans irradiation vers le vertex, de la partie droite du front qui manque ; le sinus frontal droit et la bosse nasale sont détruits jusqu'à la partie moyenne du sinus frontal gauche qui est ouvert. Le plafond orbitaire du côté droit est détruit, et l'os malaire a été arraché. Au milieu de cet effroyable dégât, la grande aile du sphénoïde est intacte. Son arête antérieure est seule émoussée, la suture sphéno-temporale est peut-être un peu écartée.

(Professeur Dolbeau et M. Félizet, thèse, 1873, p. 32, obs. 9.)

**N° 31 _b_. — Tête ; fracture avec grand fracas et perte de substance du pariétal droit.**

Sur cette pièce on observe une fracture avec grand fracas du pariétal droit. Cette lésion a été produite par un éclat d'obus, le choc a porté d'arrière en avant sur la bosse pariétale, il s'est produit un enfoncement esquilleux considérable, qui a nécessité la trépanation. Il existe aujourd'hui sur cette pièce une large destruction du pariétal droit, en avant de laquelle on voit un fragment rectangulaire de 5 centimètres de long sur 2 1/2 de large. De l'angle inférieur et antérieur de ce fragment, part une double fêlure dont l'une passe au-dessus, l'autre au-dessous de la bosse nasale, cette dernière descend obliquement vers l'orbite du côté gauche, dans la paroi supérieure duquel elle se perd. (_Voir_ pl. 7.)

(Professeur Dolbeau et M. Felizet, thèse, 1873, p. 34, obs. 31.)

**N° 31 _c_.— Tête ; fracture avec grand fracas de la partie latérale droite du crâne, s'étendant aux trois étages de la base.**

Cette lésion a été produite par une chute dans une tranchée avec éboulement. Le choc a porté sur tout le côté droit de la tête, qui a été écrasée. Ce crâne est assez mince. La partie droite du frontal, les trois quarts antérieurs du pariétal, et toute l'écaille du temporal sont brisés en plusieurs fragments. La grande aile du sphénoïde est fracturée à sa partie moyenne. Un trait de fracture se détache au-dessus du conduit auditif externe, et coupe la partie antérieure de l'apophyse mastoïde, divise obliquement le rocher à sa base, traverse la gouttière du sinus latéral, et se perd dans la fosse cérebelleuse. (_Voir_ pl. 7.)

(Professeur Dolbeau et M. Felizet, thèse, 1873, p. 43, obs. 5.

**N° 31 _d_.—Tête sur laquelle on observe une fracture avec grand fracas de la partie latérale gauche du crâne.**

Cette lésion a été produite par une chute dans une tranchée de 5 mètres de profondeur. Le choc a porté sur tout le côté gauche de la tête. Une portion du pariétal, l'écaille du temporal, le rocher, la grande aile et le corps du sphénoïde ont été défoncés et manquent. Une fissure se détache de cette large perte de substance osseuse, traverse le milieu de l'étage moyen de la base du crâne, et coupe obliquement la partie antérieure de la grande aile du sphénoïde droit. Ce trait de fracture se perd sur la partie antérieure de la fosse temporale.

(Professeur Dolbeau et M. Felizet, thèse, 1873, p. 37, obs. 1.)

### N° 31 e. —Portion antérieure de la tête sur laquelle existe une fracture avec grand fracas de la partie gauche du crâne.

Cette lésion a été produite par une chute d'un cinquième étage, et le choc a porté sur la partie supérieure gauche du front. Ce crâne est très-épais. Il en est résulté une perte de substance très-considérable de tout le côté gauche de la partie antérieure de la boîte crânienne. Cette perte de substance intéresse le frontal avec la voûte orbitaire et l'os malaire. Une fêlure qui part de la région latérale gauche décrit un demi-cercle sur le pariétal, atteint la suture fronto-pariétale à 8 centimètres de la ligne médiane. A partir de ce point, la suture est disjointe dans toute son étendue à droite, mais il se détache de cette disjonction un trait de fracture qui coupe en avant le frontal et tombe sur la perte de substance. La grande aile du sphénoïde du côté gauche est détachée du corps par une fêlure qui passe par le trou déchiré antérieur, et se perd dans l'étage postérieur de la base du crâne. (*Voir* pl. 8.)

### N° 31 f.—Portion de tête sur laquelle existe une fracture avec grand fracas et large perte de substance.

Cette lésion a été produite par une chute du haut d'une voiture chargée de paille. Le choc a porté sur la région frontale droite. Une ligne partant du milieu de l'orbite droit, gagnant à travers le corps du sphénoïde le trou déchiré antérieur gauche, puis longeant le bord antérieur du rocher gauche et coupant l'écaille du temporal, marque toute la portion inférieure détachée du crâne et qui manque. Le sinus sphénoïdal est transversalement divisé à 3 millimètres en avant de la racine des apophyses clinoïdes postérieures, la fêlure rencontre, à angle droit, une fêlure qui, du trou déchiré antérieur droit, gagne la fente sphénoïdale droite.

(Professeur Dolbeau et M. Felizet, thèse, 1873, p. 35, obs. 6.)

### N° 31 g.— Tête sur laquelle existe une fracture avec grand fracas du front.

Cette lésion a été produite par une chute sur le bord d'un trot-

toir Le choc a porté un peu à droite à 1 centimètre au-dessus
de la bosse nasale. La fracture, qui a porté sur la partie médiane
du front, a ouvert les deux sinus frontaux dans toute leur étendue. La paroi postérieure du sinus a aussi été brisée ; mais la
crête médiane interne du frontal, sur laquelle s'insère la faux
du cerveau, l'apophyse crista-galli et la lame criblée forment un
îlot osseux intact au milieu de ces pertes de substances.

Du milieu de l'étage antérieur se détachent deux fêlures, dont
l'une se perd dans la fente sphénoïdale gauche, et dont l'autre
suit exactement la ligne médiane, coupe le sinus sphénoïdal et
l'apophyse basilaire jusqu'au trou occipital.

A 2 millimètres en avant des apophyses clinoïdes postérieures,
une fêlure se détache à droite, arrive au trou déchiré antérieur,
contourne la partie antérieure droite de l'apophyse basilaire, suit
la suture petro-occipitale, et traversant le trou déchiré postérieur, se perd dans la fosse cérébelleuse droite.

(Professeur Dolbeau et M. Felizet, thèse, 1873, p. 33, obs. 27.)


**N° 34** *h.*—**Moitié latérale gauche de la tête ; fractures multiples avec
issue de la matière cérébrale par l'oreille.**


Cette pièce provient d'un homme de 37 ans qui est tombé du
deuxième étage d'une maison en construction. Au moment de
son entrée à l'hôpital, ce malade était dans le coma, la respiration était stertoreuse, il n'y avait point de vomissements. Au
niveau du pariétal gauche, il existait une petite plaie qui n'inté-
ressait point le périoste, et il s'écoulait du sang par le conduit
auditif externe gauche, dans lequel on trouva gros comme un
haricot d'une matière qui ressemblait à de la substance cérébrale.
L'examen microscopique de cette substance fait immédiatement,
montra qu'en effet on avait affaire à un petit fragment de l'encé-
phale ; il existait les deux substances, grise et blanche.

Le pariétal gauche en arrière présente un petit enfoncement qui
résulte d'une fracture. Un trait supérieur de fracture part de cet
enfoncement, se dirige en avant en se rapprochant de plus en
plus de la portion écailleuse du temporal, et s'arrête à 1 centimètre en arrière de la suture sphéno-pariétale. Plus bas existe
un fragment de la portion écailleuse du temporal de 5 centimètres de long et de 4 de large, complétement détaché de l'os par sa
lame externe, mais non fracturé du côté interne.

L'apophyse malaire est complétement fracturée à sa base, de
sa partie inférieure naît une nouvelle ligne de fracture qui
parcourt toute l'étendue de la face inférieure et antérieure
du crâne, en passant obliquement sur la base de l'apophyse
ptérigoïde. Cette fracture coupe l'oreille interne en deux
parties inégales, et l'oreille moyenne en deux parties presque

égales. La partie postérieure du conduit auditif osseux fait partie du fragment détaché. Le tympan était déchiré à sa partie postérieure. L'enclume était en place, mais le marteau était luxé et rejeté en dedans. (*Voir* pl. 8.)

(Professeur Dolbeau et M. Marcano, *Bull. de la Soc. anat.*, 1875, 3ᵉ sér., t. X, p. 58.)


**N° 32.** — Tête ; fracture avec grand fracas et perte de substance d'une partie du frontal gauche.

Cette pièce provient d'un homme âgé de 22 ans, qui fut blessé par les éclats d'une boîte d'artifices trop chargée. Renversé à l'instant, il fut un quart d'heure sans connaissance. Il existait une plaie énorme au côté gauche du front, un large lambeau à base inférieure pendait sur la face, laissant au-dessous de lui une portion du frontal large comme la paume de la main, qui ne tenait plus au reste de l'os que par quelques filaments fibreux et se détacha bientôt; de sorte que l'on apercevait, à travers la dure-mère déchirée, le cerveau mis à nu, contus, et s'échappant sous forme de bouillie rougeâtre. La plaie fut lavée, le lambeau relevé et maintenu par quelques points de suture.

Le malade put marcher quelques minutes sans paralysie. Les évacuations étaient volontaires. Le cerveau suppura; il s'en détacha ainsi une portion qui fut évaluée au moins au volume d'un œuf de poule. Au trentième jour, la plaie cérébrale était vermeille, couverte de bourgeons charnus ; un petit pertuis s'étendant jusqu'au ventricule latéral gauche, laissait échapper le liquide ventriculaire.

C'est le vingt-cinquième jour seulement après l'accident, que se manifestèrent des troubles cérébraux, tels que l'assoupissement, l'émission involontaire des urines, et le trente-deuxième jour, le malade balbutie en parlant; puis survint de la contraction et il mourut dans la nuit.

La perforation osseuse est constituée par la perte d'une grande partie de la moitié gauche du frontal. La voûte orbitaire, les arcades orbitaire et sourcilière, l'apophyse orbitaire externe sont détruites. Le sinus frontal gauche est ouvert. L'os maxillaire supérieur a été fracturé en dedans de son articulation avec l'os malaire. Cette fracture s'étend en avant jusqu'au canal nasal, dont la paroi antérieure est divisée verticalement. Une autre branche de la fracture passe par le trou sous-orbitaire, et va rejoindre le canal du même nom. La grande aile du sphénoïde est parcourue par plusieurs fissures qui se prolongent jusqu'au trou maxillaire inférieur, et la surface orbitaire du même os a subi deux pertes de substance. Une autre fissure qui part du sommet de l'orbite, passe sur le côté de la selle turcique, et va aboutir au trou

déchiré antérieur droit, après avoir divisé obliquement le corps du sphénoïde.
(Bouchacourt, *Bull. de la Soc. anat.*, 1738, t. XIII, p. 13.)


**N° 33.— Moitié de tête d'adulte; fracture avec grand fracas de la moitié latérale droite de la voûte du crâne s'étendant à la base.**

Au niveau de la bosse frontale droite est une fracture avec grand fracas et enfoncement ; elle est constituée par un fragment de forme ovalaire, à grand axe obliquement dirigé de bas en haut et d'arrière en avant, et qui est lui-même divisé en plusieurs fragments secondaires. De chaque angle de l'ellipse part une fissure dont l'antérieure plus considérable divise le pariétal droit obliquement de haut en bas, pour aboutir à son angle antérieur et inférieur. La fissure postérieure moins longue traverse la suture lambdoïde et se prolonge sur l'occipital dans une étendue de 3 centimètres.
(Professeur J. Cloquet, 1823.)


**N° 33 a.— Voûte du crâne ; fractures linéaires de la voûte avec de légers enfoncements. Les fragments sont beaucoup plus nombreux du côté de la face interne.**

Cette voûte du crâne est sillonnée par un très-grand nombre de fractures linéaires, dont la direction est des plus diverses. Cependant une de ces fractures à forme circulaire, circonscrit à la surface externe du crâne sur le côté gauche, un grand fragment formé par une grande partie du coronal et du pariétal. Un second fragment existe à droite, il est formé par une partie du pariétal de ce côté.
A la face interne du crâne, le nombre des fissures est beaucoup plus considérable, puisque l'on peut y compter jusqu'à treize fragments : ce qui indique qu'un très-grand nombre de ces *fissures sont incomplètes*, quoique le crâne soit assez mince. Les fractures de la face externe présentent quelques points déprimés.
(Professeur Trélat, *Bull. de la Soc. anat.*, 2ᵉ sér., 1863, t. VIII, p. 112.)


**N° 34. — Tête d'adulte, dont la voûte du crâne est le siége d'une fracture très-considérable, avec grand fracas des os, enfoncement des fragments, écartement des sutures.**

La partie supérieure des deux pariétaux est brisée et séparée en trois fragments, qui, réunis entre eux, forment un ensemble de toutes parts circonscrit par une solution de continuité très-nette, ayant la forme d'une ellipse dont les axes sont, l'un de 9, l'autre de 6 centimètres. La moitié gauche est légèrement enfoncée du côté de la cavité crânienne, tandis que les os sont restés de niveau du côté droit, où la *solution de continuité est incomplète* et ne s'étend point au delà du diploé.

Il existe deux autres fractures : l'une descend verticalement en arrière, passant par la suture sagittale qu'elle disjoint avec un écartement de 5 à 6 millimètres, puis gagne l'angle supérieur de l'occipital, divise cet os en deux moitiés latérales inégales, et se termine brusquement au niveau de la fosse condylienne postérieure droite. La troisième fracture divise le pariétal droit en deux portions inégales; l'antérieure est la plus grande; cette fracture va tomber perpendiculairement sur la suture écailleuse. Deux couronnes de trépan ont été appliquées sur le côté de la fracture du pariétal droit.

De nombreuses érosions avec exfoliations parcellaires, accompagnées d'une grande vascularisation, attestent que cet individu a vécu un temps relativement assez long avec une pareille lésion. (*Voir* Pl. 8.)

(Ancienne Académie royale de chirurgie).

**N° 35.—Voûte du crâne sur laquelle il existe une fracture étendue du frontal, des deux pariétaux et de l'occipital.**

Sur la ligne médiane la suture sagittale est disjointe dans ses deux tiers postérieurs; à la disjonction osseuse fait suite en arrière une fracture de l'occipital qui, partant de son angle supérieur, descend verticalement jusqu'à la protubérance; dans ce point, la fracture se dévie à gauche et vient se terminer sur la ligne courbe occipitale inférieure. Cette division médiane formée moitié par la disjonction des sutures, moitié par une fracture, présente en haut entre ses bords un écartement de 5 millimètres; cet écartement va en diminuant de haut en bas.

Sur les côtés de la division médiane, le pariétal droit est fracturé en deux fragments volumineux : l'antérieur déprimé en arrière est délimité en dedans par la suture sagittale, disjointe en arrière, en bas par la trace d'une division linéaire placée à 2 centimètres au-dessus de la ligne courbe temporale, division parfaitement consolidée, en avant par la suture fronto-pariétale, dont la partie moyenne est disjointe, enfin en arrière par une fracture qui traverse verticalement la bosse pariétale, les bords en sont assez écartés; cette fracture se continue par son extrémité inférieure, avec la division précédemment décrite et consolidée.

Le pariétal gauche a été divisé en quatre fragments : trois supérieurs peu considérables, placés sur les côtés de la suture sagittale, un inférieur qui constitue la plus grande partie de l'os. Des trois fragments supérieurs, l'un a été complétement détaché et laisse à sa place une large ouverture, les deux autres fragments sont consolidés et légèrement déprimés. Le frontal à droite présente une fêlure étendue de la suture fronto-pariétale à la bosse frontale droite; elle est consolidée.

Ce crâne nous montre que, même avec des désordres très-considérables, l'individu a pu vivre longtemps, ce qui est prouvé par la consolidation d'un assez grand nombre de pièces. (*Voir* pl. 9.)

(Ancienne Académie royale de chirurgie.)

## ORDRE 5.

### Écartement des sutures.

Si l'écartement ou la disjonction des sutures pouvait exister sans fractures, cette lésion appartiendrait à l'ordre des luxations. Mais les disjonctions des sutures sont toujours accompagnées de solutions de continuité osseuses plus ou moins étendues. Une des pièces du Musée n° 38 est même très-intéressante, car on voit la fracture produire la disjonction, et cette dernière se continuer en ligne droite sous la forme de fracture, ce qui établit une très-grande corrélation entre ces deux variétés de lésions.

**N° 36**. — Voûte du crâne, écartement de la suture lambdoïde et sagittale avec fracture de l'occipital.

Cette pièce provient d'un jeune chasseur de la Garde qui, dans un accès de délire, se jeta par la fenêtre d'un deuxième étage à l'hôpital du Gros-Caillou. Il expira quelques heures après.

L'occipital et le bord postérieur des pariétaux sont brisés en éclats. La moitié droite de la suture lambdoïde est en partie disjointe sans grand écartement. La suture sagittale est disjointe dans toute son étendue, ainsi que la suture fronto-pariétale droite; il existe un écartement de 2 millimètres. (*Voir* pl. 9.)

(Larrey, *Mémoire do chirurgie militaire*, t. IV, p. 217.)

**N° 37.** — Voûte du crâne, disjonction de la suture sagittale et fronto-pariétale gauche, avec fractures diverses.

Sur cette voûte crânienne on constate que sur le frontal gauche, au-dessus et en dedans de l'apophyse orbitaire externe, il existe une fracture avec écartement assez considérable, qui remonte obliquement vers la suture fronto-pariétale, laquelle est disjointe depuis la fracture jusqu'à la suture sagittale. Cette dernière présente elle-même une disjonction dans sa moitié antérieure. Dans sa moitié postérieure la suture est demeurée intacte; mais dans le lieu où la disjonction cesse, existe une fêlure longue de 3 centimètres qui se dirige d'avant en arrière et de haut en bas sur le pariétal droit. Cette pièce nous montre un exemple rare de fracture, donnant lieu à une disjonction des sutures, et cette dernière se terminant elle-même par une nouvelle fêlure osseuse. Une couronne de trépan a été appliquée sur la moitié gauche de la suture fronto-pariétale.

**N° 38.** — Voûte du crâne, écartement de la suture sagittale avec fêlures diverses.

Au niveau des deux angles antérieurs et supérieurs des deux pariétaux existent trois fêlures : l'une intéresse le pariétal droit, et s'étend jusque sur la partie latérale droite du frontal, en traversant la suture fronto-pariétale; les deux autres fêlures, très-rapprochées et peu étendues, existent sur le frontal seul et convergent vers la suture sagittale, qui est disjointe dans toute son étendue avec un écartement d'environ 2 à 3 millimètres. Une fracture verticale partant de l'angle supérieur de l'occipital qu'elle divise en deux moitiés, se continue avec la disjonction de la suture sagittale.

Trois couronnes de trépan ont été appliquées en avant, deux sur le coronal au niveau des fêlures indiquées et une sur le pariétal gauche, au niveau de son angle antérieur et supérieur; cette dernière divise en travers l'un des sillons les plus larges de l'artère méningée moyenne.

(Professeur Desault.)

## ORDRE 6.

### Fractures et plaies de la base du crâne.

Les pièces de fractures de la base du crâne sont au nombre de vingt-trois seulement; mais par leur grou-

pement elles  offrent un  grand  intérêt  au  point  de  vue
surtout des deux questions importantes, à savoir : 1° du mécanisme de ces solutions de continuité ; 2° de l'écoulement de
sérosité par l'oreille. Deux de ces pièces sont relatives à des
perforations osseuses, l'une n° 43 produite par un sabre qui
est entré  par l'orifice  du  nez pour  arriver  à  perforer  la
lame criblée de l'ethmoïde, l'autre n° 43 *a* par une baguette
de fusil qui a pénétré par la région frontale pour sortir par le
trou condilien postérieur, et a parcouru toute l'étendue de
la base du crâne sans léser le cerveau.

Au point de vue du mécanisme, toutes ces fractures sans
exception, démontrent qu'elles n'ont point eu lieu dans ces cas
par contre-coup, mais qu'elles sont, comme l'a indiqué
M. Aran, des extensions des fractures de la voûte qui ont
gagné la base, et cela par le chemin le plus direct. Sur certaines de ces pièces, le point du crâne percuté est même
nettement déterminé par l'observation ou par la lésion os-
seuse. Nᵒˢ 39, 40 *f*, 40 *g*, 40 *h*, 40 *i*, 40 *j*, 41, 41 *a*, 41 *b*, 41 *c*,
41 *d*.

Si les fractures peuvent occuper tous les points de la base,
on voit, comme cela résulte des pièces du Musée, que le plus
souvent elles se concentrent sur des points déterminées et
en particulier le rocher. Ces solutions de continuité se reproduisent alors avec une assez grande fidélité, et l'on peut
poser en principe quelles sont *ou parallèles* à l'axe du rocher, *ou perpendiculaires* à cet os. Les fractures parallèles à
l'axe du rocher en suivent le bord antérieur  et peuvent être
bornées à un seul côté, nᵒˢ 40, 40 *c*, 40 *d*, 40 *e*, 40 *g*, 40 *h* ou
occupent  même  les  deux  côtés  d'une  façon  symétrique,
nᵒˢ 40 *b*, 40 *f*. Ces solutions de continuité ont toujours leur
point de départ dans la région temporale.

Dans les fractures perpendiculaires à l'axe du rocher, la solution de continuité part bien encore de la voûte, mais elle est
située en arrière de l'apophyse mastoïde, par conséquent elle
est une extension des fractures de l'occipital. Le rocher
est alors brisé à sa base, nᵒˢ 39, 41 *a*, 41 *b*, 41 *c*, 41 *d*, ou
près de son sommet au niveau du trou auditif interne,
nᵒˢ 40 *d* et 41. La connaissance de ces faits et l'écoulement

de sang ou de sérosité par l'oreille externe, a même permis
à M. le professeur Gosselin de diagnostiquer d'une manière
exacte la variété de fracture.

**N° 39.** — Base du crâne; fractures multiples résultant probablement
d'un choc porté au niveau de la partie postérieure de la région
mastoïdienne droite; une de ces fractures coupe perpendiculairement la base du rocher droit.

On constate sur cette base du crâne que deux fractures linéaires
partent de la partie postérieure de la région mastoïdienne ; elles
sont distantes de 4 centimètres. L'antérieure descend verticalement sur la partie postérieure du pariétal, perpendiculairement
à la base de l'apophyse mastoïde, suit le bord antérieur de cette
apophyse, descend par le milieu du trou auditif externe, se re-
portant ensuite d'avant en arrière, détache la base du rocher pour
arriver au trou déchiré postérieur. La solution de continuité
postérieure descend verticalement sur la partie latérale droite de
l'occipital, à peu de distance de la fosse condylienne ; elle se bifurque, l'une des branches passe en avant du condyle occipital,
et rejoint la première fracture au niveau du trou déchiré
postérieur. La seconde branche de bifurcation aboutit au trou
occipital. Le rocher a été perdu. Sur le côté latéral droit du
corps du sphénoïde, s'observe une fissure qui se dirige vers le
trou optique gauche ; de ce point part une seconde fissure récur-
rente qui vient aboutir au trou déchiré antérieur. Cette double
fissure n'occupe que la lame supérieure du corps du sphénoïde.

**N° 40.** — Base du crâne; fracture parallèle à l'axe du rocher gauche.

Sur cette pièce il existe sur le côté gauche une fracture linéaire
qui commence à la suture écailleuse, au niveau de l'angle inférieur et postérieur du pariétal, et qui semble une continuation
d'une fracture de la voûte. Cette solution de continuité descend
à peu près directement en bas, passe par le trou auditif externe
qu'elle divise verticalement au niveau de son tiers antérieur avec
les deux tiers postérieurs, suit la scissure de Glaser, le bord
antérieur du rocher et arrive au trou déchiré antérieur qui est
considérablement agrandi. La lame criblée de l'ethmoïde et les
deux apophyses orbitaires du sphénoïde sont également fracturées.
(*Voir* pl. 9.)
(Ancienne Académie royale de chirurgie.)

**N° 40** *a.*—Tête sur laquelle s'observent plusieurs fractures qui viennent aboutir à l'étage moyen de la base du crâne, avec disjonction
des sutures.


La fracture la plus étendue, située à gauche, commence à la
suture fronto-pariétale près de la suture sagittale, descend parallèlement à la suture fronto-pariétale, gagne l'angle antérieur et
inférieur de cet os, coupe la partie antérieure de l'écaille du
temporal, contourne la partie la plus interne de la racine transverse de l'apophyse zygomatique et se termine à la partie interne
de la scissure de Glaser.

A droite, une seconde fracture beaucoup moins étendue, commence encore à la suture fronto-pariétale, à 5 centimètres de
l'angle inférieur, descend verticalement en bas et se termine
dans la fosse temporale. Il existe une disjonction incomplète de
la plupart des sutures.


**N° 40** *b.* — Base du crâne ; double fracture parallèle à l'axe du bord
antérieur des deux rochers et traversant la selle turcique.


Cette pièce provient d'un homme de 35 ans, qui fut renversé
dans un éboulement de terre ; il ne perdit point connaissance
sur le coup. Vers le quatrième jour, des symptômes cérébraux
se manifestèrent, l'ouïe était devenue très-dure du côté droit, et
il s'écoulait du sang par cette oreille. En [faisant souffler le
malade, on constata le passage de l'air à travers la membrane
du tympan, une investigation plus complète apprit qu'en même
temps que la charge d'un wagon renversait le malade, la porte
de ce même wagon lui tombait sur le côté gauche de la tête. La
mort eut lieu quinze jours après l'accident, l'écoulement sanguin
qui se faisait par l'oreille était devenu séreux.

La base du crâne est le siége de nombreuses fractures ; du
côté gauche, s'observe une solution de continuité qui commence
à la portion écailleuse du temporal, divise en deux moitiés le
conduit auditif externe, marche parallèlement au rocher dont elle
suit le bord antérieur, arrive au trou déchiré, elle traverse la
selle turcique près de sa partie postérieure, suit la moitié interne du bord antérieur du rocher droit, se dévie pour gagner
la scissure de Glaser, et remonte sur la portion écailleuse du
temporal gauche où elle se termine. (*Voir* pl. 12.)
(Professeur Gosselin.)

**Nº 40 c. — Portion gauche de la base du crâne ; fracture parallèle à l'axe du bord antérieur du rocher.**

Cette pièce a été recueillie sur un homme de 40 ans qui était tombé dans un escalier ; il perdit connaissance immédiatement, et du sang s'écoula par l'oreille. Porté à l'hôpital, M. Gosselin, à a visite, constata l'existence d'une plaie dans la région temporale gauche, à trois travers de doigt au-dessus du pavillon de l'oreille. La perte de connaissance était encore à peu près complète, il y avait résolution des membres, la sensibilité n'était point complétement abolie, il existait des mouvements convulsifs, simulant une attaque d'épilepsie. Ces attaques se sont renouvelées plusieurs fois. M. Gosselin diagnostiqua l'existence d'une fracture parallèle à l'axe du rocher. Le blessé mourut un mois après l'accident.

Une fracture, ayant pour point de départ la suture temporo-pariétale gauche, descend vers le conduit externe qu'elle divise au niveau de sa partie antérieure, de manière à passer juste au devant de la membrane du tympan. De là, elle se continue par la scissure de Glaser le long du bord antérieur du rocher, passe en avant du trou déchiré antérieur, traverse le sinus caverneux, et sépare toute la partie basilaire du sphénoïde, en passant en haut sur la lame quadrilatère, en bas derrière l'apophyse ptérigoïde et s'arrête dans le sinus sphénoïdal droit.

(Professeur Trélat, *Bull. de la Soc. anat.*, 1850, t. XXV, p. 386.)

**Nº 40 d. — Base du crâne en assez mauvais état ; fracture parallèle à l'axe du bord antérieur du rocher droit, avec des solutions de continuité multiples de la base du crâne.**

On n'a aucun renseignement sur cette pièce. On constate à droite, une fracture qui commence au niveau et en arrière de l'apophyse zigomatique, passe en avant du conduit auditif externe, suit la scissure de Glaser, le bord antérieur du rocher, arrive au trou grand rond qu'elle traverse, divise transversalement le corps du sphénoïde au niveau du chiasma, passe par la fente sphénoïdale pour diviser la grande aile du sphénoïde à sa partie antérieure.

Une seconde fracture s'observe à gauche, elle descend perpendiculairement sur l'écaille du temporal, passe en avant du conduit auditif externe, suit la scissure de Glaser, arrive à l'hiatus de Fallope et, à ce niveau, elle coupe perpendiculairement le sommet du rocher pour aboutir au trou déchiré postérieur.

(M. Coffin.)

**N° 40 e. — Base du crâne sur laquelle s'observe des fractures multiples, dont l'une est parallèle au bord antérieur du rocher du côté gauche.**

La plus importante de ces fractures siége à gauche dans la région temporale ; elle divise l'écaille de cet os, puis se porte en bas et en avant, passe à travers le conduit auditif externe, la scissure de Glaser, marche parallèlement au bord antérieur du rocher, pour aboutir au trou déchiré antérieur. Une seconde fracture, beaucoup moins étendue, s'observe à droite également dans la région temporale. Elle commence sous la forme de fissure linéaire sur l'écaille du temporal, passe en avant de la base de l'apophyse zygomatique pour venir se terminer au niveau du trou grand rond. Deux autres fractures peu étendues s'observent sur les côtés du trou occipital ; elles se dirigent obliquement en dehors et d'arrière en avant pour gagner le trou déchiré postérieur.
(Professeur Gosselin.)

**N° 40 f. — Tête ; fracture de l'étage moyen de la base du crâne passant par le bord antérieur des deux rochers.**

Cette pièce a été recueillie sur un individu de 17 ans. On observe une fracture circulaire de l'étage moyen de la base du crâne, passant par le bord antérieur des deux rochers. Cette lésion a été produite par une chute du haut d'un toit élevé de 4 mètres. Le choc a porté en avant de la bosse pariétale droite, au niveau de la suture fronto-pariétale. De ce point, une fêlure dont l'écartement est considérable, descend verticalement, coupe le bord antérieur de l'écaille du temporal à son union avec l'arête externe de la grande aile du sphénoïde, et isole complétement le temporal de la grande aile du sphénoïde et de la base de l'apophyse ptérigoïde. La fêlure dépasse le trou déchiré antérieur, disjoint la suture occipito-sphénoïdale, gagne le trou déchiré antérieur gauche, suit le bord antérieur du rocher, passe par la cavité glénoïde, brise l'écaille du temporal et se termine en avant et au-dessous de la bosse pariétale gauche. (*Voir* pl. 10 et 11.)
(Professeur Dolbeau et M. Félizet, thèse, 1873, p. 38, obs. 18.)

**N° 40 g. — Tête sur laquelle existe une fracture parallèle à l'axe du bord antérieur du rocher du côté droit.**

Cette lésion a été produite par une chute d'un échafaudage de

5 mètres de haut. Le choc a porté sur le côté droit de la tête au niveau de la bosse pariétale. Une fêlure descend obliquement de la partie postérieure de la bosse pariétale droite, sur le tiers postérieur du feston de l'écaille du temporal qu'elle longe en avant en la disjoignant. Près d'un centimètre en avant, cette fêlure coupe l'écaille parallèlement à sa direction primitive, se bifurque et circonscrit toute la partie du crâne située entre le rocher et la grande aile du sphénoïde. Un trait de fracture suit le bord antérieur du rocher. (*Voir* pl. 12.)

(Professeur Dolbeau et M. Félizet, thèse, 1873, p. 39, obs. 44.)

**N° 40 *h*. — Tête ; fracture parallèle à l'axe du bord antérieur du rocher du côté droit.**

Cette lésion a été produite par la chute de la plate-forme d'un wagon. Le choc a porté sur la bosse pariétale du côté droit. La fêlure commence sur le pariétal droit près de la ligne médiane du crâne, coupe la bosse pariétale, puis l'écaille du temporal sur laquelle on trouve une petite esquille allongée verticalement. Elle divise la base de la longue apophyse de la racine zygomatique, le bord antérieur du conduit auditif externe, longe le bord antérieur du rocher et se perd dans le trou déchiré antérieur. (*Voir* pl. 12.)

(Professeur Dolbeau et M. Felizet, thèse, 1873, p. 38, obs. 8.)

**N° 40 *i*. — Base du crâne ; fracture de l'étage moyen qui s'étend obliquement à l'étage antérieur.**

Sur cette pièce on observe une fracture de l'étage moyen qui s'étend jusqu'à l'étage antérieur. Cette lésion a été produite par une chute d'un premier étage ; le choc a porté au-dessous et en avant de la bosse pariétale gauche. Une fêlure oblique de haut en bas et d'arrière en avant, à bords écartés, coupe l'écaille du temporal qui a été perdue, divise la racine transversale de l'apophyse zygomatique. Cette fêlure s'éloigne du rocher, elle coupe la grande aile du sphénoïde au niveau du trou grand rond, atteint la partie interne de la fente sphénoïdale, rase en arrière le trou optique gauche, divise obliquement le plancher du schiasma des nerfs optiques, brise la lame criblée, et s'arrête à une distance moyenne d'un centimètre de l'apophyse crista-galli.

(Professeur Dolbeau et M. Félizet, thèse, 1873, p. 35, obs. 20.)

**N° 40 *j*. — Tête sur laquelle il existe une fracture par enfoncement de la base du crâne.**

Cette lésion a été produite expérimentalement, et pour l'obtenir

M. Felizet s'est placé dans les conditions suivantes: Il a coiffé le crâne avec une boîte de bois blanc, cerclée de fils de fer. Dans l'intérieur il a coulé du plâtre au milieu d'un mélange de charpie, de crin, de fils de fer dirigés dans tous les sens. Entre le crâne et ce moulage il a introduit une couche de sable fin, et le crâne a été fixé sur son prisme, verticalement assujetti sur le sol.

Une plaque de tôle placée sur cette boîte a reçu le choc violent d'un merlin, le choc a porté sur le vertex. Comme il n'existe aucune fêlure de la voûte, on constate un enfoncement en masse du centre de résistance, et des fractures transversales des deux rochers. Les condyles sont séparés de l'occipital, la solution de continuité passe obliquement par la base des deux rochers, marche parallèlement à leur bord antérieur, et coupe le corps du sphénoïde; il en résulte un grand fragment qui, détaché de toutes parts, s'est enfoncé du côté de la cavité crânienne.

(Professeur Dolbeau et M. Félizet, thèse, 1873, p. 147.)


### Nᵒ 41. — Base du crâne; fracture linéaire qui coupe le sommet du rocher droit perpendiculairement à son axe.

Sur cette pièce il existe une fracture linéaire d'une étendue considérable. Elle commence au niveau de l'angle inférieur et postérieur du pariétal gauche; à ce niveau l'os a pris une coloration brunâtre, il est très-vasculaire, il existe un commencement de nécrose de la table externe. Cette altération me paraît assez bien indiquer, que c'est à cet endroit qu'a porté la violence, et, au point de vue du mécanisme de la fracture, ce fait n'est point sans importance.

La solution de continuité se dirige de haut en bas, de gauche à droite et d'arrière en avant, gagne le trou occipital qui n'a pas été suffisant pour arrêter la fracture, car sur le côté droit de ce même trou, elle apparaît de nouveau à la hauteur du condyle; elle traverse ensuite le trou déchiré postérieur, divise le rocher perpendiculairement à son axe au niveau du conduit auditif interne, pour se terminer en avant à l'hiatus de Fallope. La fracture du rocher est nette comme si elle avait été faite par un instrument tranchant; sur chacun des côtés de la solution de continuité se retrouve une moitié du limaçon. (*Voir* pl. 12.)

(M. Desgranges, 1875.)


### Nᵒ 41 a. — Moitié latérale droite de la base du crâne; fracture de la base du rocher et perpendiculaire à son axe.

Cette pièce provient d'une femme de 36 ans qui tomba dans un escalier; elle perdit immédiatement connaissance et fut portée à l'Hôtel-Dieu dans le service du professeur Roux, suppléé par M. Richet. Il existait au côté gauche de la tête *à sa partie posté-rieure*, une plaie pénétrante qui accusait que c'était sur ce point qu'avait porté le coup. Un écoulement de sang assez considérable avait lieu par le conduit auditif externe du même côté ; le soir il il devint séro-sanguinolent et deux jours après il avait presque complétement cessé.

A l'autopsie on constata des désordres graves du côté de la pulpe cérébrale. Il existe un écartement de la suture occipito-pariétale dans son tiers antérieur. De l'angle où est reçu le temporal, part une fracture qui semble continuer cet écartement ; elle longe le sinus latéral gauche, traverse perpendiculairement l'apophyse pétrée du temporal, près de sa base, à 20 millimètres en dehors du trou auditif interne, gagne en avant le trou ovale, puis le trou sphéno-épineux, et s'avance jusqu'à la fente sphénoïdale où elle s'arrête.

Partout la dure-mère est intacte, et ce n'est qu'après l'avoir détachée qu'on a pu découvrir la fracture.

Un caillot volumineux remplissait exactement la caisse du tympan, et se prolongeait en arrière et en bas par une fissure de 2 millimètres au moins de largeur, dans le golfe de la veine jugulaire, dont les parois osseuses et membraneuses sont déchirées; ce qui permet une communication facile entre la caisse et cette cavité veineuse. Il existe en outre une large perforation de la membrane du tympan dans sa partie inférieure et postérieure, perforation solidement fermée par l'adhérence du caillot en ce point.

En résumé cette fracture divise le rocher dans toute son épaisseur, suivant une ligne oblique en avant et en dedans, dirigée presque parallèlement à la membrane du tympan qu'elle déchire. Elle ouvre en outre la caisse et fait communiquer largement sa cavité avec celle du golfe de la veine jugulaire, laissant intact le conduit auditif interne et la cavité sus-arachnoïdienne.

(Professeur Richet, *Bull. de la Soc. de chir.*, t.IV, p. 410,1854.)


**N° 41** *b*.—**Tête sur laquelle il existe une fêlure de l'occipital gauche, qui coupe le rocher du même côté perpendiculairement à sa base.**


Cette lésion résulte de la chute du siége d'un fiacre, le cheval étant en marche. Le choc a porté à gauche à l'extrémité supérieure de la suture lambdoïde. Du point percuté, part une fêlure qui descend vers la fosse cérébelleuse gauche et se divise en deux branches : un trait interne très-court qui se perd dans le trou occipital, immédiatement en arrière du condyle gauche, un second trait qui est externe, longe le bord externe du condyle, et du bourrelet occipital, gagne et dépasse le trou déchiré postérieur, et coupe transversalement le rocher à sa base, pour se perdre dans le trou déchiré. antérieur.

(Professeur Dolbeau et M. Félizet, thèse, 1873 p. 41, obs. 21.)

**Nº 41 c. — Tête sur laquelle on observe des fractures multiples dont l'une est perpendiculaire à l'axe et à la base du rocher du côté gauche.**

Cette lésion résulte de la chute du siége d'un fiacre, le cheval étant au galop. Le choc a porté sur la bosse pariétale gauche, exactement sur la verticale élevée du trou auditif externe. Du point percuté, part une fêlure qui descend, coupe la partie postérieure et supérieure du trou auditif externe, sépare l'apophyse mastoïde du rocher, et gagne en arrière de la fosse jugulaire et du condyle gauche, le trou occipital.

De cette fêlure principale se détache, dans la fosse temporale, une fêlure horizontale dirigée en avant qui coupe le haut de l'écaille du temporal. Une seconde fêlure également horizontale et antérieure, s'observe au niveau de la racine de l'apophyse zygomatique. Une troisième fêlure coupe la base du rocher, pour se continuer le long de son bord antérieur jusqu'au trou déchiré antérieur. (*Voir* pl. 13.)

(Professeur Dolbeau et M. Félizet, thèse, 1873, p. 41, obs. 15.)

**Nº 41 d. — Tête sur laquelle existent des fractures multiples; une fracture située des deux côtés de l'occipital coupe perpendiculairement à leur axe les deux rochers.**

Ces deux fractures résultent d'expériences qui ont été faites par M. Félizet dans les conditions suivantes, et dans le but de démontrer le mécanisme de l'irradiation des fêlures, et comment la fêlure de la partie postérieure de l'occipital s'étend à la base du rocher.

Ce crâne est modérément épais, la calotte étant détachée; il a été pratiqué sur l'occipital, à droite, à égale distance de la tubérosité et du sinus de la jugulaire, un trait de scie de 2 à 3 centimètres de long, dans la direction du trou déchiré postérieur; un ciseau à froid a été engagé dans ce trait de scie, et introduit à coups de marteau. Il s'est produit une fêlure qui descend vers le sinus jugulaire et coupe transversalement le rocher un peu en dedans de sa base. Pour obtenir ce résultat, l'écartement a dû dépasser un centimètre.

Sur le côté gauche, un trait de scie analogue a été pratiqué dans la direction d'une ligne qui aboutit à 1 centimètre au moins en dehors du trou déchiré postérieur. L'introduction du ciseau à

froid a été faite de la même manière que du côté opposé, avec un
écartement d'un centimètre et demi environ ; il en est résulté une
fêlure qui coupe le rocher un peu en dehors de la base, et divise
les cellules mastoïdiennes.

(Professeur Dolbeau et M. Félizet, thèse, 1873, p. 87.)


### N° 42.— Portion antérieure de la base du crâne; fracture du frontal du côté gauche.

Sur cette pièce, on observe une fracture qui descend verticalement en bas ; elle est située sur la partie interne du coronal
gauche. Arrivée au bord orbitaire interne, elle se continue sur
la paroi supérieure de l'orbite, se prolonge sur l'os unguis et se
termine sur l'ethmoïde. Il n'y a point de déplacement. Le malade
est mort six jours après l'accident.

(Professeur Jobert de Lamballe.)


### N° 43.— Base du crâne, sabre qui a pénétré dans la cavité crânienne par l'ouverture antérieure de la fosse nasale droite.

Le sabre a pénétré par la fosse nasale droite obliquement de
bas en haut, de droite à gauche ; il a fracturé en passant le cornet
inférieur et moyen, sectionné le bord supérieur de lame perpendiculaire de l'ethmoïde. Il a ensuite pénétré dans le crâne du
côté gauche de l'apophyse Crista-Galli, en divisant la moitié postérieure de la lame criblée de l'ethmoïde, et la portion de la
petite aile du sphénoïde qui forme la paroi supérieure du sinus-
sphénoïdal.

A l'intérieur du crâne, sur la partie moyenne de la fosse cérébrale antérieure un peu à gauche, existe une fente longitudinale
obliquement dirigée d'avant en arrière, et de dedans en dehors.
Cette ouverture a 35 millimètres de long ; à en juger par l'étendue
de l'ouverture, le sabre a dû pénétrer profondément le lobe antérieur cérébral gauche. En arrière, le nerf optique gauche et
l'artère carotide interne du même côté, à la sortie du sinus caverneux, ont dû être divisés.

(Larrey, *Bull. de la Faculté*, 1807, p. 156.)


### N° 43 a. — Tête; pénétration d'une baguette de fusil dans la base du crâne.

Cette pièce provient d'un jeune soldat. Un de ses camarades
revenant de l'exercice à feu, le 23 mars 1810, tira sur lui en
jouant, dans l'entière persuasion que son fusil n'était point

chargé ; mais, à sa grande surprise, le coup partit, et la tête est traversée de part en part, du front à la nuque, par une longue portion de la baguette laissée par mégarde dans le fusil. Le blessé se releva néanmoins, et fit en partie sur une charrette et en partie à pied, un trajet d'environ 5 kilomètres.

Arrivé à l'ambulance, on chercha vainement à extraire le corps étranger ; il se rompit, et le fragment antérieur, long de 15 centimètres environ, fût seul extrait. On appliqua alors vainement une couronne de trépan à l'issue du fragment postérieur, sur le bord du trou occipital, à quelques millimètres du trou condilien postérieur. Le malade mourut deux jours après son entrée.

La baguette du fusil a perforé le frontal entre les deux arcades sourcilières, un peu plus près de la droite que de la gauche ; elle a fait une ouverture ronde dont le plus grand diamètre a 8 millimètres ; les bords y sont nets sans fracture et sans enfoncement. L'ouverture du sinus frontal en arrière est beaucoup plus étendue que l'externe. Le projectile s'est ensuite dirigé d'avant en arrière, de haut en bas, de droite à gauche, en enlevant le sommet de l'apophyse Crista-Galli, et passant entre les deux hémisphères cérébraux sans les léser. Le projectile pénétra ensuite sur le côté gauche du corps du sphénoïde, au-devant de la gouttière transversale des nerfs optiques, puis en dedans et un peu au-dessous du trou optique gauche, sur le côté interne du sinus caverneux, dont il est séparé par une lamelle osseuse en partie détruite. Il s'engage ensuite entre le sommet du rocher et le bord gauche de l'apophyse basilaire, suit l'articulation de ces deux os jusqu'à la base du condyle gauche de l'occipital, qu'il traverse dans toute sa longueur, et vient enfin sortir par le trou condylien postérieur, après avoir traversé l'antérieur qu'il obstrue complétement. On voit par ce trajet que cette baguette a passé à côté des organes les plus importants, nerfs et vaisseaux, sans les léser, à l'exception du grand hypoglosse, qui a dû nécessairement être déchiré à son passage dans le trou condylien antérieur. (*Voir* pl. 10 et 11.).

(Larrey.)

### N° **43** *b*. — Tête sur laquelle on observe une fracture des os de la face et de la base du crâne.

Cette lésion a été produite dans un suicide par un coup de pistolet. Il existe une fracture avec perte de substance du bord alvéolaire du maxillaire droit qui supporte les deux incisives et la canine de ce côté ; la balle ayant pénétré dans les fosses nasales, a détruit les cornets, le vomer et la partie antérieure de l'ethmoïde ; elle a été retrouvée au milieu de l'émisphère droit du cerveau.

(Professeur Dolbeau et M. Felizet, 1874.)

**N° 43** *c*. — **Tête sur laquelle il existe une fracture du maxillaire supérieur gauche, de l'ethmoïde, et d'une portion de la grande aile du sphénoïde.**

Cette lésion a été produite par un projectile de mitrailleuse américaine, qui aurait pénétré au-dessus de l'œil gauche en brisant la partie supérieure du maxillaire ; le sinus est largement ouvert et le plancher de l'orbite détruit, ainsi que la lame papiracée de l'ethmoïde. L'apophyse ptérigoïde a été détruite, et à sa base existe une perforation qui pénètre dans l'étage moyen de la base du crâne.

(Professeur Dolbeau et M. Felizet, 1874.)

**N° 43** *d*. — **Base du crâne ; fracture limitée à la moitié droite de la circonférence du trou occipital.**

Cette pièce provient d'un individu sur lequel planaient des soupçons d'assassinat, et qui, pour se soustraire à l'action de la justice, se précipita dans le port de Brest d'un endroit très-élevé. Relevé sans connaissance, il fut apporté à l'hôpital maritime, où l'on constata une gêne considérable de la respiration qui se faisait par saccades. La mort eut lieu peu de temps après son entrée.

Il existe une fracture limitée à la moitié droite de la circonférence du trou occipital ; elle commence au milieu de l'apophyse basilaire en avant, pour se terminer à 2 millimètres en arrière du diamètre transverse du trou occipital. Il en résulte que le condyle droit est complétement détaché du reste de l'os. La partie ainsi détachée constitue un fragment qui représente la moitié antérieure droite de la demi-circonférence du trou occipital. (*Voir* pl. 13.)

(M. Beau, médecin en chef de la marine à Brest.)

ORDRE 7.

**Fractures ou plaies du crâne anciennes et guéries,**

Les pièces relatives à ces lésions sont au nombre de 10, toutes très-intéressantes. Elles nous montrent que, même avec des désordres très-étendus et des enfoncements considérables des os du crâne, la consolidation et la guérison sont encore possibles. L'étude de chacune de ces pièces mérite un intérêt particulier, quoiqu'elles soient sans renseignèments.

### N° 44. — Portion de la partie antérieure du crâne ; dépression du coronal avec cicatrice.

Cette pièce provient d'un homme qui reçut, six ans avant sa mort, un coup de pied de cheval au front. Depuis cette époque, il eut plusieurs accès de délire, mais sans paralysie, ni contractions, ni convulsions.

La lésion osseuse est située à droite, immédiatement au-dessous de la bosse frontale. La table interne de l'os est légèrement repoussée à l'intérieur du crâne, où elle fait une double saillie mamelonnée de 3 à 4 millimètres ; elle n'était point adhérente à la dure-mère. A ce niveau, à la table externe, existe une dépression de forme ovalaire cicatrisée, ayant 3 centimètres dans son plus grand diamètre, et 2 dans le plus petit. Cette dépression est bien plus profonde que ne le comporte la saillie de la table interne, ce qui tient à ce que le diploé est fortement comprimé, d'où est résulté le rapprochement des deux lames de tissu compact. On ne trouve plus trace des lignes de la fracture. (M. Baron, *Bull. de la Soc., anat.,* 1837, t. XII, p. 128.)

### N° 45. — Tête d'adulte ; large dépression cicatricielle de la face antérieure du frontal.

Sur cette pièce existe à la partie moyenne du frontal, immédiatement au-dessus des arcades sourcillères, une large dépression losangique, ayant 4 centimètres de diamètre dans tous les sens, et de la largeur d'une pièce de cinq francs. Cette lésion est le résultat d'une ancienne fracture cicatrisée. Dans le milieu, se trouve un sillon vertical, qui se retrouve en saillie à l'intérieur du crâne. A la partie inférieure de ce sillon se trouvent deux ouvertures : l'une, supérieure, plus petite, communique avec la cavité crânienne ; la seconde, plus large, communique avec les sinus frontaux.
(Professeur Béclard, 1812.)

### N° 46. — Fragment de la voûte du crâne, qui est très-probablement la partie moyenne du pariétal gauche ; vaste perte de substance dont les bords sont cicatrisés.

Au niveau de la bosse pariétale existe une large perte de

subtances osseuse, dont les bords sont cicatrisés. Cette perte de substance ovalaire a 6 centimètres dans le sens de l'ovale et 2 dans l'autre. A la face cérébrale, on voit que la table interne de l'os a subi une perte de substance assez considérable, qui a été en partie réparée par une production osseuse nouvelle. Cette pièce est sans renseignements.

(Professeur Cruveilhier.)


**N° 47.** — **Voûte du crâne dont les sutures sont en partie soudées; perforation du pariétal droit, avec cicatrisation des bords de la perte de substance.**

Vers l'angle supérieur et postérieur du pariétal droit, il existe une dépression avec perte de substance dans une partie de la circonférence ; il en résulte que l'ouverture a la forme d'un croissant à concavité gauche, et dont le bord droit est taillé à pic, tandis que le gauche est déprimé comme s'il avait été coupé obliquement en biseau aux dépens de la table externe. Les bords de cette perforation sont complétement cicatrisés.

A la partie interne du crâne, au côté droit de la perforation, existe une surface osseuse, de la largeur d'une pièce de deux francs, cicatrisée, qui est dépourvue de table interne, et, dans toute la circonférence, on voit de nombreux sillons, trace d'une grande vascularisation. Une fêlure linéaire, longue de 4 à 5 centimètres, existe sur le coronal. L'intérieur du crâne est semé de petits tubercules osseux irréguliers.

(Professeur Desault.)


**N° 48.** — **Voûte du crâne ; large cicatrice superficielle du coronal, avec saillie des os à la face interne.**

Sur cette voûte du crâne, qui est d'un poids considérable, elle pèse 513 grammes, les sutures sont soudées et presque entièrement effacées. La partie gauche du coronal, dans la portion qui avoisine la suture fronto-pariétale, est, à l'extérieur, un peu déprimée, rugueuse, inégale et parsemée d'un grand nombre de petits pertuis, trace probable d'une ancienne fracture cicatrisée.

A l'intérieur du crâne, dans le point correspondant à cette légère dépression, se trouve une saillie qui paraît formée par le refoulement de la table externe : son étendue est plus considérable que la lésion de la face interne, elle va de la suture fronto-pariétale à la fosse frontale ; elle est mamelonnée dans son milieu. Dans ce point, l'épaisssur du coronal est de 23 millimètres; du côté droit, où elle est considérable, elle n'est que de 13. Il semble, sur cette pièce, qu'il y ait eu fracture avec enfoncement

de la table interne ; la pièce osseuse ainsi déprimée et consolidée, aurait été elle-même fracturée et consolidée dans son
milieu. (*Voir*·pl. 13.)
(Professeur Desault.)


**Nº 48 *a*. — Portion d'une voûte du crâne ; dépression considérable
et cicatrice de la partie antérieure du pariétal droit.**


Sur cette pièce on observe à la face externe, vers la partie
moyenne du pariétal droit, à peu de distance de la suture fronto-
pariétale, une dépression assez marquée de forme ovalaire, résultant très-probablement d'une fracture avec enfoncement, consolidée. A l'intérieur du crâne, on retrouve une saillie qui semble
résulter de plusieurs fragments déprimés et soudés ensemble.
Cette saillie comprend dans sa partie moyenne le sillon de la
branche principale de l'artère méningée moyenne.
(M. Poumet, 1842.)


**Nº 48 *b*. — Voûte du crâne ; dépression, suite de fracture et
cicatrisée ; elle est située sur le pariétal droit.**


Ce crâne est d'une épaisseur assez considérable, les sutures
sont soudées et complétement effacées.
Sur la partie latérale droite du pariétal, près de son bord inférieur, existe une dépression oblongue d'avant en arrière, au fond
de laquelle est un sillon long de 5 centimètres, résultant d'une
ancienne fracture consolidée avec enfoncement léger.
A la face interne, dans le point correspondant à la dépression
signalée, existe une saillie assez considérable, composée de
quatre fragments distincts, consolidés, et formés surtout par la
dépression de la lame vitrée qui a été séparée du diploé et a plié
en dedans. La lésion interne paraît beaucoup plus étendue que
l'externe.
(Professeur Nélaton, 1867.)


**Nº 48 *c*. — Voûte du crâne ; enfoncement crânien considérable,
suite de fracture du pariétal droit.**


Sur ce crâne, les sutures sont en grande partie soudées. A la
face externe du pariétal droit, s'observe un enfoncement considérable des os du crâne consolidés dans cette position ; la lésion,
de forme ovalaire, a 6 centimètres d'avant en arrière et 4 de
haut en bas, les bords de la ligne enfoncés sont moins
arrondis.

A la face interne du crâne est une saillie considérable, constituée par le relief des portions osseuses déprimées, son étendue correspond à peu près à l'étendue de la lésion externe. De ce côté aussi, la consolidation est complète. Une petite fracture linéaire également consolidée avec un léger écartement des fragments, qui établit une communication avec l'intérieur du crâne, s'observe au niveau du bord postérieur du pariétal. L'extrémité supérieure de cette fêlure est en continuité avec la fracture principale. (*Voir* pl. 14.)

(Professeur Nélaton, 1867.)

**N° 48 *d*. — Moitié latérale droite de la tête; fracture avec enfoncement considérable de la partie latérale droite du crâne; la lésion est complétement cicatrisée.**

Sur cette pièce, on observe, sur la partie latérale droite de la tête, à la partie supérieure de la fosse temporale, une fracture avec enfoncement assez étendu, la solution de continuité est à peu près régulièrement arrondie, et porte à la fois sur la partie supérieure de l'écaille du temporal, la partie inférieure du pariétal et postérieure du coronal ; elle a 6 centimètres 1/2 environ de diamètre. La pièce enfoncée est elle-même composée de plusieurs fragments parfaitement consolidés les uns avec les autres, et présentant à leur surface de légères irrégularités.

A l'intérieur du crâne se rencontre une saillie assez considérable, parfaitement lisse, et comprenant dans son milieu le sillon principal de l'artère méningée. (*Voir* pl. 14.)

**N° 49. — Voûte du crâne; vaste cicatrice de la surface externe, probablement suite de fracture, chez une femme qui affirmait avoir été trépanée.**

Sur ce crâne, les sutures sont, en grande partie, soudées et effacées; il pèse 372 grammes, son épaisseur est plus considérable à droite qu'à gauche.

Il existe, sur la partie supérieure et un peu latérale gauche du crâne, au niveau du pariétal, une plaque osseuse oblongue, qui commence en arrière à la suture lambdoïde, et s'étend en avant sur la partie supérieure du frontal. Cette plaque, qui fait une saillie et a 4 centimètres environ de long, est d'un blanc mat ; de sa circonférence partent un grand nombre de sillons divergeants, creusés dans la table externe.

Cette pièce a été recueillie sur une femme qui disait avoir reçu un coup dans son enfance et avoir été trépanée, mais on ne trouve pas la plus légère trace de trépan.

(Professeur Cruveilhier.)

## ORDRE 8.

### Fractures des os de la face.

Il existe, dans le Musée, 11 pièces relatives à cet ordre de lésion, plus une douzième pièce, n° 54, que le professeur Denonvilliers a placée dans son catalogue, à la fin des lésions de la tête. Cette dernière pièce nous montre un exemple de l'abus qui a été fait autrefois du trépan, car le crâne présente neuf ouvertures.

Les pièces de fracturés, qui constituent cet ordre, ont toutes un intérêt scientifique, puisqu'elles permettent de grouper entre elles les diverses solutions de continuité des os de la face, mais trois pièces particulièrement me paraissent devoir être signalées. L'une, n° 53 *a*, est une fracture du maxillaire inférieur avec conservation du nerf dentaire ; l'autre, n° 53 *d*, fracture esquilleuse de la mâchoire inférieure, est constituée par une solution de continuité du rebord alvéolaire, supportant trois dents, et qui a laissé intact le reste du corps de l'os. La troisième, n° 53 *c,* est un exemple de fracture verticale de la symphise, avec une fracture verticale des deux condyles. Il existe, en même temps, sur la branche horizontale droite une double fracture fissuraire incomplète.

**N° 50**. — Base du crâne; fracture de la partie moyenne et inférieure du coronal et de l'apophyse montante du maxillaire supérieur droit.

Il semble résulter de l'examen de cette pièce, qu'une violence extérieure d'origine inconnue a agi sur la racine du nez et les apophyses montantes du maxillaire supérieur de l'un et l'autre côté.

La partie inférieure et moyenne du frontal a été brisée en plusieurs fragments ; la fracture circonscrit les sutures fronto-nasal, fronto-maxillaire, et s'étend de chaque côté jusque dans l'intérieur de l'orbite. Les fragments ne sont que légèrement déprimés à gauche ; à droite, ils ont subi un déplacement plus considérable, il font saillie vers l'angle supérieur et interne de l'orbite.

L'apophyse montante de l'os maxillaire supérieur droit a été fracturée en partie à sa base, et enfoncée vers la cavité des fosses nasales. La suture qui l'unit au frontal est disjointe, et le sommet de l'apophyse est déprimé au-dessous du niveau du bord correspondant du frontal; une partie du bord externe de l'os propre du nez du même côté est fracturée et entièrement séparée; la suture qui unit son bord supérieur à l'échancrure nasale du frontal est également disjointe.

Du côté gauche, les désordres sont moins considérables ; sur la paroi interne de l'orbite gauche, la fracture du frontal se prolonge directement en bas, et sépare l'un de l'autre le bord postérieur de l'os unguis, et le bord correspondant de l'ethnmoïde. De chaque côté, le canal nasal a conservé sa forme et ses dimensions.

Sur la table interne du frontal, vis-à-vis la fracture de la table externe, existent deux fêlures dont les bords sont en contact ; elles partent de la partie antérieure du trou borgne, et s'étendent en avant à droite et à gauche de la crête du coronal. L'extrémité antérieure de l'apophyse Crista-Galli est détachée et isolée de toutes parts ; elle a été perdue.

(M. Petit, chirurgien à Corbeil.)


### Nᵒ 51. — Moitié antérieure du crâne et de la face; fracture de la partie antérieure des sinus frontaux.

La paroi antérieure des sinus frontaux a été détruite dans une grande étendue ; la perte de substance est de 4 centimètres dans le sens transversal et de 3 dans le sens vertical. Les bords de cette perte de substance sont un peu rugueux et cicatrisés ; le fond de la cavité des sinus est formé par la lame interne du coronal, qui est restée intacte. Les deux os propres du nez n'ont plus d'articulation supérieure, et sont seulement soutenus de chaque côté par les apophyses montantes du maxillaire supérieur. La perte de substance est un peu plus étendue à droite qu'à gauche ; de ce côté, en effet, une portion de l'os propre du nez a été disjointe de l'apophyse montante qui est transversalement fracturée au niveau de sa partie supérieure. Le fragment inférieur est enfoncé en dedans ; l'os unguis de ce côté a été également brisé et perdu. Il n'existe aucun désordre à l'intérieur du crâne. (*Voir* pl. 14.)

(Professeur Desault.)


### Nᵒ 51 a. — Base du crâne et face ; fracture du frontal gauche, des maxillaires supérieurs et inférieurs et des os propres du nez.

Au niveau de la bosse frontale gauche, le coronal est brisé en

plusieurs fragments, dont quelques-uns sont même enfoncés ; à
l'intérieur du crâne. la table interne, qui a plié, s'est brisée dans
son milieu, et elle fait un relief sensible qui a dû léser le cerveau.
De la partie inférieure de cette solution de continuité, part une
fracture linéaire qui se porte obliquement de haut en bas, d'avant
en arrière, de gauche à droite, et parcourt la portion orbitaire
du coronal, divise en deux moitiés à peu près égales le chiasma
des nerfs optiques, et vient se terminer sur le selle turcique.

Les os propres du nez dans leurs deux tiers inférieurs sont
littéralement broyés, et cela des deux côtés ; ils sont transformés
en esquilles, ainsi qu'une portion du bord antérieur de l'apophyse
montante du maxillaire supérieur. Dans leur tiers supérieur, ils
sont restés articulés avec le coronal. A gauche, l'apophyse montante est fracturée à sa partie supérieure, ainsi que les os unguis.
Au niveau de l'articulation de ce dernier avec la lame papiracée
de l'ethmoïde, on y remarque une fracture verticale qui, passant
par la tubérosité de l'os maxillaire supérieur, la circonscrit dans
son entier pour aller rejoindre le fond de la fente ptérigo et
spheno-maxillaire. Mais cette fracture n'intéresse que la portion
extérieure de l'os maxillaire et pénètre dans la cavité du sinus.
A droite, la lésion est moins étendue ; l'apophyse montante est
fracturée sans déplacement au niveau de son articulation supérieure, ainsi que la lame vitrée de l'ethmoïde.

Le maxillaire inférieur au niveau de la canine gauche est fracturé verticalement de haut en bas et de dehors en dedans, et
d'avant en arrière.

(M. Pasquier.)


### Nº 51 *b*. — Moitié latérale droite de la face; fracture de l'apophyse zygomatique.

L'apophyse zygomatique a été fracturée en deux endroits, en
avant près de son articulation avec l'os maxillaire, en arrière
près de sa base. Le fragment, ainsi séparé, a été légèrement
porté en dedans et est consolidé dans cette position.

(Professeur Malgaigne.)


### Nº 52. — Maxillaire inférieur; fracture probable du condyle gauche.

Le condyle gauche du maxillaire inférieur, probablement à la
suite d'une fracture de sa base, a été fortement dévié en dedans, de
sorte que son col tombe presque perpendiculairement sur l'axe
vertical de la branche de la mâchoire. La forme du maxillaire
dépourvu de toutes ses dents est complétement changée, il est
atrophié, aplati d'avant en arrière.

(Pigné.)

**N° 53.** — **Maxillaire inférieur, qui a été fracturé par un coup de feu.**

La lésion porte principalement sur le côté gauche du maxillaire inférieur ; l'os a été brisé en trois fragments, deux latéraux et un médian. Ce dernier s'est porté en dedans vers la cavité bucale ; au-devant de lui existe une échancrure considérable, produite par l'écartement des deux fragments latéraux. Cette échancrure est convertie en trou par un ligament qui réunit les deux fragments osseux latéraux. Cette lésion a été très-probablement produite par un coup de feu. On constate enchâssés dans l'os quelques grains de plomb. Les dents de tout le fragment gauche ont disparu, ainsi que leurs alvéoles.

(Bonamy, 1841.)

**N° 53 a.** — **Portion de maxillaire inférieur ; fracture de la branche horizontale gauche avec conservation du nerf dentaire.**

Sur cette pièce, on observe une fracture récente, siégeant entre la première et la seconde petite molaire gauche. La fracture est obliquement dirigée de haut en bas et de dehors en dedans ; on voit entre l'écartement des fragments, que le nerf dentaire de ce côté est resté intact.

**N° 53 b.** — **Fracture double du maxillaire inférieur.**

Ce maxillaire appartenait à un homme de 63 ans, qui est mort vingt jours après l'accident. Le maxillaire est atrophié et dépourvu de dents. Il existe une double fracture portant sur le corps de la mâchoire. Celle de gauche siége au niveau du trou mentonnier, celle de droite à un 1/2 centimètre en arrière. La fracture de ce côté gauche est absolument verticale ; à droite, elle est légèrement oblique d'avant en arrière et de haut en bas. Il n'existe aucun travail de consolidation.

(Professeur Jobert de Lamballe.)

**N° 53 c.** — **Portion latérale droite du maxillaire inférieur, fracturé.**

Sur cette pièce, existe une fracture du maxillaire inférieur, située au niveau de la dent canine. La solution de continuité, de date récente, est presque verticale, avec une légère obliquité cependant d'avant en arrière. Il n'existe aucun travail de consolidation.

(Professeur Jobert de Lamballe).

**Nᵒ 53 *d*. — Fracture du bord alvéolaire du maxillaire inférieur.**

Cette pièce a été recueillie chez un homme qui avait fait une chute sur le bord d'un corps légèrement tranchant. Il en est résulté une solution de continuité du bord alvéolaire de la mâchoire inférieure, qui a laissé intact le reste du corps de l'os. La portion alvéolaire, ainsi détachée et déposée dans le Musée, supporte trois dents qui sont restées implantées dans leurs alvéoles, à savoir : une incisive et les deux canines.
(Professeur Nélaton, 1864.)

**Nᵒ 53 *e*. — Fractures de la symphyse du maxillaire inférieur, avec fractures incomplètes de la branche horizontale droite. Fractures verticales et symétriques des deux condyles.**

Cette pièce a été recueillie sur un jeune homme de 22 ans, qui est tombé sur le pavé de la hauteur d'un troisième étage. Cette mâchoire se compose aujourd'hui de quatre fragments isolés. Deux fragments sont formés par les branches de la mâchoire ; les deux autres plus petits par la moitié interne du condyle de chaque côté. Les deux branches de la mâchoire sont séparées l'une de l'autre, au niveau de la synphyse même ; la division est verticale. Il existait à la face interne plusieurs esquilles qui ont été extraites pendant la vie, et il manque au bord supérieur toute la portion du rebord alvéolaire correspondant aux quatre dents incisives inférieures. La première petite molaire gauche et deux grosses ont été fracturées.

Les deux condyles ont été fracturés en deux fragments à peu près égaux, par une solution de continuité presque verticale dirigée en bas et un peu en dedans ; la moitié interne du condyle est complétement détachée, tandis que l'externe se continue avec les branches de la mâchoire. Le petit fragment détaché a la forme d'un triangle équilatéral de 1 centimètre de côté. L'une de ses faces regarde en arrière, l'autre en avant.

Sur la branche horizontale droite, existent trois fissures : deux sur la face externe, une sur l'interne. Cette dernière, oblique en bas et en avant, a 5 centimètres de long ; ses bords sont écartés d'un millimètre. Elle commence sur la lèvre interne du bord antérieur de l'apophyse coronoïde, à un travers de doigt au-dessus de l'alvéole de la dent de sagesse, traverse cet alvéole d'arrière en avant, en rejetant en dedans sa lèvre interne, puis se porte plus directement en bas pour gagner le bord inférieur du maxillaire à un 1/2 centimètre du trou mentonnier.

Une autre fissure existe sur la face externe ; elle est à peu près horizontale, et commence en avant au bord alvéolaire au niveau de la deuxième grosse molaire ; elle se dirige en arrière vers l'angle de la mâchoire, et finit au bord postérieur de cet angle. Elle n'intéresse que la table externe. (*Voir* pl. 15.)

(Professeur Verneuil, thèse de M. Cluzeau 1865, p. 32.)

**N° 54. — Voûte du crâne, sur laquelle on observe neuf couronnes de trépan.**

Cette pièce provient d'une jeune fille qui était atteinte de scrofule. A la suite d'une chute, elle éprouva des accidents de commotion, et fut trépanée. La voûte du crâne, qui est mince, est criblée de couronnes de trépan ; on en compte neuf placées sur le frontal, les deux pariétaux, et distribuées sur chacun de ses os, trois par trois. (*Voir* pl. 15.)

(Professeur Desault.)

---

## ARTICLE 5.

## FRACTURES DU MEMBRE SUPÉRIEUR

Je les diviserai tout naturellement en quatre ordres, à savoir :

1° Fractures des os de l'épaule ;
2° Fractures de l'humérus ;
3° Fractures des os de l'avant-bras ;
4° Fractures des os de la main.

### ORDRE PREMIER.

### Fractures des os de l'épaule.

La fracture simultanée des deux os qui constituent l'épaule est l'exception, la fracture isolée de chacun de ces os est au contraire la règle. Une seule pièce du Musée, n° 66, présente à la fois une fracture de l'omoplate et de la clavicule : c'est le côté gauche qui en est le siége. Cette pièce présente en outre une lésion assez rare et des plus intéressantes, à savoir : une luxation de la première pièce du sternum sur la seconde.

Les pièces relatives aux fractures de la clavicule seule sont au nombre de vingt : sept appartiennent au côté droit n° 55, 58 *b*, 59, 60, 60 *a*, 65, et treize au côté gauche, n°s 56, 57, 58, 58 *a*, 58 *c*, 59 *a*, 61, 61 *a*, 61 *b*, 62, 63, 63 *a*, 64 *a*. De la comparaison de ces pièces, comme l'a très-bien fait observer le professeur Denonvilliers, il ressort que les désordres et les déplacements sont plus considérables à droite.

La plupart de ces fractures sont consolidées, à l'exception cependant des pièces n°s 59 et 59 *a*, qui sont des fractures anciennes, et des pièces n°s 58 *a*, 58 *b* et 58 *c*, dont la solution de continuité est récente, et chez lesquelles le travail de consolidation n'a pas eu le temps par conséquent de se développer.

Relativement au siége de la fracture, ces pièces se divisent ainsi : pour cinq, n°s 55, 56, 57, 58 et 60 *a*, la solution de continuité porte sur le tiers externe ; pour onze, elle porte sur le tiers moyen, n°s 56, 58 *b*, 58 *c*, 59, 59 *a*, 60, 61, 61 *b*, 62, 63, 63 *a* ; pour trois, elle porte sur le tiers interne, n°s 64, 64 *a* et 65. Sur une de ces pièces n° 65, la fracture de la clavicule est double et siége, l'une à l'extrémité interne, l'autre à l'externe.

Quelques-unes de ces fractures sont accompagnées d'un déplacement considérable, n°s 55, 58, 60 et 62. Mais il peut ne pas être toujours très-appréciable. Le n° 58 nous en offre un exemple remarquable : la clavicule vue par sa face supérieure, le déplacement est à peine sensible.

C'est généralement de dehors en dedans et d'avant en arrière qu'a lieu la solution de continuité pour les fractures du tiers externe et moyen, d'où résulte que le plus souvent le déplacement s'opère dans le même sens, c'est-à-dire que le fragment interne se porte en haut et en avant, tandis que l'externe se dirige en bas et en arrière. Mais la disposition inverse qui est assez rare s'observe pour les n°s 58, 63, 63 *a*.

Le n° 61 *b* offre un bel exemple de fracture transversale et dentelée, les fragments sont maintenus dans leurs rapports normaux par suite de l'engrainement des dentelures.

Les pièces de fracture de l'omoplate seule sont au nombre de sept, du n° 67 au n° 69 *a*, quatre de ces fractures siégent sur l'omoplate droit, trois du côté gauche. Une seule. de ces fractures est bornée à l'acromion, n° 67. La plupart sont multiples et occupent les divers points de l'omoplate et avec des désordres variables.

### N° 55. — Clavicule droite; fracture du tiers externe.

La fracture siége près de l'extrémité scapulaire, en dedans des insertions des ligaments coraco-claviculaires. Cette fracture est consolidée dans la position la plus vicieuse, avec exagération des déplacements que l'on observe ordinairement dans cette région. Les fragments ont chevauché de plus d'un centimètre; le fragment externe est descendu à plus de deux centimètres au-dessous de l'interne ; son extrémité acromiale est portée en avant, son extrémitée fracturée en arrière. Ce fragment a une direction oblique de dehors en dedans, d'avant en arrière et de haut en bas. Le fragment sternal se termine par une extrémité pointue saillante en haut et en arrière. Un cal volumineux réunit les deux fragments.

### N° 56. — Clavicule gauche; fracture de l'extrémité externe.

La fracture siége en dedans des insertions des ligaments coraco-claviculaires. Les fragments sont réunis par un cal solide, et il existe un chevauchement de près d'un centimètre. L'extrémité fracturée du fragment acromial est portée en arrière et en bas, et celle du fragment sternal en haut et en avant.
(Professeur Thillaye.)

### N° 57. — Clavicule gauche; fracture de l'extrémité externe.

La solution de continuité est située à la réunion des deux tiers internes de la clavicule avec l'externe ; elle paraît oblique de dehors en dedans et d'avant en arrière. La consolidation est complète, le fragment externe est descendu d'un centimètre au-dessous de l'interne, qui est porté en haut et en avant, où il fait

une saillie assez considérable, tandis que l'extrémité du fragment externe se perd insensiblement dans le cal, qui est assez volumineux.
(Professeur Thillaye.)

### N° 58. — Clavicule gauche ; fracture du tiers externe.

La fracture siége, à l'union du tiers externe, avec les deux tiers internes de la clavicule ; la solution de continuité semble avoir été dirigée obliquement de dehors en dedans et d'arrière en avant. La consolidation est complète. Les deux fragments ont chevauché l'un sur l'autre, de sorte que l'interne est placé au-dessus et en arrière de l'externe, qui s'est porté en avant, et se termine par une pointe très-aiguë. La forme de la clavicule est néanmoins peu altérée, l'os est seulement plus court.
(Professeur Lannec.)

### N° 58 a. — Clavicule gauche ; fracture du tiers externe.

La fracture est récente et sans aucune trace de consolidation. La solution de continuité, qui siége à l'union du tiers externe avec les deux tiers internes, est très-oblique de dehors en dedans et d'avant en arrière ; sa longueur, à cause de l'obliquité, est de cinq centimètres ; le fragment interne est en avant, l'externe en arrière. L'individu est mort douze jours après l'accident.
(Professeur Jobert de Lamballe.)

### N° 58 b. — Clavicule droite ; fracture du tiers moyen.

La fracture est oblique de haut en bas et de dedans en dehors. Le fragment externe est sans grand déplacement et situé au-dessus de l'interne ; la solution de continuité est récente et sans trace de consolidation.
(Professeur Jobert de Lamballe.)

### N° 58 c. — Clavicule gauche ; fracture du tiers externe.

Cette pièce a appartenu au même individu que la précédente, n° 58 b. La fracture qui siége sur la partie externe du tiers moyen est oblique d'avant en arrière et de dehors en dedans ; le fragment externe est situé en avant de l'interne ; la solution de continuité, qui est récente, est sans trace de consolidation.
(Professeur Jobert de Lamballe.)

### N° **59**. — Clavicule droite ; fracture du tiers moyen.

Cette clavicule présente, à sa partie moyenne, une fracture oblique de dehors en dedans et de haut en bas. Elle n'est pas consolidée : les fragments, maintenus seulement par quelques éléments fibreux, chevauchent l'un sur l'autre. L'extrémité fracturée du fragment externe est située au-dessous et en arrière de celle du fragment interne. De la rencontre oblique des deux fragments résulte un angle obtus saillant en haut et en avant.

(Professeur Lannec.)

### N° **59** a. — Clavicule gauche ; fracture de la partie moyenne non consolidée.

Cette pièce provient d'un homme de 63 ans qui, quinze ans avant sa mort, s'était brisé la clavicule et avait été soigné par Blandin ; il jouissait de la plénitude de ses mouvements du côté de la clavicule fracturée ; il accusait seulement un peu de faiblesse depuis son accident.

La clavicule, à sa partie moyenne, est obliquement fracturé de dehors en dedans et d'avant en arrière ; le fragment externe est situé en arrière et est un peu plus élevé que l'interne. Il n'y a point eu de consolidation, une espèce de capsule fibreuse avait maintenu les fragments dans leurs rapports.

(M. Dubuc, *Bull. de la Soc. anat.* (1861), 2ᵉ série, t. VI, p. 4.)

### N° **60**. — Clavicule droite ; fracture de la partie moyenne.

Cette fracture est consolidée ; la solution de continuité paraît avoir été oblique de dehors en dedans et d'avant en arrière. Le fragment interne est en avant et un peu au-dessus de l'externe. Ils se rencontrent sous un angle assez peu accusé, mais le chevauchement paraît assez considérable.

(Professeur Lannec.)

### N° **60** a. — Clavicule droite ; fracture comminutive.

Cette clavicule, dont la moitié externe est très-déformée, élargie, paraît avoir été le siége d'une fracture comminutive avec des désordres assez considérables. La consolidation, très-

complète et ancienne, ne permet point de préciser exactement la disposition des fragments.
(Professeur Verneuil.)


### N° 61. — Clavicule gauche; fracture du tiers moyen.

La fracture située dans le tiers moyen est consolidée sans laisser de difformité bien sensible. La solution de continuité paraît avoir été oblique de dehors en dedans et d'avant en arrière. Le fragment interne est situé en avant et un peu au-dessus de l'externe. La clavicule est un peu raccourcie.
(Professeur Lannec.)


### N° 61 a. — Clavicule gauche; fracture du tiers moyen.

Cette clavicule, qui a été fracturée dans son tiers moyen, est consolidée. La solution de continuité a été légèrement oblique de dehors en dedans et d'avant en arrière. Le fragment interne est placé en avant et un peu au-dessus de l'externe.


### N° 61 b. Clavicule gauche qui est fracturée à la partie interne de son tiers moyen.

La solution de continuité est presque transversale, et présente des dentelures qui s'engrènent les unes dans les autres. Une de ces dentelures appartenant au fragment externe dont elle occupe la partie supérieure, est longue de 2 centimètres 1/2. De nombreuses fissures existent sur les deux fragments qui ne présentent point de déplacement, ni de trace de consolidation.
(M. Houel.)


### N° 62.— Clavicule gauche qui a été fracturée à sa partie moyenne.

La solution de continuité est oblique de dehors en dedans et d'avant en arrière. Les deux fragments ont fortement chevauché, d'où en est résulté un raccourcissement de près de 3 centimètres. Le fragment externe est situé en arrière de l'interne, et porté légèrement en haut. La consolidation n'est point encore très-complète et les extrémités fracturées sont entourées d'un tissu osseux de nouvelle formation dont la texture est aréolaire.

### 63. — Clavicule gauche fracturée dans sa partie moyenne.

Cet os est très-grêle. La solution de continuité bien consolidée a eu lieu de dedans en dehors, et d'arrière en avant, c'est-à-dire dans un sens opposé à ce que l'on observe ordinairement ; aussi le fragment externe est-il placé en avant et un peu au-dessous de l'interne qui fait saillie en arrière.
(Professeur Lassus.)

### N° 63 a. — Clavicule gauche, fracture de la partie moyenne.

Cette clavicule, comme la précédente, présente une fracture obliquement dirigée *de dedans en dehors* et d'avant en arrière. Le fragment externe est situé un peu en avant et au-dessous de l'interne. La consolidation est complète, et le chevauchement peu considérable.

### N° 64. — Clavicule droite qui a été fracturée à 3 centimètres de l'extrémité sternale.

La consolidation est complète, mais peu régulière. Le fragment externe s'est porté en bas et en avant, l'interne en haut. De cette disposition résultent deux saillies : l'une antérieure, formé par l'extrémité du fragment externe, l'autre supérieure due au fragment sternal.
(Professeur Thillaye.)

### N° 64 a. — Clavicule gauche ; fracture comminutive par un éclat d'obus de l'extrémité sternale.

Cette pièce a été recueillie sur un jeune soldat qui, au siége de Metz, reçut un éclat d'obus qui lui fractura la clavicule gauche, le sternum et les deux premières côtes. Il mourut six mois environ après son accident.

L'extrémité interne de la clavicule est représentée par une masse osseuse, informe, volumineuse, qui a remonté en dehors le long du bord postérieur de cet os. Cette masse osseuse, très-irrégulière, résultant de la fracture comminutive, renferme dans son épaisseur un certain nombre d'éclats osseux qui ont été englobés dans le cal, et que l'on reconnaît par leur forme avoir appartenu à la clavicule. Il ne s'agit donc point ici d'une véritable régénération osseuse, comme cela a été indiqué dans l'observation. L'extrémité de la clavicule ainsi fracturée plongeait dans un foyer assez large, circonscrit par des débris osseux en aiguilles acérées qui avaient très-probablement blessé le sommet du poumon.

(M. Brachet; *Soc. de chir.* 1872, 3e série, t. Ier p. 359.)

**N° 65. — Clavicule droite qui est fracturée en deux endroits.**

Des deux fractures, l'une est située à 3 centimètres de l'extrémité acromiale, l'autre à 2 centimètres de son extrémité sternale; toutes deux sont consolidées. La fracture externe est sans grand déplacement.

L'interne est oblique de dedans en dehors et d'avant en arrière; le fragment externe placé en avant de l'interne qui est un peu remonté, fait en avant une forte saillie, il est un peu pointu.

(Professeur Thillaye.)

**N° 66. — Le sternum, les deux clavicules et les omoplates son maintenus en rapport par leurs ligaments naturels; le sternum, la clavicule et l'omoplate gauche ont été fracturés.**

1° *Sternum.* — La première pièce du sternum, ainsi qu'une lamelle très-mince détachée de la seconde pièce, est luxée en arrière. Les ligaments antérieurs de l'articulation sternale sont rompus, et l'extrémité supérieure de la seconde pièce sternale forme en avant et en haut une saillie considérable. Le chevauchement des deux pièces l'une sur l'autre est de 15 à 18 millimètres. Les cartilages de la première et de la seconde côte ont suivi le manche du sternum avec lequel ils sont restés adhérents. La partie inférieure du sternum a une direction fortement oblique de haut en bas et d'avant en arrière.

2° *Clavicule.* — La fracture siége à la partie moyenne, elle est à peu près trasversale; il existe un chevauchement considérable, il a près de 4 centimètres. C'est le fragment externe qui a passé en avant de l'interne. Le travail de consolidation est peu avancé, les extrémités des fragments sont enveloppées de plaques osseuses qui leur forme une espèce de gaîne.

3° *Omoplate.* — La fracture de l'omoplate siége dans le corps de l'os; elle commence au-dessous de l'épine près du bord vertébral, traverse obliquement la fosse sous-épineuse, et se termine au bord axillaire immédiatement au-dessous de la cavité glénoïde. La direction de la fracture n'est point rectiligne : elle représente un V dont la branche interne serait beaucoup plus longue que l'externe. Les bords de cette fracture chevauchent l'un sur l'autre, surtout du côté axillaire. (*Voir* pl. 15.)

(Professeur Thillaye.)

**N° 67**. — Omoplate droit ;  fracture transversale de l'acromion.

La solution de continuité est située près du sommet, en arrière de l'articulation de l'acromion avec la clavicule. Le fragment claviculaire, long d'environ 2 centimètres, est fortement oblique de haut en bas et d'arrière en avant, d'où résulte un écartement en forme de V du bord supérieur de la fracture, au fond duquel on aperçoit des prolongements fibreux formés par le périoste épaissi.

**N° 68**. — Omoplate droit sur lequel existent des fractures multiples, qui ont divisé cet os en trois fragments principaux.

Une de ces fractures, la plus étendue, commence au bord spinal de l'omoplate immédiatement au-dessous de l'épine, se porte directement en avant, tombe sur le bord axillaire 1 centimètre au-dessous de la cavité glénoïde. Une seconde fracture, qui est verticale, longe la côte de l'omoplate pour arriver à l'angle inférieur; elle divise la partie inférieure de cet os en deux fragments. Une troisième fracture part également de la première fracture transversale au niveau de la côte de l'omoplate ; elle remonte directement en haut, contourne la cavité glénoïde, pour aller se terminer au bord supérieur de l'omoplate, à la partie interne de l'échancrure qui donne passage au nerf sus-épineux et circonscrit un troisième fragment formé par la cavité glénoïde et l'apophyse coracoïde. Quelques fissures peu étendues parcourent la fosse sus-épineuse. Il n'y a point trace de consolidation.
(Professeur Jarjavay.)

**N° 69**. — Omoplate gauche; fracture de l'apophyse coracoïde  et du rebord glénoïdien.

L'apophyse coracoïde a été rompue à sa base, et rejetée tout entière en dehors du côté de l'articulation scapulo-humérale. Le bord interne et la base de la cavité glénoïde ont été brisés en plusieurs fragments, et repoussés en arrière. Il est probable que de pareils désordres ont dû coïncider avec une luxation de l'humérus. (*Voir* pl. 16.)
(Professeur J. Cloquet.)

**N° 69** a. — Omoplate gauche, qui présente une fracture très-étendue et des plus complexes; elle porte à la fois sur la fosse sus et sous-épineuse, l'acromion, l'apophyse coracoïde et la cavité glénoïde.

La fracture de la fosse sous-épineuse occupe toute l'étendue de cette région; elle commence en arrière au bord spinal de l'omoplate, à 5 centimètres au-dessus de son angle inférieur, suit le bord axillaire dans la gouttière qu'il présente, et arrive au niveau de l'angle antérieur, où elle divise la cavité glénoïde au niveau de sa partie supérieure. La côte de l'omoplate est verticalement brisée à l'union de son tiers moyen, il en résulte que l'angle inférieur de cet os se trouve complétement détaché, et représenté par un fragment triangulaire, qui est légèrement porté en dedans.

L'apophyse coracoïde est doublement fracturée au niveau de sa partie moyenne et de sa base, qui est complétement détachée de la partie supérieure de la cavité glénoïde. La solution de continuité se prolonge même dans la fosse sous-épineuse.

La fracture de l'acromion siége au milieu de l'articulation de cet os avec la clavicule. Cette fracture est transversale. Les seuls points de cette fracture multiple où il y ait commencement de consolidation, sont l'angle inférieur de l'omoplate, et la partie de la fracture située à la base de l'apophyse coracoïde. (*Voir* pl. 16.)

**N° 69** *b*. — **Omoplate droit; fracture de l'omoplate et de l'apophyse coracoïde.**

La solution de continuité la plus importante siége sur l'omoplate et occupe la fosse sous-épineuse; elle commence en arrière au niveau de la partie moyenne du bord spinal, remonte obliquement de bas en haut, de dedans en dehors; arrivée à peu de distance de l'angle antérieur de l'omoplate, la fracture se bifurque à angle assez aigu; une des branches de bifurcation, l'inférieure, se porte directement en avant, divise la cavité glénoïde près de sa base; l'autre branche de bifurcation se porte en haut jusqu'à la base de l'apophyse coracoïde pour s'incliner ensuite en arrière, où, sous forme de fissure incomplète, elle n'occupe plus que la lame interne de la fosse sous-épineuse. L'apophyse coracoïde a été écrasée, brisée à son sommet en plusieurs fragments qui ont été perdus.

**N° 69** *c*. — **Omoplate gauche; fractures consolidées.**

Sur cette pièce, il existe trois fractures dont deux sont complétement consolidées; la troisième, qui siége au niveau de la portion articulaire de l'apophyse acromion, n'a point présenté de travail de consolidation, le fragment détaché a même été perdu. Les deux fractures consolidées siégent toutes les deux au-dessous de l'épine de l'omoplate. La principale commence au bord spinal de cet os, suit la partie inférieure de l'épine, et, arrivée près de l'angle antérieur, elle se dévie en bas pour se terminer au bord axillaire immédiatement au-dessous de la cavité glénoïde. La fosse sous-épineuse présente plusieurs perforations qui résultent de l'élimination probable de plusieurs esquilles. La seconde fracture porte sur l'angle inférieur qui a été détaché, porté en dedans, et est consolidé dans cette position vicieuse.

(Professeur Malgaigne.)

### N° **69** d. — Omoplate droit ; fractures multiples.

Une première fracture part du bord spinal de l'omoplate immédiatement au-dessous de l'épine, qu'elle longe d'arrière en avant ; arrivée au niveau de la base de l'angle antérieur, qui supporte la cavité glénoïde, elle se décompose en plusieurs traits de fractures. Le plus étendu, récurrent, se porte de haut en bas et d'avant en arrière, en longeant le bord supérieur de la côte de l'omoplate et arrive près de l'angle inférieur qu'il ne divise pas complétement. Un second trait de fracture suivant la direction du premier, c'est-à-dire de celui qui longe l'épine de l'omoplate, divise la côte presque immédiatement au-dessous de la cavité glénoïde. Le troisième trait de fracture contourne de bas en haut l'angle antérieur de l'omoplate, pour venir se terminer en haut à la base de l'apophyse coracoïde, immédiatement en dehors de l'échancrure qui donne passage au nerf scapulaire. L'acromion au niveau de sa base est incomplétement fracturé.

(Professeur Jarjavay, 1868.)

### N° **69** e. — Omoplate gauche, perforation de la fosse sous-épineuse par une balle.

Cette pièce a été recueillie sur un fédéré âgé d'environ 30 ans, qui avait reçu dans le dos une balle de fusil Chassepot. La balle a perforé d'arrière en avant la fosse sous-épineuse au niveau de son tiers supérieur, près de la côte de l'omoplate, sans toucher à la poitrine, et par conséquent déterminer de plaie pénétrante. Il en est résulté un assez grand nombre d'esquilles, dont une partie ont été extraites par l'orifice d'entrée, et le blessé est mort d'infection purulente.

On constate sur cette pièce la perforation osseuse. L'os est un peu vascularisé, et témoigne de l'existence d'une ostéite consécutive. La côte de l'omoplate, dans sa partie superficielle, est le siége de nécroses parcellaires ; il existe en outre un séquestre profond plus étendu qui intéresse une grande partie du bord de la côte de l'omoplate.

(M. Gillette, 1871.)

ORDRE 2.

**Fractures de l'humérus.**

Le nombre des pièces relatives aux fractures de l'humérus est de quarante-neuf, du n° 70 au n° 92 inclusivement; encore cette derniere pièce est-elle un de ces rares exemples, je dirai même exceptionnel, de décollement complet de l'épiphyse supérieure du col de l'humérus.

Afin de faciliter les recherches, je noterai que ces fractures ont été classées et sont décrites dans l'ordre suivant : 1° fractures du corps de l'humérus, qui sont au nombre de vingt-cinq, du n° 70 au n° 88; 2° fractures de l'extrémité inférieure, au nombre de onze, du n° 88 *a* au numéro 89 inclus; 3° fractures de l'extrémité supérieure, au nombre de treize, du n° 90 au n° 92.

1° *Fractures du corps de l'humérus.* — Leur siége est des plus variables et peut occuper toute l'étendue de la diaphyse; quinze de ces fractures siégent à gauche, huit à droite; pour deux, le siége est indéterminé. Quand ces fractures sont simples, leur déplacement est loin d'être toujours identique : tantôt le fragment inférieur est situé en avant et en dedans du supérieur, n°s 70, 81, 82, 83, tantôt il est en arrière et en dehors, n°s 71, 78 *a*, 86. La difformité peut aussi être très-peu considérable, comme sur les pièces n°s 70, 71 et 80. Mais la fracture, quel qu'en soit le siége, est souvent comminutive, n°s 72, 74, 75, 76, 77, 78, 79 *a*, 84 et 85. Lorsque la solution de continuité est rapprochée de l'épiphyse inférieure, et que le fragment inférieur fait saillie en avant en même temps que la partie articulaire se porte en arrière, le déplacement peut alors assez bien simuler une luxation du coude en arrière, n° 83.

Sur ces pièces, un certain nombre d'os ayant été divisés longitudinalement, quoique la lésion soit très-ancienne, on peut s'assurer que le canal médullaire est resté oblitéré dans une étendue variable, n°s 70, 72, 74, 75, 76, 78 *a*, 79 et 80.

La pièce n° 70 *a* est un exemple de fracture non consolidée qui a nécessité l'emploi du séton, et le n° 79 est un exemple de fracture double.

2° *Fractures de l'extrémité inférieure.* — Malgré que les pièces du Musée ne reproduisent point toutes les formes décrites de solution de continuité articulaires de l'extrémité inférieur de l'humérus, ces pièces offrent cependant un grand intérêt par leur variété. Sept de ces fractures siégent à droite et quatre à gauche. Les n°ˢ 88 *a*, 88 *b* et 88 *c* sont des exemples de fractures doubles, l'une sus-articulaire, l'autre intra-articulaire ; les n°ˢ 89 et 89 *b*, de fractures de la trochlée; les n°ˢ 89 *a*, 89 *c* et 89 *d*, de fractures du condyle de l'humérus, en même temps qu'une portion de la trochlée fait partie du fragment détaché. Les n°ˢ 89 *e*, 89 *f* et 89 *g* sont des exemples de fractures de l'extrémité inférieure de l'humérus par des coups de feu.

3° *Fractures de l'extrémité supérieure.* — Une subdivision anatomo-pathologique, que la clinique ne permet point toujours de distinguer, c'est la division de ces fractures en extra-capsulaire ou du col chirurgical, et en intra-capsulaire ou du col anatomique. Sept pièces se rapportent à la première variété, savoir : n°ˢ 90, 90 *a*, 90 *b*, 90 *c*, 90 *d*, 90 *e* et 90 *f*, et quatre pièces à la seconde, n°ˢ 91, 91 *a*, 91 *b*, 91 *c*. Les déplacements pour les fractures dites du col chirurgical sont des plus variables; la fracture, qui est le plus souvent transversale et dentelée, a lieu par pénétration, et c'est la diaphyse qui pénètre dans l'épiphyse.

**N° 70.** — **Humérus gauche ; fracture de la partie moyenne de la diaphyse.**

La fracture siége au milieu du corps de l'os, elle est consolidée sans grande difformité. On peut cependant constater un double déplacement, qui a lieu suivant la direction et l'épaisseur de l'os. L'extrémité du fragment inférieur est placée un peu en avant et en dedans de celle du fragment supérieur. Le canal médullaire n'est point rétabli quoique la fracture soit très-ancienne.

(Professeur Lassus.)

**N° 70 a. — Humérus droit ; fracture de la partie moyenne
de la diaphyse.**

Cette pièce provient d'un homme de 66 ans. Il existe une fracture de la partie moyenne du corps de l'humérus, qui a été
traitée par l'appareil amidonné. La solution de continuité ne
s'est point consolidée. La guérison de la pseudarthrose a été
obtenue par le passage d'un séton.
(Professeur Jobert de Lamballe.)


**N° 71. — Humérus gauche ; fracture de la partie moyenne
de la diaphyse.**

La fracture qui occupe la partie moyenne de l'humérus est très-
oblique et consolidée à peu près régulièrement. Le fragment
inférieur est placé en arrière et en dehors du supérieur. Ce dernier présente un orifice dont les bords sont mousses, arrondis,
et qui communique avec le canal médullaire. Cet orifice a 2 centimètres dans son diamètre vertical et 1 dans son diamètre transversal.
(Professeur Lassus.)


**N 71 a. — Portion moyenne de l'humérus ; fracture oblique de la
partie moyenne de la diaphyse.**

Cette pièce a été trouvée sur le cadavre à l'amphithéàtre de
dissection. On manque donc de renseignements sur l'époque de
la solution de continuité, mais on constate que la fracture est
très-oblique avec chevauchement ; aussi la coaptation n'a pas été
faite exactement. Le travail de consolidation a commencé autour de la fracture sous le périoste, et à l'intérieur du canal médullaire ; au niveau des deux extrémités fracturées, existe un
espèce de champignon central que l'ossification a envahi.
(Professeur Verneuil, *Bull. de la Soc anat.*, 1852, t. XXVII,
p. 174.)


**N° 72. — Humérus gauche ; fracture située un peu au-dessous de la
partie moyenne de son corps.**

La consolidation de la fracture sur cette pièce est complète ;
la direction de l'os a subi une altération remarquable, car il représente une courbure régulière à convexité antérieure et interne.
La fracture paraît avoir été comminutive, la coupe de l'os ne fait

point reconnaître quelle a été la direction de la solution de continuité. Le canal médullaire rétréci est interrompu de distance en distance par des ossifications.

### N° 73. — Humérus droit; fracture de la partie moyenne de la diaphyse.

La solution de continuité est située un peu au-dessous de la partie moyenne du corps; elle est à peu près transversale, mais le déplacement est considérable. Le fragment inférieur est porté en dedans en même temps qu'il a chevauché sur le supérieur d'environ 3 centimètres; il y a par conséquent raccourcissement. Ce fragment a éprouvé un mouvement de rotation sur son axe tel que l'épitrochlée se trouve sur un plan postérieur à l'épicondyle d'au moins 2 centimètres. La poulie humérale est projetée en avant et en dedans, ce qui donne à ce fragment un peu d'obliquité; les extrémités osseuses sont écartées l'une de l'autre de 2 centimètres environ, et réunies par un cal latéral aplati. L'extrémité inférieure du fragment supérieur, présente une ouverture qui communique directement avec le canal médullaire qui n'est point oblitéré.

(Professeur Lassus.)

### N° 74. — Humérus gauche; fracture de la partie moyenne de la diaphyse.

La fracture qui est située un peu au-dessus de la partie moyenne de l'humérus paraît avoir été comminutive. L'os est légèrement raccourci, et est rugueux inégal à sa surface au niveau de la solution de continuité qui est consolidée. Il est difficile de reconnaître aujourd'hui la direction de la fracture, et dans quel sens s'est opéré le déplacement. Le canal médullaire, quoique la fracture paraisse très-ancienne, est resté oblitéré.

(Professeur Lassus.)

### N° 75. — Humérus droit; fracture du tiers supérieur de son corps.

La fracture occupe toute la moitié supérieure du corps, elle est comminutive. Il est facile, outre les fragments principaux, de reconnaître plusieurs esquilles qui sont englobées dans un cal solide irrégulier, quoique peu volumineux. L'os est aplati latéralement. Le canal médullaire élargi est rempli de tissu réticulaire; l'oblitération de ce canal n'est point complète.

### Nº 76. — Humérus gauche; fracture comminutive de la partie supérieure du corps.

La fracture occupe la moitié supérieure du tiers supérieur de l'humérus dans une étendue de 7 à 8 centimètres; elle est comminutive et a été produite par un coup de feu comme le prouve l'incrustation de quelques brins de plomb dans l'os. La consolidation est parfaite; l'humérus est aplati latéralement, rugueux inégal à sa surface au niveau de la fracture. Le canal médullaire est oblitéré au niveau de la solution de continuité, par un tissu d'une texture celluleuse, au milieu duquel on remarque des lignes de tissu compacte.
(Professeur Lassus.)

### Nº 77. — Humérus gauche; fracture comminutive de la partie supérieure du corps.

Il existe sur cet humérus une fracture comminutive de presque tout le corps de cet os, et qui se prolonge en haut jusqu'au contact de la tête humérale. La fracture paraît avoir été très-oblique, et on distingue de nombreuses esquilles. L'os a été raccourci, un cal difforme englobe tous les fragments, et laisse deux saillies très-pointues. L'une est située à face externe et constituée par le fragment supérieur; l'autre à la face interne, par l'extrémité d'une longue esquille. L'humérus est courbé dans son ensemble à concavité postérieure.

### Nº 77 a. — Humérus droit; fracture de la partie moyenne de la diaphyse.

Cette fracture, qui est très-ancienne, occupe la partie supérieure du tiers moyen de l'humérus; elle est très-oblique de haut en bas, de dehors en dedans, le fragment supérieur est placé en avant de l'inférieur; chacun de ces fragments se termine par une extrémité très-pointue. Il existe un chevauchement de près de 10 centimètres; les fragments sont consolidés dans cette position vicieuse par un cal assez régulier.
(Professeur Verneuil, 1876.)

### Nº 78. — Humérus gauche; fracture comminutive de la partie supérieure de la diaphyse.

La lésion occupe à la fois la partie supérieure de la diaphyse et la tête humérale. L'humérus dans son tiers supérieur est littéralement broyé, écrasé; il est aplati de dehors en dedans, de manière à présenter un diamètre antéro-postérieur de 5 centimètres, et un diamètre transverse de 15 millimètres dans son point le plus épais. Il n'y a plus vestige de canal médullaire, la tête de l'humérus est considérablement déformée, aplatie. La surface articulaire dépourvue de cartilages est criblée de trous. La consolidation est complète.

Ancienne académie de chirurgie.

### N° 78 a. — Humérus droit; fracture de la partie supérieure du tiers moyen.

Il existe à l'union du tiers moyen avec le tiers inférieur une fracture oblique de haut en bas et d'arrière en avant; le fragment inférieur est situé en arrière et un peu en dehors du supérieur; il a aussi remonté d'environ 4 centimètres. La consolidation, qui est ancienne, est complète, et le canal médullaire est oblitéré par un bouchon spongieux.

(Professeur Malgaigne.)

### N° 78 b. — Humérus de singe qui a été fracturé à sa partie moyenne.

La solution de continuité étant transversale, le déplacement est peu considérable. L'animal est mort vingt et un jours après l'accident, un cal fibreux avec oblitération du canal médullaire réunit les fragments.

(Professeur Jobert de Lamballe.)

### N° 79. — Humérus gauche; double fracture du corps.

L'une des fractures est située à l'union du tiers supérieur, avec le tiers moyen, l'autre à l'union du tiers moyen avec le tiers inférieur. Toutes deux sont obliques de haut en bas, d'arrière en avant et de dedans en dehors. Le fragment moyen représente une vaste esquille formée par toute l'épaisseur de l'os. Pour les deux fractures, le déplacement est identique, c'est-à-dire que le fragment supérieur est situé en avant et en dehors, où il fait une saillie notable; il existe un chevauchement assez considérable. La consolidation est complète et ancienne, l'on remarque quelques esquilles même assez étendues surtout pour la fracture supérieure. Le canal médullaire est en grande partie oblitéré par un cal spongieux. (*Voir* pl. 16.)

**N° 79 a. — Portion supérieure de l'humérus droit ; fracture comminutive. Resection de l'humérus dans une étendue de 17 centimètres. Guérison.**

Cette portion humérale, composée de fragments réséqués de l'humérus, provient d'un homme de 25 ans, qui chargeait une mine en frappant sur une tige de fer qui fit étincelle et produisit une explosion. Ce malheureux eut le bras gauche horriblement fracassé dans son tiers supérieur. Il existait à l'épaule une large plaie déchiquetée, remplie de graviers et qui donnait issue à de nombreuses esquilles. Après un assez grand nombre d'accidents auxquels survécut le blessé, la suppuration devenant menaçante, M. Deguise, dix jours après l'accident, prit la résolution de pratiquer la résection de l'épaule. C'est cette portion d'os réséquée, longue de 17 centimètres, qui est déposée dans le Musée.

On constate, d'après les fragments composant la pièce, qu'il existait une fracture transversale et dentelée, située 6 centimètres environ au-dessous de la tête humérale. De cette fracture partent plusieurs fissures, dont trois principales remontent de bas en haut sur la partie antérieure de cet os, pénètrent jusque dans l'articulation, et divisent la tête humérale en plusieurs fragments, dont quelques-uns ont été perdus. Sur le fragment inférieur s'observent aussi trois fissures, verticalement dirigées, qui circonscrivent un certain nombre d'esquilles, qui se terminent obliquement à la face interne de l'humérus.

Trois mois après la résection, le malade était guéri, malgré les nombreuses plaies et contusions qu'il présentait outre sa fracture humérale. Cinq mois après, M. Deguise constatait que le blessé avait :

1° L'entière liberté des doigts et de la main ;

2° L'intégrité des mouvements de pronation et de supination ;

3° La flexion et l'extension de l'avant-bras sur le bras ;

4° La possibilité de faire exécuter une légère élévation du bras. (*Voir* pl. 16.)

(M. Deguise, *Bull. de la Société de chir.*, 1858, t. IX, p. 141.)


**N° 80. — Humérus gauche ; fracture comminutive du tiers moyen de la diaphyse.**

La fracture siége à la réunion des deux cinquièmes inférieurs avec les trois cinquièmes supérieurs de l'humérus. Sa consolidation est ancienne et complète, le cal n'est point difforme. La solution de continuité est oblique de haut en bas d'avant en arrière, de sorte qu'il existe à ce niveau un angle saillant en avant, produit par le fragment inférieur porté dans cette direction. Le canal médullaire est conservé, excepté au niveau du cal, où il est oblitéré par un bouchon d'aspect celluleux.

(Professeur Lassus.)

### N° 81. — Humérus gauche ; fracture du tiers inférieur.

La fracture siége à l'union du tiers moyen avec le tiers inférieur de l'humérus. La solution de continuité est oblique de haut en bas, d'arrière en avant et de dedans en dehors. Le déplacement s'est fait dans cette même obliquité, c'est-à-dire que le fragment inférieur s'est porté en avant et en dedans, où il fait saillie ; d'où résulte que l'humérus présente une convexité antérieure. La consolidation est complète.

(Professeur Desault.)

### N° 82. — Moitié inférieure de l'humérus gauche ; fracture du tiers inférieur.

La fracture est située à 6 centimètres au-dessus de l'articulation huméro-cubitale ; elle paraît avoir été oblique de haut en bas et d'avant en arrière ; le fragment inférieur est placé en avant du supérieur, où il fait saillie ; il est consolidé dans cette position. La lésion paraît très-ancienne et le canal médullaire n'est point interrompu.

### N° 83. — Humérus gauche ; fracture du tiers inférieur.

La fracture siége à la partie inférieure de la diaphyse, à 4 centimètres au-dessus de l'articulation huméro-cubitale. La solution de continuité paraît avoir été légèrement oblique de haut en bas d'avant en arrière et de dedans en dehors. Le déplacement s'est opéré dans ce sens ; le fragment inférieur est placé directement en avant du supérieur, tandis que la partie articulaire a basculé en arrière. Ce genre de déplacement à ce niveau peut tromper relativement à la luxation. La consolidation est ancienne et complète, les deux fragments se sont rencontrés sous un angle de 135 degrés. L'inférieur est saillant en avant ; l'extrémité inférieure du fragment supérieur est réunie à la face postérieure du fragment trochléal, immédiatement au-dessus de la cavité olécrânienne. (*Voir* pl. 17.)

(Professeur Lassus.)

### N° 84. — Moitié inférieure d'un humérus droit ; fracture comminutive du tiers inférieur.

Le tiers inférieur de cet os a été le siége d'une fracture comminutive. Il semble qu'il y ait eu trois fragments principaux qui sont réunis par un cal solide, mais très-irrégulier.

### N° 85. — Humérus gauche ; fracture comminutive du tiers inférieur.

La fracture qui paraît avoir été comminutive occupe la partie inférieure de cet os. Le cal est difforme, d'un volume considérable ; sa surface est criblée de trous de grandeur variable.
(Ancienne Acad. de chirurgie.)

### N° 86. — Humérus droit ; fracture oblique du tiers inférieur.

Sur cette pièce, il existe une fracture située à l'union du tiers moyen avec l'inférieur de l'humérus. La solution de continuité est très-oblique et dirigée de haut en bas, de dehors en dedans. A la partie externe elle commence à la coulisse du nerf radial et vient se terminer en dedans au bord interne à 4 centimètres au-dessus de l'épitrochlée. C'est en arrière et en dehors que s'est portée l'extrémité fracturée du fragment inférieur. La consolidation est complète, et *le déplacement est inverse à celui que l'on observe ordinairement.*
(Professeur Lassus.)

### N° 87. — Portion inférieure de l'humérus gauche ; fracture oblique du tiers inférieur.

La fracture est située à 6 centimètres au-dessus de l'articulation huméro-cubitale. Elle est consolidée, mais le fragment inférieur a une obliquité très-prononcée de haut en bas, d'avant en arrière et surtout de dehors en dedans. Il en résulte *une difformité peu ordinaire*, c'est-à-dire une saillie anguleuse en dehors.

### N° 88. — Humérus droit ; fracture du tiers inférieur.

Sur cette pièce, le fragment inférieur a été perdu. Il existe une fracture située à peu de distance de l'articulation huméro-cubitale.

**N° 88 *a*. — Moitié inférieure d'un humérus droit; fractures de l'extrémité inférieure articulaire.**

Sur cette pièce, il existe une double fracture ; la supérieure porte sur la diaphyse à peu de distance de l'articulation huméro-cubitale, à environ 4 centimètres au-dessus; elle est oblique de haut en bas de dedans en dehors; le fragment supérieur fait une saillie assez considérable en avant, et son extrémité pointue arrive presque au contact de l'épicondyle. Une fracture verticale tombant sur la partie externe de la trochlée, pénètre dans l'articulation et divise le fragment inférieur en deux. Une consolidation assez complète réunit les trois fragments.

**N° 88 *b*. — Moitié inférieure d'un humérus droit ; fracture transversale de l'extrémité inférieure, avec un trait de fracture qui divise perpendiculairement la trochlée.**

Une fracture transversale et dentelée divise la diaphyse humérale à son extrémité inférieure, très près de l'articulation, en passant par le fond de la cavité olécrânienne. Une seconde fracture verticale tombe perpendiculairement entre la trochlée et la petite tête humérale qu'elle sépare. Elle constitue ainsi trois fragments, un supérieur et deux inférieurs. La solution de continuité est récente et sans trace de consolidation. (*Voir* pl. 17.)
(Professeur Malgaigne, 1855.)

**N° *c*. — Moitié inférieure d'un humérus droit, fractures multiples du tiers inférieur, pénétrant l'articulation par une division verticale.**

Une fracture à peu près transversale, légèrement oblique cependant d'avant en arrière, divise la diaphyse humérale à 4 centimètres au-dessus de l'articulation huméro-cubitale. Une seconde fracture verticale, tombe perpendiculairement dans la gorge de la poulie qu'elle divise, et forme ainsi trois fragments. Une troisième fracture sépare incomplétement la partie externe de la trochlée du condyle huméral. Les fractures sont récentes et sans trace de consolidation. (*Voir* pl. 17.)
(Professeur Jobert de Lamballe.)

**Nº 89**. — **Moitié inférieure de l'humérus gauche avec la partie supérieure de l'avant-bras, fracture du condyle huméral.**

Sur cette pièce, il existe une fracture de la partie externe de la trochlée et de la petite tête humérale. La solution de continuité suit une ligne, qui, partant du milieu de la gorge de la poulie humérale, monte d'abord verticalement, puis se porte obliquement en dehors pour se terminer au-dessus de l'épicondyle. Il existe donc en dehors un fragment, entièrement séparé du reste de l'os, comprenant la moitié externe de la trochlée et la petite tête humérale. Ce fragment est très-déformé sans consolidation osseuse, il est seulement maintenu en contact par des liens fibreux ; il est un peu projeté en dehors et en arrière, d'où résulte un élargissement latéral de l'articulation.

Les deux os de l'avant-bras ont conservé leurs rapports entre eux, mais ne se trouvant plus soutenus en dehors et en haut, ils se sont portés dans les deux sens et surtout dans le dernier. De ce déplacement est résulté un changement dans la disposition des surfaces articulaires. La surface qui appartient à l'humérus offre deux portions unies entre elles à angle droit, l'une parallèle à l'axe de l'os, située en dedans, est constituée par la moitié interne de la poulie; l'autre horizontale, externe, est formée par une surface étroite correspondant aux cavités coronoïde et olécrânienne. La surface articulaire anti-brachiale a subi une déformation correspondante.

(M. Mercier, *Bull. de la Soc. anat.*, 1837, t. XII, p. 188.)


**Nº 89** *a*. — **Moitié inférieure de l'humérus droit et de la partie supérieure des deux os de l'avant-bras, fracture du condyle.**

Le condyle huméral a été fracturé, la moitié interne de cette saillie osseuse est restée en continuation avec la trochlée, la moitié externe a été complétement détachée. La solution de continuité commence donc en bas vers la partie moyenne du condyle huméral, remonte de bas en haut, un peu de dedans en dehors, pour se terminer au bord externe, immédiatement au-dessus de l'épicondyle. Le fragment ainsi détaché, est un peu rugueux, inégal, et semble un peu augmenté de volume, et est maintenu en contact par des éléments fibreux courts et puissants. La partie externe de la cupule radiale qui paraît aussi avoir été écornée, est élargie, et la portion d'os détachée qui a un peu remonté est consolidée. L'articulation dans son ensemble a subi une partie des altérations propres à l'arthite sèche. (*Voir* pl. 17.)

**N° 89** *b*. — **Moitié inférieure de l'humérus et de l'avant-bras droit, fracture de l'extrémité supérieure du radius, de l'apophyse coronoïde du cubitus et de la tubérosité interne de l'humérus.**

Cette pièce provient d'une femme de 57 ans, qui, vers l'âge de sept ans, avait reçu, sur la partie postérieure du coude, le choc violent d'une lourde porte cochère. Cette femme, qui ne fit aucun traitement, finit, après un temps assez long de souffrances, par recouvrer graduellement en grande partie l'usage de son membre ; elle pouvait porter la main à la tête sans douleur, coudre ; les mouvements de pronation et de supination étaient conservés, l'avant-bras était seulement dans une légère flexion. Ce membre comparé à l'autre présentait 4 centimètres de raccourcissement.

L'extrémité inférieure de l'humérus a été fracturée suivant une ligne qui, partant du sillon placé entre la petite tête de l'humérus et la trochlée, monte obliquement en haut et en dedans ; il en est résulté que la trochlée et la tubérosité interne ont été séparées du reste de l'os. L'extrémité inférieure de l'humérus est réduite à quelques vestiges du condyle externe, et taillée en biseau mousse.

L'extrémité supérieure du cubitus est très-déformée. A la place de la grande cavité sigmoïde existe une vaste surface articulaire presque plane, très-légèrement concave dans le sens vertical, n'ayant que des limites peu marquées en bas. De la partie inférieure et externe de cette large surface s'élève à angle droit une légère saillie, qui est très-probablement formée par les débris de l'apophyse coronoïde ; du côté opposé se remarque, à la même hauteur, une esquille curviligne de 3 centimètres de longueur.

Le radius est fracturé au niveau de sa tubérosité bicipitale, et les deux fragments ne sont ni réunis ni consolidés. L'extrémité supérieure du fragment inférieur est fixée par le ligament interosseux qui est intact ; quant au fragment supérieur il est placé horizontalement, son extrémité inférieure en avant, la supérieure en arrière. De nombreux fragments de volume et de forme variable, les uns aplatis et rugueux, les autres lisses et arrondis, adhèrent à des brides fibreuses et sont situés dans la nouvelle articulation.

En résumé donc il paraît y avoir eu sur cette pièce : 1° fracture de l'humérus et détachement de toute sa moitié inférieure et interne, laquelle s'est réunie plus tard à l'olécrâne ; 2° fracture de l'apophyse coronoïde à sa base ; 3° fracture du radius ; 4° séparation d'une multitude d'esquilles.

(M. Callé, *Bull. de la Soc. anat.*, 1835, t. X, p. 133.)

**Nº 89** *c.* — Moitié inférieure de l'humérus gauche et de la partie supérieure de l'avant-bras correspondant; fracture du condyle de l'humérus, corps étrangers osseux développés dans l'articulation.

On constate sur cette pièce l'existence d'une fracture qui commence en bas dans la gorge de la poulie de la trochlée, remonte en haut et en dehors pour se terminer au bord externe de l'humérus, au niveau de l'épicondyle. Le fragment détaché est mobile, et ne s'est point consolidé, il adhère seulement par des brides fibreuses; il est notablement déformé et atrophié, son volume n'est point en rapport avec la portion osseuse qu'il représente. La surface articulaire anti-brachiale est aussi très-déformée. Deux petits corps osseux, probablement des débris de la fracture, sont situés l'un au niveau de l'épitrochlée; le second, adhérent comme le précédent, par une bride fibreuse, est sur le côté externe de l'apophyse coronoïde, et l'on peut se demander si ce dernier ne résulte point, ce qui est peu probable, de la partie interne de la cupule du radius assez déformée et déprimée dans ce point.
(Professeur Malgaigne.)

**Nº 89** *d.* — Moitié inférieure de l'humérus gauche, et supérieure de l'avant-bras correspondant; fracture du condyle huméral, ainsi que d'une partie de la trochlée. La seconde moitié est légèrement luxée en dedans.

La trochlée et le condyle huméral ont été fracturés; la solution de continuité qui commence en bas dans la gorge de la trochlée, remonte obliquement en haut et en dehors pour gagner le bord externe de l'humérus, immédiatement au-dessus de l'épicondyle. Le fragment ainsi détaché ne s'est point consolidé, il est resté fixé par des liens fibreux à la cupule radiale et à l'olécrâne. La moitié interne de la trochlée, et l'humérus avec lequel elle est restée en continuité, fait saillie à la partie interne, où elle constitue une véritable luxation.
Il résulte de cette disposition que l'avant-bras, au lieu de faire suite à l'humérus, est luxé en haut et en dehors, et a entraîné dans le mouvement le fragment détaché qui est constitué par le condyle et la partie interne de la trochlée. C'est donc un exemple rare de fracture avec luxation latérale externe sus-épicondylienne des deux os de l'avant-bras.
La cupule radiale répond au bord externe de l'humérus, et la grande cavité sygmoïde du cubitus embrasse dans sa concavité la partie osseuse fracturée.
(Professeur Malgaigne.)

**N° 89** *e.* — Portion inférieure de l'humérus droit avec la partie supérieure des deux os de l'avant-bras, fracture de l'épicondyle et du condyle par une balle.

Cette pièce provient d'un homme de 30 ans, qui a reçu une balle à la partie externe du bras, au niveau du coude. Le projectile a ouvert la partie externe de l'articulation, broyé le condyle huméral en un grand nombre d'esquilles que l'on retrouve adhérentes au ligament latéral externe, qui est renversé de haut en bas et situé au-dessous de la cupule du radius. La crête saillante qui, de l'épicondyle vient constituer la partie inférieure du bord externe de l'humérus a été arrachée, et un des éclats qui intéresse la face antérieure, fait saillie au dessous du ligament antérieur. Ce blessé a été amputé du bras.
(M. Gillette, 1873.)

**N° 89** *f.* — Moitié inférieure de l'humérus droit avec la partie supérieure des deux os de l'avant, fracture par balle du condyle huméral et d'une partie de la trochlée.

Cette pièce provient d'un homme de 31 ans, capitaine de la garde nationale, fédéré, qui a reçu à la partie externe du coude une balle de fusil Chassepot. La balle a ouvert la partie externe de l'articulation, broyé l'épycondyle et le condyle huméral, qui ont été réduits en esquilles, sans déterminer aucune lésion du radius ni du cubitus. La partie externe de la trochlée est en grande partie détachée par de nombreuses fissures, dont une remonte assez haut sur la partie externe de l'humérus, et a détaché de son bord une esquille longue de 6 centimètres, de forme triangulaire et à base inférieure, sur laquelle reposait le condyle huméral qui a été en grande partie broyé. Cette lésion a nécessité l'amputation du bras, et l'individu est mort d'infection purulente. (*Voir* pl. 18.)
(M. Gillette, 1873.)

**N° 89** *g.* — Portion inférieure de l'humérus gauche avec les deux os de l'avant ; fracture par balle de l'extrémité supérieure du radius et de la trochlée humérale.

Cette pièce provient d'un homme de 25 ans qui a reçu une balle de fusil à tabatière : le projectile très-déformé est rattaché à la pièce. Cette balle, qui paraît avoir été dirigée obliquement, a fracturé la partie supérieure du radius qui a été broyé dans une hauteur de près de 6 centimètres. Le radius, dans sa partie supérieure, est réduit à sa cupule qui est elle-même fracturée à sa partie interne. L'extrémité supérieure du fragment intérieur du radius est rugueuse, inégale, et présente à sa partie antérieure une esquille volumineuse.

La balle, qui était probablement dirigée de bas en haut, le bras à moitié fléchi, après avoir broyé le radius, a pénétré l'humérus au niveau de la cavité coronoïde pour ressortir en arrière à la partie interne de la cavité olécrânienne. Dans ce trajet elle a fait éclater la partie interne de la trochlée, qu'elle a détachée perpendiculairement en bas au niveau de la gorge de la poulie. En haut la fracture remonte le long du bord interne, à 3 centimètres au-dessus de l'épitrochlée. Le fragment osseux ainsi détaché est lui-même divisé transversalement immédiatement au-dessous de l'épitrochlée. L'orifice postérieur paraît bien l'orifice de sortie, car il est plus grand, et présente un certain nombre d'esquilles irrégulières, dont une est assez volumineuse.

(M. Gillette, 1873.)

**N° 90.** — **Moitié supérieure de l'humérus droit; fracture transversale du col chirurgical avec pénétration de la diaphyse dans la tête humérale.**

Il existe sur cette pièce une fracture du col chirurgical située immédiatement au-dessous des deux tubérosités qui restent fixées sur le fragment supérieur. La solution de continuité est transversale et légèrement dentelée. La tête de l'humérus est portée en dedans, et a subi un léger mouvement de rotation sur son axe qui fait qu'elle regarde un peu en arrière. Le fragment inférieur ou diaphysaire, légèrement porté en avant et en dehors, a pénétré l'épiphyse dans une profondeur d'environ 1 centimètre et la consolidation s'est opérée dans cette position. (*Voir* pl. 18.)

**N° 90** *a.* — **Moitié supérieure de l'humérus droit; fracture du col chirurgical, avec pénétration de la diaphyse dans l'épiphyse, et éclatement incomplet de l'épiphyse.**

Cette pièce a été trouvée sur un homme d'environ 70 ans qui a été apporté dans les amphithéâtres de dissection. La fracture du col chirurgical est oblique de haut en bas et de dedans en dehors, elle commence en dedans un peu au-dessous de la surface cartilagineuse de l'humérus et pénètre ainsi dans l'articulation. En dehors elle se termine à 2 centimètres plus bas. En outre, le fragment inférieur a violemment pénétré dans le fragment supérieur ; en dedans cette pénétration s'est effectuée dans une étendue de plus de 2 centimètres, et la lame de tissu compacte qui limite le fragment inférieur remonte presque jusqu'au centre de la tête humérale. En dehors la pénétration est à peine de 2 millimètres. Le trait de la fracture est sinueux.

Le fragment supérieur est subdivisé en deux fragments secondaires, par une fracture presque verticale, qui commence en bas au milieu de la fracture précédente et qui en haut va aboutir au sommet de la grosse tubérosité de l'humérus. Les deux fragments secondaires qui résultent de cette deuxième fracture ne sont point mobiles l'un sur l'autre, quoique la consolidation ne se soit point opérée. La fracture est *incomplète* : en avant et en haut elle atteint la surface de l'os, mais en arrière elle en est séparée par une étendue de près de 2 centimètres, dans laquelle le tissu spongieux de la tête humérale a conservé son intégrité.

Cette fracture, qui est probablement de date ancienne, ne présente cependant qu'un cal fibreux, excepté à la périphérie, où l'on remarque en dehors, [au niveau du périoste, une substance d'apparence cartilagineuse, dans laquelle le microscope a démontré à M. Broca l'existence à la fois des cavités et des corpuscules de cartilages, ainsi que des touffes de tissu fibreux.

(Professeur Broca, *Bull. de la Soc. anat.*, 1851, t. XXVII, p. 180.)


**N° 90 b.** — **Moitié supérieure de l'humérus droit ; fracture du col chirurgical avec pénétration de la diaphyse dans la tête qui a éclaté.**

La fracture est située au-dessous des tubérosités humérales, et paraît avoir été oblique de haut en bas et de dehors en dedans. Le fragment inférieur a consécutivement pénétré dans la tête humérale ; la pénétration est considérable en dehors, puisqu'elle arrive presque au contact de la partie cartilagineuse, elle est presque nulle en dedans. Elle a produit un renversement de la partie externe de la tête humérale, qui est fracturée au niveau de l'union de son tiers interne avec les deux tiers externes. Le fragment externe, beaucoup plus renversé, forme sur la tête humérale une gouttière antéro-postérieure assez profonde. Les fragments sont consolidés dans cette position vicieuse, et le quart supérieur de la diaphyse humérale est irrégulier, aplati, couvert d'aspérités, qui témoignent que la fracture a été comminutive, et qu'un travail sous-périostique assez considérable s'est développé. (*Voir* pl. 18.)

(M. Houel).


**N° 90 c.** — **Portion supérieure de l'humérus gauche ; fracture du col chirurgical.**

La fracture qui est immédiatement située au-dessous des tubérosités est à peu près transversale et dentelée, la grosse tubérosité est elle-même incomplétement détachée du fragment supérieur. Il n'y a point de trace de consolidation, et comme la pièce est sans renseignements, il est impossible de préciser le déplament.

**N° 90 d. — Omoplate avec la clavicule et la moitié supérieure de l'humérus gauche ; fracture du col chirurgical.**

L'humérus présente une fracture transversale et dentelée qui commence en dehors, immédiatement au-dessous de la grosse tubérosité, se dirige en haut et en dedans pour se terminer au-dessous de la partie articulaire de la tête humérale. Le fragment inférieur a pénétré légèrement dans le supérieur, en même temps qu'il s'est porté en dedans et en avant, de manière à venir au contact de la partie inférieure de la cavité glénoïde. La grosse tubérosité a éclaté et est en grande partie détachée, elle ne se relie plus au fragment inférieur que par des trousseaux fibreux. La tête humérale portée en arrière fait saillie dans cette direction sous la voûte de l'acromion.
(Professeur Malgäigne.)

**N° 90 c. — Omoplate et clavicule gauche, avec la tête humérale ; fracture du col chirurgical.**

Sur cette pièce, la tête de l'humérus seule existe au contact de la cavité glénoïde ; la diaphyse, qui a été perdue, a été séparée de la tête, immédiatement au-dessous de la grosse tubérosité qui, ainsi que la petite, est restée fixée à la tête humérale. Cette tête osseuse, en même temps qu'elle est portée en bas, a éprouvé un mouvement de rotation sur son axe, et d'élévation qui fait que la petite tubérosité est au contact du ligament coraco-claviculaire, et que la grosse tubérosité correspond à la partie postérieure de la voûte acromiale dont elle n'est séparée que d'environ un demi-centimètre. La fracture paraît avoir eu lieu par pénétration, car la partie fracturée présente une excavation assez profonde qui doit être le résultat de la pression et du tassement du tissu spongieux de la tête humérale.
(Professeur Malgaigne.)

**N° 90 f. — Moitié supérieure de l'humérus gauche ; fracture du col chirurgical.**

La solution de continuité située immédiatement au-dessous

des tubérosités humérales, est à peu près transversale et dentelée. Le périoste de la partie interne de l'humérus a été conservé. Cette fracture, qui a eu lieu dix jours avant la mort de l'individu, ne présente aucune trace de consolidation et le déplacement ne peut être apprécié. On constate en outre que la grosse tubérosité a été détachée de la tête, qui dans sa partie fracturée, présente un grand nombre d'esquilles de volume variable, formées par le tissu spongieux, et attestent que cette partie a dû subir une pression énergique, produite très-probablement par le fragment inférieur.

(Professeur Malgaigne.)

**N° 90** *g*. — Portion de l'omoplate de la clavicule et de la partie supérieure de l'humérus gauche; fracture de la tête de l'humérus par une balle.

Cette pièce provient d'un homme qui est mort d'un kyste hydatique du foie; quelques années avant il avait reçu une balle qui avait pénétré dans l'épaule. La portion d'humérus est sciée verticalement et on constate que la tête présente trois fragments principaux qui sont consolidés entre eux. La tête humérale est remontée jusqu'à l'apophyse coracoïde, au niveau de la face inférieure de l'extrémité acromio-claviculaire. La cavité glénoïde normale, comblée en partie et moins profonde, est plus étendue. On trouve à la partie supérieure de l'humérus, sur la section, au milieu du tissu spongieux, une petite masse jaunâtre, probablement de nature graisseuse. Il n'a été trouvé aucun vestige de la balle. Seulement en deux points de la section de la tête humérale, on aperçoit une tache brune livide, qui a paru être à M. Verneuil du sulfure de plomb.

(Professeur Verneuil, *Soc. anat.*, 1872, 2ᵉ série, t. XVII, p. 188.)

**N° 91.** — Omoplate et portion supérieure de l'humérus gauche; fracture du col anatomique de l'humérus.

Cette pièce, qui paraît avoir été assez mal préparée, présente une fracture très-oblique de haut en bas et de dehors en dedans, qui commence en haut au-dessus de la grosse tubérosité qui reste attachée à la diaphyse, pour venir se terminer en bas à l'union de la partie cartilagineuse avec le corps de l'os. La tête humérale ainsi détachée est portée en bas et en dedans, et dans ce mouvement elle a écrasé la petite tubérosité qui l'a suivie dans son déplacement. La diaphyse humérale au niveau de la fracture, présente une excavation due très-probablement au broiement du tissu spongieux. Il n'existe aucune trace de consolidation. (*Voir* pl. 18.)

(M. Nivet.)


**N° 91 *a*. — Moitié supérieure de l'humérus droit ; fracture esquilleuse de la tête humérale.**

Il existe sur cette pièce une fracture esquilleuse qui a légèrement entamé la partie antérieure de la tête humérale et la petite tubérosité qui la supporte ; ce fragment osseux assez irrégulier, aplati d'avant en arrière, a été porté en dedans, où il faisait une saillie d'environ 2 centimètres du côté de l'aisselle. Ce fragment est consolidé dans cette position vicieuse. La partie supérieure de la coulisse bicipitale qui fait partie du fragment, est complétement effacée. (*Voir* pl. 19.)


**N° 91 *b*. — Omoplate clavicule et moitié supérieure de l'humérus gauche ; fracture du col anatomique de l'humérus.**

La solution de continuité qui paraît avoir siégé à la partie supérieure des tubérosités humérales, est oblique de haut en bas de dehors en dedans et d'avant en arrière ; la petite tubérosité est restée fixée à la tête de l'humérus. Le fragment inférieur, en même temps qu'il a un peu remonté et pénétré la tête dans sa partie interne, fait une saillie notable en dehors et en avant, tandis que la tête humérale portée en bas et en arrière, dépasse dans cette dernière direction des trois quarts environ de sa circonférence, le rebord de la cavité glénoïde, ce qui constitue une *luxation incomplète en arrière ou sous-aromicale*. La consolidation est à peu près complète. (*Voir* pl. 19.)

(Professeur Malgaigne.)


**N° 91 *c*. — Moitié supérieure de l'humérus gauche ; fracture du col anatomique.**

La solution de continuité qui a lieu dans la rainure même qui sépare la portion cartilagineuse du reste de l'os est assez intéressante, elle offre une disposition rare : le fragment supérieur, au lieu de présenter une surface transversale ou oblique, présente un véritable cône assez prononcé, formé par le tissu spongieux ; et qui correspond à une excavation creusée dans la diaphyse. Les tubérosités humérales, probablement par l'action du cône qui a agi à la manière d'un coin, sont incomplétement déchirées. La fracture paraît récente et est sans trace de consolidation.

(Professeur Malgaigne.)

**N° 92.** — Omoplate et humérus droit. Décollement de l'épiphyse
de la tête humérale.

Cette pièce provient d'un enfant de 11 ans, qui, assis sur une
charette, eut le bras pris dans l'essieu de la roue, dont la rotation
rapide engagea soudain et successivement la manche de la che-
mise, l'avant-bras, puis le bras, et entraîna le corps qui fut renversé en arrière et traîné quelques pas, le dos tourné vers
la roue.

On retira l'enfant en détachant la roue. La peau du bras était
arrachée, ainsi que celle de l'avant-bras. Au côté externe de
l'aisselle existait une plaie transversale peu étendue, mais assez
profonde pour qu'on y sentît à nu l'humérus en devant, et l'artère humérale en arrière. L'enfant succomba vingt-deux heures
après l'accident.

L'épiphyse humérale supérieure est décollée du corps de l'os,
la séparation est complète, mais l'épiphyse tenait encore à l'humérus par des portions de périoste et du ligament orbiculaire
seulement du côté externe. Du côté interne le périoste était déchiré et il y avait de 8 à 10 millimètres d'écartement entre l'épiphyse et la diaphyse; le ligament et la capsule synoviale étaient
aussi rompus en avant. La tête de l'humérus et les tubérosités
sont encore maintenus en rapport avec la cavité glénoïde par la
partie externe de la capsule. (*Voir* pl. 18.)

(M. Champion, de Bar-sur-Ornain, *Bulletin de la faculté de
médecine*, t. III, p. 118.)


ORDRE 3.


### Fractures des os de l'avant-bras.


Le Musée renferme trente-deux pièces se rapportant aux
fractures de l'avant-bras; sept occupent les deux os à la fois,
du n° 93 au n° 95 c; cette dernière est relative à l'aile d'un
vautour. Treize pièces, du n° 96 au n° 105, se rapportent à la
fracture du cubitus seul; mais il ressort évidemment de la
description et de l'examen de ces pièces, que pour un certaine nombre la fracture des deux os devait exister, et qu'un
seul a été conservé. Deux de ces fractures, n°s 104 et 105,
sont des exemples de solution de continuité de l'olécrâne.

Seize pièces se rapportent au radius seul, du n° 106 au n° 109 :
pour une, n° 106, la fracture siége à la cupule même ; pour
cinq c'est la diaphyse qui est fracturée ; enfin onze pièces
sont des exemples de fractures de l'extrémité inférieure du
radius.

Les fractures de l'extrémité inférieure du radius sont donc
les plus communes, et elles présentent un grand intérêt, car
elles démontrent que ces solutions de continuité sont loin
d'être toujours identiques, comme siége et comme direction,
et que la plupart des assertions émises par les auteurs trouvent leur justification dans l'examen de ces pièces. Il reste
cependant incontestable, que ces solutions de continuité, généralement très-rapprochées de l'articulation, sont transversales,
qu'elles ont lieu par pénétration, que c'est toujonrs le fragment supérieur seul qui pénètre l'inférieur, que cette pénétration est plus considérable en arrière qu'en avant, et que
dans ce point elle fait souvent éclater le fragment inférieur.

Dans la fracture des deux os de l'avant-bras, l'espace inter-osseux est généralement rétréci, surtout à la partie supérieure, n° 93 a. Une pièce n° 97 mérite d'être signalée : il s'agit
d'une fracture de la partie moyenne du cubitus, avec luxation de l'extrémité supérieure du radius en avant. La position qu'occupe la cupule du radius est différente de ce que
l'on observe ordinairement, elle est plus en dehors, mais il
est probable que cette différence est le résultat de la fracture
du cubitus et de la déformation consécutive de cet os. Je noterai encore deux exemples de fractures longitudinales du
radius, n° 95 b et 108 a.


### N° 93. — Avant-bras droit, fracture des deux os à la partie moyenne.

La consolidation est complète, le cal est peu volumineux ; par
suite de la déviation, les deux os arrivent au contact, mais sans
qu'il y ait continuité entre le radius et le cubitus. A ce niveau
l'espace interosseux a disparu. Ce rapprochement est dû au déplacement des fragments supérieurs ; celui du cubitus s'est porté
en dehors, celui du radius en dedans et en arrière. Les frag-

ments inférieurs n'ont point subi de déplacement ; aussi l'espace inter-osseux est conservé à sa partie inférieure.

### N° 93 a. — Avant-bras gauche, fracture des deux os à la partie moyenne de la diaphyse.

La solution de continuité siége sur les deux os à une hauteur différente ; le cubitus a été brisé au-dessous de sa partie moyenne, et le radius à l'union de son tiers supérieur avec le tiers moyen. Les deux fractures paraissent avoir été obliques en sens inverse, et les fragments qui ont chevauché les uns sur les autres, sont consolidés dans cette position vicieuse, avec un raccourcissement d'environ 8 centimètres.

Les fragments supérieurs du radius et du cubitus sont dirigés vers le centre du membre, d'où résulte un rétrécissement de l'espace inter-osseux en haut, et son maintien en bas. L'extrémité du fragment inférieur du radius portée en dehors, se termine par une pointe très-aiguë.

(Professeur Desault.)

### N° 94. — Avant-bras droit, fracture des deu os à la partie moyenne.

La solution de continuité qui est récente a lieu pour les deux os à la même hauteur ; elle est transversale à peu près, et dentelée. Les deux fragments supérieurs sont passés en arrière des inférieurs et maintenus dans cette position par le ligament interosseux ; les dentelures, qui sont assez prononcées, s'opposent aussi à ce que les fragments puissent être mis en rapport. (*Voir* pl. 19.)

(Professeur Malgaigne.)

### N° 95. — Avant-bras droit, fracture des deux os à une hauteur différente.

La fracture du radius est située à la partie inférieure du tiers moyen ; elle a été oblique de haut en bas d'avant en arrière. Le fragment inférieur placé en avant et en dehors est consolidé dans cette position, il a chevauché sur le supérieur d'environ un centimètre et demi. Sa surface articulaire inférieure regarde en dedans et en arrière.

La fracture du cubitus, située à 4 centimètres au-dessus de son articulation carpienne, est, comme celle du radius, oblique de haut en bas et d'avant en arrière ; c'est aussi le fragment inférieur qui a chevauché et qui est placé en avant du supérieur, tandis que son extrémité articulaire est également un peu dirigée en arrière.

(M. Houel.)


### Nº 95 *a*. — Avant-bras gauche, fracture des deux os dans leur tiers inférieur.


La consolidation est complète, avec un cal tellement régulier qu'il est difficile de reconnaître la solution de continuité. Elle n'est appréciable pour le radius qu'à sa face postérieure, où l'on retrouve à 5 centimètres au-dessus de son articulation carpienne une saillie due manifestement à l'extrémité supérieure du fragment inférieur, tandis que l'extrémité supérieure du fragment inférieur du cubitus fait une saillie à peine appréciable en avant en en dehors.

Mais ce qui rend surtout la fracture évidente, c'est l'inflexion latérale interne que le radius présente à sa face externe, en même temps qu'il est manifestement raccourci, d'où résulte que la facette articulaire carpienne regarde en avant et en dehors, et a entraîné le carpe dans cette déviation.

(Professeur Malgaigne.)


### Nº 95 *b*. — Avant-bras gauche, fracture des deux os dans leur tiers inférieur ; celle du radius est longitudinale. Il existe un décollement des deux épiphyses.


Cette pièce provient d'un jeune homme de 18 ans qui tomba d'environ 23 mètres de hauteur. On constata un double décollement épiphysaire du radius et du cubitus ; les deux épiphyses ont été perdues. Le cubitus, à 4 centimètres au-dessus du décollement épiphysaire, présente une fracture transversale et dentelée. Le radius présente une fracture longitudinale, occupant toute l'épaisseur de l'os, qui commence en bas au décollement de son épiphyse et remonte sur la face antérieure et postérieure de cet os, qu'il divise en deux moitiés latérales à une hauteur de 6 centimètres. Ce jeune homme présentait un grand nombre de lésions multiples qui ont rapidement entraîné la mort.

(M. Houel, *Bulletin de la Société de chirurgie*, t. III, p. 551.)


### Nº 95 *c*. — Aile droite d'un vautour, fracture des deux os.


Le déplacement est à peu près nul, et les extrémités osseuses sont maintenues en contact par un cal qui date de vingt-cinq jours.

(Professeur Jobert de Lamballe.)

### N° 96. — Cubitus gauche, fracture de la partie moyenne de la diaphyse.

La solution de continuité est oblique de dehors en dedans et de haut en bas, l'extrémité supérieure du fragment inférieur s'est porté en dehors du côté de l'espace inter-osseux et un peu en haut, tandis que l'extrémité carpienne est portée en dedans et en arrière. La consolidation est parfaite et le cal peu volumineux. (Professeur Desault.)

### N° 96 a. — Cubitus gauche, fracture de la partie moyenne de la diaphyse,

La fracture est située au niveau de la partie moyenne du corps; elle est oblique et dirigée de haut en bas de dehors en dedans ; le fragment inférieur est placé en arrière et en dehors du supérieur, en même temps que son extrémité fracturée se dirige du côté de l'espace inter-osseux qu'il rétrécit. Ce fragment a, en outre, éprouvé un mouvement de rotation sur son axe qui a porté en arrière l'apophyse stiloïde. La consolidation des fragments est régulière, le cal peu volumineux.

### N° 97. — Articulation huméro-cubitale et avant-bras gauche, fracture de la partie moyenne du cubitus et luxation en avant de l'extrémité supérieure du radius.

La fracture du cubitus est située au niveau de la partie moyenne de la diaphyse ; elle paraît avoir été oblique de haut en bas et de dehors en dedans. L'extrémité supérieure du fragment inférieur est située en arrière et en dehors, et rétrécit considérablement l'espace inter-osseux. Le cal est solide, et les deux fragments forment par leur rencontre un angle obtus de 150 degrés saillant en arrière et en dehors. La face interne du cubitus présente donc une courbe assez prononcée,

Le radius placé en pronation sur le cubitus a perdu en haut ses rapports avec la petite cavité sigmoïde de cet os, et avec la tête de l'humérus. Il s'est placé un peu en dedans et avant, en même temps qu'il dépasse en haut l'apophyse coronoïde cubitale. Aussi dans les mouvements de flexion, la partie supérieure de la cupule radiale déformée, au lieu de correspondre à la petite tête humérale, se place immédiatement au-dessus et en avant. Du contact sans cesse renouvelé de ces deux os, il en est résulté une cavité large de 3 centimètres et profonde de 8 milimètres

creusée dans l'humérus au-dessus de la petite tête. Comme on
le voit, la position de la cupule radiale diffère un peu de la
position qu'elle présente ordinairemeut dans la luxation en avant,
mais il est probable que cette différence est le résultat de la
fracture du cubitus et de la déformation consécutive de cet os,
qui, entraînant en dedans et en arrière l'extrémité inférieure du
radius, a dû reporter son extrémité supérieure en dehors et un
peu en avant.

(Professeur Desault.)


**N° 97 *a*. — Cubitus droit, fracture incomplète du tiers supérieur.**

La partie inférieure du tiers supérieur du cubitus, présente une
fracture incomplète transversale et dentelée avec engrènement
des dentelures. La fracture est *incomplète* en dedans, les fibres
osseuses ont résisté et plié, et c'est à leur présence qu'est due
la courbe régulière que cet os décrit à sa face interne. Cette
lésion a été produite artificiellement à l'amphithéâtre en frappant
les membres avec une tige de fer.

(Professeur Malgaigne.)


**N° 97 *b*. — Cubitus gauche, fracture incomplète de la partie
supérieure du tiers moyen.**

Cet os présente à la partie supérieure du tiers moyen une
fracture transversale et dentelée ; la solution de continuité est
*incomplète* ; les fibres osseuses situées à la face interne du cubitus
ont résisté, et établissent une continuité non interrompue entre
les deux fragments de ce côté. Cette intéressante lésion a été
obtenue artificiellement à l'amphithéâtre en frappant les membres
avec une tige de fer.

(Professeur Malgaigne.)


**N° 98. — Cubitus gauche, fracture de la partie supérieure du
tiers moyen.**

La fracture siége à l'union du tiers supérieur avec les deux
tiers inférieurs du cubitus ; le cal est solide, mais volumineux, et
les fragments sont déplacés, de façon que l'inférieur s'est porté en
arrière et un peu en dedans. Ils forment par leur rencontre un
angle d'environ 150 degrés, dont le sinus est tourné en avant.
Vers le bord radial, au niveau du cal, existe une production
osseuse considérable, appuyée sur l'extrémité du fragment supérieur, excavée à la manière d'une surface articulaire, ce qui

indique l'existence d'une pseudarthrose sur ce point avec le radius
qui avait dû être aussi fracturé.

(Professeur Lassus.)

### N° 99. — Avant-bras droit, fracture du tiers supérieur du cubitus.

Le cubitus à l'union de son tiers supérieur avec le tiers moyen
a été fracturé par un coup de feu ; il en est résulté plusieurs esquilles qui ont été portées en dehors et en arrière dont l'une est
longue de 5 centimètres environ. De nombreuses végétations se
retrouvent sur le fragment supérieur et la portion correspondante
du radius. Il a très-probablement existé une pseudarthrose à surface fort irrégulière entre les deux fragments.

### N° 100. — Cubitus droit, fracture de la partie inférieure du tiers moyen.

La fracture est située un peu au-dessous du milieu de la diaphyse ; elle paraît avoir été oblique de haut en bas et d'arrière
en avant. La consolidation est complète, régulière, sans grande
difformité ; le cal est peu volumineux et l'extrémité inférieure du
fragment supérieur est en avant et en dehors.

(Professeur Lassus.)

### N° 101. — Cubitus gauche, fracture de la partie inférieure du tiers moyen.

La fracture siége dans la partie inférieure du tiers moyen ; elle
paraît avoir été oblique de haut en bas et d'arrière en avant; le
fragment supérieur est situé en avant de l'inférieur. La consolidation est complète, le cal peu volumineux est régulier; au bord
radial, au niveau du cal, existe une petite crête osseuse.

### N° 102. — Cubitus droit, fracture du tiers inférieur.

Cette pièce provient d'une femme de 74 ans. La fracture qui
siége au tiers inférieur est oblique de haut en bas et de dehors
en dedans, elle est sans grand déplacement. La malade est morte
vingt jours après l'accident. Il existe un commencement de consolidation.

(Professeur Jobert de Lamballe.)

### N° **103**. — Cubitus droit, fracture du tiers inférieur.

La fracture est située vers le quart inférieur de cet os ; elle est
à peu près transversale et sans déplacement ; un cal fusiforme,
sous forme de virole, enveloppe l'extrémité des deux fragments,
qui, au niveau de la solution, ne sont point réunis complétement ;
une ossification commençante et celluleuse existe dans le canal
médullaire. Le cal est donc en voie de développement.
(Professeur Desault,)


### N° **104**. — Avant-bras gauche, fracture de l'olécrâne.

Cette pièce provient d'un homme qui, à 82 ans, fit une chute sur
la glace, et se luxa l'extrémité snpérieure de l'humérus gauche ; il
mourut quatre ans après, et on constata qu'il existait une fracture
qui occupait la partie moyenne de l'olécrâne juste au niveau de la
surface articulaire de l'apophyse coronoïde. La fracture est un
peu oblique de haut en bas et d'arrière en avant ; les fragments
sont maintenus presque en contact par un tissu fibreux solide
situé à la face postérieure de l'olécrâne, qui permettait une grande
mobilité au moment de l'autopsie, et l'écartement entre les fragments était alors de 4 à 5 millimètres. Une esquille du volume
d'un pois occupe le côté externe de l'articulation.
(M. Bordet, *Bull. de la Soc. anat.*, 1836, t. II, p. 151.)


### N° **105**. — Portion inférieure de l'humérus droit avec le cubitus; fracture de l'olécrâne.

Il existe sur cette pièce une fracture de la base de l'olécrâne ;
la solution de continuité qui entame une partie de l'apophyse
coronoïde est très-obliquement dirigée de haut en bas, d'avant en
arrière, et de dedans en dehors. Le fragment olécrânien s'est
porté en arrière en bas et un peu en dedans, tandis que le fragment inférieur formé par le cubitus a passé au-devant de l'articulation, en se portant légèrement en dehors, et en entraînant
avec lui l'extrémité supérieure du radius qui était luxé en avant.
C'est ce que semble démontrer la petite cavité sigmoïde du
cubitus qui est placé en avant, comme la portion de l'apophyse
coronoïde à laquelle elle est accolée. La fracture de l'olécrâne
est consolidée. L'olécrâne, par suite de sa déviation, semble
s'insérer sur la face postérieure du cubitus, 4 centimètres au-
dessous de l'apophyse coronoïde, et forme avec le cubitus un angle
de 135 degrés, dont le sinus regarde en arrière. La grande

cavité sigmoïde, par suite du mouvement de bascule éprouvé par l'olécrâne, forme un croissant à concavité supérieur au lieu d'être antérieur comme dans l'état normal. Sa largeur est en outre notablement agrandie, d'où résulte que l'humérus est comme enseveli dans la profondeur de la cavité sigmoïde, et que les mouvements de flexion et d'extension se trouvent bornés par les saillies osseuses. (*Voir* pl. 20.)

### N° 106. — Portion supérieure de l'avant-bras droit, fracture longitudinale incomplète de la cupule radiale.

Cette pièce provient d'un homme adulte qui fit une chute d'un lieu élevé. Les deux radius étaient fracturés à leur extrémité inférieure. M. Verneuil, en examinant l'articulation huméro-cubitale droite, vit qu'il existait une ecchymose profonde, située entre le muscle brachial antérieur et la capsule articulaire. L'articulation était distendue par une grande quantité de sang.

La cupule du radius présente deux fissures parallèles au grand axe de l'os, qui pénètrent à 1 centimètre environ de profondeur. De ces deux fissures, l'une est dirigée suivant le diamètre antéro-postérieur de la cupule qu'elle divise en deux fragments latéraux presque égaux, l'autre fissure est perpendiculaire à la première, se porte de dehors en dedans et divise le fragment externe en deux fragments à peu près égaux, l'un antérieur, l'autre postérieur. Ces deux traits de la fracture figurent sur la surface cartilagineuse de la cupule en T, ou une perpendiculaire élevée sur le milieu d'une droite. Les trois fragments sont presque au contact ; à peine sont-ils écartés d'un millimètre sur la circonférence de la cupule ; en outre, ils sont adhérents au corps de l'os et aucun d'eux n'a de tendance au déplacement.

(Professeur Verneuil, *Bull. de la Soc. anat.*, 1851, t. XX, p. 262.)

### N° 106 a. — Radius droit, fracture du tiers moyen.

La fracture siége à la partie inférieure du tiers moyen ; elle paraît avoir été presque transversale, elle est consolidée, et l'extrémité inférieure du fragment supérieur est placée en avant du supérieur ; le fragment inférieur a éprouvé, en outre, un léger mouvement de rotation sur son axe, qui a porté l'apophyse stiloïde un peu en avant.

### N° 106 b. — Radius gauche, fracture du tiers moyen.

La fracture occupe la partie moyenne de la diaphyse, la consolidation est complète et régulière, sauf une courbure anguleuse d'environ 150 degrés dont la saillie est tombée en arrière. A la

partie antérieure du cal est une sorte d'épine osseuse aiguë, dirigée en bas, et longue de quelques millimètres. La fracture paraît avoir été oblique de haut en bas et d'arrière en avant.
(Professeur Lassus.)


### N° 106 c. — Radius gauche, fracture du tiers moyen.

La fracture est située vers l'union du tiers supérieur avec le tiers moyen. La consolidation a été obtenue avec une légère difformité, résultant de ce que le fragment inférieur s'est porté en avant et en dedans, tandis que le supérieur s'est placé en arrière et en dehors. Les fragments se rencontrent d'ailleurs suivant un angle très-obtus, saillant du côté de l'espace inter-osseux; ils ont légèrement chevauché l'un sur l'autre.
(Ancienne Académie de chirurgie.)


### N° 107. — Avant-bras gauche; fracture de la partie inférieure du tiers moyen du radius.

Le radius est fracturé obliquement à l'union du tiers moyen avec le tiers inférieur. Les fragments ont légèrement chevauché l'un sur l'autre, et l'inférieur porté en dedans par son extrémité fracturée, appuie sur la face antérieure du cubitus; il a contracté avec ce dernier os des adhérences au moyen de liens fibreux accidentels. Aussi le radius est placé au-devant du cubitus, comme cela a lieu quand la main est dans une position intermédiaire à la pronation et à la supination extrême. Il résulte de cette position que l'apophyse stiloïde du radius s'est relevée, et se trouve sur un même plan horizontal avec celle du cubitus. Le ligament triangulaire est conservé.
(Professeur Breschet.)


### N° 108. — Squelette de la partie inférieure de l'avant-bras, du carpe et du métarcape; fracture de l'extrémité inférieure du radius.

Le radius est fracturé à sa partie inférieure. La solution de continuité a une direction qui paraît avoir été très-oblique; elle commence, en arrière, à 3 centimètres au-dessus de l'articulation radio-carpienne, et vient, en avant, se terminer à l'union du tiers antérieur, avec les deux tiers postérieurs de la surface articulaire inférieure du radius. Les deux fragments ont glissé l'un sur l'autre, l'inférieur en arrière, le supérieur en avant, et le chevauchement est d'environ 1 centimètre. Ils sont consolidés dans cette position, formant par leur réunion un angle de 160 degrés à ouverture postérieure.

Par suite de l'ascension du fragment inférieur du radius résultant du chevauchement, le cubitus dépasse en bas d'environ 1 centimètre, et il s'articule directement avec la face supérieure du pyramidal.

### N° 108 a. — Portion inférieure du radius droit ; fracture par pénétration de l'extrémité inférieure.

La fracture siége à 1 centimètre et demi au-dessus de la surface articulaire ; la solution de continuité est à peu près transversale, le fragment inférieur s'est légèrement porté en arrière, et le fragment supérieur en avant, où il dépasse l'inférieur d'environ 3 millimètres. C'est le fragment supérieur qui pénètre dans l'inférieur, et la pénétration est plus prononcée en arrière, où elle est de près de 1 centimètre. On constate entre les fragments une ligne blanche qui est le cal à l'état fibreux. La malade, car il s'agit d'une femme, est morte au vingtième jour de sa fracture d'une attaque de choléra. Il existe, en outre, une fissure longitudinale d'environ 2 centimètres, située à la face postérieure du fragment supérieur et sans écartement des bords.
(M. Béraud, 1849.)

### N° 108 b. — Portion inférieure du radius gauche ; fracture de l'extrémité inférieure.

Le trait de la fracture, qui est très-oblique, commence en dehors à 5 centimètres au-dessus de la base de l'apophyse stiloïde, pour venir se terminer en dedans à la partie supérieure de la facette sigmoïde du radius. Le fragment inférieur est lui-même divisé obliquement de dehors en dedans ; ce second fragment constitue une grosse esquille. La fracture, qui est récente, est sans déplacement appréciable, et les fragments sont maintenus par les éléments fibreux incomplétement rompus.
(Professeur Jobert de Lamballe.)

### N° 108 c. — Moitié inférieure de l'avant-bras gauche ; fracture de l'extrémité inférieure du radius.

La fracture qui siége à 1 centimètre au-dessus de l'articulation carpienne est à peu près transversale. Le fragment inférieur s'est légèrement porté en arrière, et il est dépassé en avant par le fragment supérieur d'environ 2 millimètres, surtout en dedans.

Il existe en outre une pénétration du fragment supérieur qui est plus prononcée en arrière, où elle a même fait éclater en plusieurs esquilles la partie postérieure du fragment inférieur. Il existait chez cet homme plusieures autres fractures ; il est mort au trente-cinquième jour, d'infection purulente, sans travail de consolidation apparent.

(Professeur Jobert de Lamballe.)

### N° 108 *d*. — Portion inférieure du radius droit; fracture de l'extrémité inférieure.

Il existe une fracture transversale qui siége à environ 1 centimètre et demi au-dessus de la surface articulaire carpienne. Le fragment inférieur est légèrement porté en arrière, et le supérieur en avant où il fait saillie d'environ 1 millimètre. Le fragment supérieur a légèrement pénétré l'inférieur en arrière, d'où résulte en avant un peu d'écartement entre les fragments, qui sont maintenus en rapport par la conservation des éléments fibreux qui existent à la face postérieure du radius.

(Professeur Jobert de Lamballe.)

### N° 108 *e*. — Moitié inférieure des deux os de l'avant-bras gauche; fracture de l'extrémité inférieure du radius.

La fracture du radius siége à environ 1 centimètre au-dessus de l'articulation carpienne ; elle est à peu près transversale, un peu oblique cependant d'arrière en avant ; le fragment supérieur fait une légère saillie en arrière, tandis que l'inférieur dépasse à peine en avant. Les rapports des fragments sont donc à peu près conservés, seulement l'apophyse stiloïde a été détachée à sa base.

Il s'agit d'une femme de 68 ans, qui est morte douze jours après son accident. On ne trouve point trace de consolidation.

(Professeur Jobert de Lamballe.)

### N° 108 *f*. — Portion inférieure des deux os de l'avant-bras du côté droit avec les os du carpe; fracture de l'extrémité inférieure du radius.

Le radius, à 2 centimètres et demi environ au-dessus de son articulation carpienne, présente une ligne de fracture qui, d'abord horizontale, ne tarde point à se porter obliquement de haut en bas et d'avant en arrière, pour venir se terminer à la face postérieure à 5 millimètres environ au-dessus de la surface articulaire; le déplacement est à peu près nul. Le fragment supérieur, par son obliquité, fait cependant une légère saillie en arrière, mais sans pénétration. A la face externe du radius se remarque une fracture très-oblique, presque verticale, qui commence à 5 centimètres au-dessus de l'articulation et qui, en bas, se termine dans l'articulation carpienne même; détachant ainsi une large esquille qui supporte l'apophyse stiloïde. Il existait un broyement des parties molles. L'individu est mort dix jours après l'accident; il n'y a point de trace appréciable de consolidation.

(Professeur Jobert de Lamballe.)


**N° 108** *g.* — **Avant-bras gauche; fracture de l'extrémité inférieure du radius.**

Cette pièce est en mauvais état de conservation.
(M. Lize, du Mans.)


**N° 108** *h:* — **Moitié inférieure de l'avant-bras droit carpe et métacarpe; fracture de l'extrémité inférieure du radius.**

Le radius est fracturé à sa partie inférieure; la consolidation est complète; la solution de continuité paraît avoir été oblique de haut en bas et d'arrière en avant; le fragment supérieur s'est porté en avant et en dedans, tandis que l'inférieur a basculé en arrière, en même temps qu'il a chevauché sur le supérieur qui, très-probablement, a pénétré dans son épaisseur. Il résulte de cette disposition que, au niveau de la fracture, l'avant est convexe en avant et concave en arrière; le carpe, qui a suivi dans son mouvement le déplacement du fragment inférieur, est porté en arrière et en dehors. Le fragment inférieur présente, en outre, une fracture très-oblique, presque verticale, de sa partie externe, qui a détaché une esquille qui est constituée par l'apophyse stiloïde, et qui s'est inclinée en dehors et en avant; elle est consolidée dans cette position vicieuse.

(Professeur Jarjavay.)


**N° 109.** — **Modèle en plâtre de l'avant-bras et de la main d'une jeune fille, dont le radius était fracturé près de son extrémité inférieure.**

Ce moule, donné par Dupuytren, et qui lui servait à ses démonstrations, permet d'apprécier les changements que produit la fracture de l'extrémité inférieure du radius dans la forme de l'avant-bras, et dans la direction de la main.
(Professeur Dupuytren.)

## ORDRE 4.

### Fracture des os de la main.

**N° 110.** — Second os du métacarpe gauche ; fracture.

La fracture est située vers la partie moyenne et paraît légèrement oblique de haut en bas et d'arrière en avant. Le cal est très-
solide, mais difforme. Le fragment inférieur s'est porté en arrière et en haut, et a chevauché sur le supérieur. Le méta-
carpien est notablement raccourci, et présente une courbure
anguleuse très-prononcée, dont la saillie est tournée en arrière.

------

## Article 6.

## FRACTURES DU MEMBRE INFÉRIEUR

Je diviserai les fractures du membre inférieur en quatre
sections, à savoir :

1° Fractures du fémur ;
2° Fractures de la rotule ;
3° Fracture des os de la jambe ;
4° Fractures des os du pied.

### SECTION PREMIÈRE.

## Fractures du fémur.

Le nombre des pièces de fractures du fémur contenues
dans le Musée Dupuytren est très-considérable ; on en compte
168. L'obliquité de la fracture et le déplacement sont les faits

les plus intéressants de ces solutions de continuité. Comme ces déplacements présentent de notables différences suivant la hauteur à laquelle a lieu la fracture, je diviserai ces solutions de continuité en quatre ordres distincts, à savoir :

1° Fractures de la partie moyenne du corps du fémur ;
2° Fractures du tiers inférieur et des condyles fémoraux ;
3° Fractures du tiers supérieur du fémur ;
4° Fractures du col du fémur qui comprendront deux variétés, suivant que la fracture sera extra ou intra-capsulaire.

## ORDRE PREMIER

### Fractures de la partie moyenne du corps du fémur.

Ces fractures sont au nombre de 42 ; vingt et une siégent sur le fémur droit et vingt et une sur le gauche. Vingt et une pièces : nᵒˢ 111, 112, 113, 114, 115, 116, 117, 118, 119, 120, 121, 122, 123, 124, 125, 127 a, 127 d, 127 e, 128 a, 131 et 131 b sont des exemples de fractures simples et obliques ; neuf sont comminutives : nᵒˢ 126, 127, 128, 129, 130, 132, 132 a, 133 c, 133 f ; quatre sont transversales et dentelées : nᵒˢ 127 b, 127 c, 132 b, 132 c ; une fracture est spiroïde, ce qui est rare pour le corps du fémur nᵒ 127 f ; sept ont eu lieu par balle : nᵒˢ 132 c, 133 a, 133 d, 133 e, 133 f, 133 g, 133 h ; le nᵒ 133 a est un de ces exemples rares, si ce n'est unique, où la balle est enchâssée dans la partie moyenne de la diaphyse de l'os, exactement comme un joailler peut le faire pour une pierre précieuse. Le nᵒ 133 d est un exemple rare de la perforation simple de la partie inférieure de la diaphyse du fémur par une balle Chassepot qui s'est arrêtée dans le canal médullaire, sans fracturer la diaphyse. Les pièces nᵒˢ 133 e, 133 f sont relatives l'une, nᵒ 133 e, à une fissure par balle, l'autre, numéro 133 f, à une fracture comminutive qui a déterminé une osteomyelite suppurée ; enfin, dans la pièce 133 h, la partie inférieure de la diaphyse est incomplétement perforée, et la balle n'est point arrivée jusque dans le canal médullaire.

De l'examen de toutes ces fractures, il résulte que le dépla-

cement est beaucoup plus considérable qu'on pourrait le croire
à *priori*, et presque jamais le cal n'est obtenu avec un rapport
exact des fragments osseux. J'ai vu un certain nombre de
chirurgiens penser que ces pièces avaient été recueillies et
classées dans le Musée à cause de la difformité qu'elles présentent, ce qui est une erreur. Un déplacement même considérable est à peu près la règle dans ces fractures.

Le déplacement le plus ordinaire dans les fractures de la
partie moyenne du fémur est le suivant, la solution de continuité étant le plus souvent oblique de haut en bas, d'arrière
en avant et un peu de dedans en dehors; le fragment
supérieur se porte en avant et en dehors de l'inférieur,
nos 111, 112, 113, 114, 115, 117, 119, 120, 121, 127, 127 *b*,
128 *a*. Ce fragment peut aussi être placé quelquefois directement en avant, nos 116, 124, 127 *d*, 133 *c*. D'autres fois
il est porté en avant et en dedans : nos 118, 128, 129,
130, 132 *a*. Toutes ces dissemblances tiennent le plus souvent
à une legère différence qui existe dans l'obliquité même de
la fracture. L'obliquité commande le plus souvent le déplacement. Il existe en même temps un chevauchement plus ou
moins considérable des fragments ; la pièce sur laquelle ce
chevauchement est le plus notable est certainement le
numéro 116.

Il arrive quelquefois exceptionnellement que l'obliquité de
la fracture est inverse aux cas précédents, c'est-à-dire qu'elle
est dirigée de haut en bas, d'avant en arrière ; alors c'est le
fragment inférieur qui se place en avant et le supérieur en arrière : nos 125, 127 *e* et 133 *c*. On voit donc d'après ces
pièces que l'obliquité de la fracture exerce une certaine in-
fluence sur le déplacement.

Un autre déplacement plus rare qui appartient au fragment
inférieur, c'est la rotation de ce dernier sur son axe, rotation
qui amène une position vicieuse du pied, et qui peut avoir
lieu en dedans : nos 112, 122, 125, 127 *a*, 129 et 130. D'autrefois elle a lieu en dehors : nos 121, 123.

Sur toutes ces pièces, malgré le déplacement, à l'exception
d'un angle peu considérable, le fémur conserve une direction
à peu près rectiligne ; mais sur les pièces nos 122 et 131,

la difformité est telle, que l'axe de chaque fragment forme pour le n° 122 un angle droit, et pour le n° 131 un angle de 115 degrés, dont l'ouverture est située à la face interne.

Un fait général qui ressort encore de ces fractures et de toutes celles que renferme le Musée, c'est que les fragments englobés au milieu d'une gangue osseuse ne prennent directement aucune part à la consolidation : n°ˢ 127 et 133 ; ils sont sur ces deux pièces rugueux, inégaux, comme au moment où s'est produite la fracture. Il ressort aussi de l'examen de toutes ces pièces, que le canal médullaire, contrairement à l'assertion émise par Dupuytren, ne se rétablit jamais ; il n'existe point de pièce dans le Musée, si ancien que soit le cal, et si parfaite que soit la coaptation, sur laquelle on ne retrouve, quand il a existé, le bouchon qui oblitère le canal médullaire : n°ˢ 115 et 125.

Le contact direct, immédiat, dans une grande étendue des fragments, n'est point également absolument nécessaire à la consolidation ; le plus généralement il se touchent soit par un point limité de leurs extrémités, ou bien par un point de leur circonférence. Il arrive même quelquefois, comme sur les pièces n°ˢ 118, 119, 123, 126, 127 *a* et 130, que les fragments peuvent être séparés par un intervalle variable ; sur une de ces pièces l'intervalle est même de 3 centimètres. Dans les fractures de la partie moyenne du fémur le cal est rarement invaginant, il présente le plus ordinairement la variété décrite par M. Cruveilhier sous le nom de cal latéral ou bilatéral : n°ˢ 117, 119, 123 et 124. Dans le cal bilatéral n°ˢ 122, 127 et 130, le cal est étendu de la face latérale de l'un des fragments à l'autre, les deux extrémités osseuses étant libres. Des esquilles volumineuses, n°ˢ 126, 127, 128 et 130, même complétement détachées, ne sont point un obstacle absolu à la consolidation ; elles peuvent être englobées dans le cal et continuer à vivre.

### N⁰ 111. — Fémur gauche; fracture de la partie moyenne de la diaphyse.

Cette pièce provient d'un jeune sujet; la fracture siége à la partie moyenne de la diaphyse environ; elle est oblique de haut en bas, d'arrière en avant et un peu de dedans en dehors. Les fragments ont chevauché d'environ 4 à 5 centimètres, le supérieur est placé en avant et un peu en dehors de l'inférieur. Le cal, très-solide, assez régulier, présente en arrière une saillie due à l'extrémité supérieure du fragment inférieur.
(Professeur Lœnnec.)

### N° 112. — Fémur droit; fracture de la partie moyenne de la diaphyse.

La fracture siége à la partie moyenne du corps environ; elle paraît avoir été légèrement oblique de haut en bas et d'arrière en avant. Les deux os ont chevauché d'environ 5 à 6 centimètres. Le fragment supérieur est placé en avant et un peu en dehors de l'inférieur, qui a éprouvé un léger mouvement de rotation en dedans. Le cal, très-solide, est assez régulier en avant, tandis qu'en dedans et en arrière il présente d'assez grandes aspérités.
(M. Prieur, 1807.)

### N° 113. — Fémur droit; fracture de la partie inférieure du tiers moyen.

La fracture siége à l'union du tiers moyen avec le tiers inférieur; elle est oblique de haut en bas, d'arrière en avant et légèrement en dedans. Le chevauchement est d'environ 4 centimètres; le fragment supérieur est placé en avant de l'inférieur, et se termine par un prolongement osseux assez aigu et long de 1 centimètre et demi. Un cal assez régulier et solide soude les deux os.

### N° 114. — Fémur droit; fracture de la partie moyenne de la diaphyse.

La fracture siége à la partie moyenne de la diaphyse; elle paraît avoir été oblique de haut en bas et d'arrière en avant. Le chevauchement est d'environ 5 centimètres. Le fragment supérieur est situé en avant et en dehors de l'inférieur qui s'est porté légèrement en dedans, d'où résulte cette double disposition : 1° que les condyles ont éprouvé un léger déplacement sur leur axe, qui porte un peu l'interne en arrière ; 2° que les deux fragments se rencontrent sous un angle très-obtus en dedans. L'axe de la partie inférieure du fémur est donc changé. La consolidation est complète et assez régulière.

(Ancienne Académie de chirurgie.)

### N° 115. — Fémur gauche ; fracture de la partie supérieure du tiers moyen.

La fracture siége à la partie supérieure du tiers moyen ; elle paraît avoir été comminutive. On distingue cependant manifestement une obliquité dirigée de haut en bas et d'arrière en avant. Le chevauchement est peu considérable, et le fragment supérieur est placé en avant de l'inférieur ; le fémur, à sa partie moyenne, décrit une légère courbe à concavité antérieure. Le cal est solide et assez régulier ; le fragment inférieur n'a point éprouvé de mouvement de rotation sur son axe.

### N° 116. — Fémur droit ; fracture de la partie moyenne de la diaphyse.

La fracture siége à la partie moyenne du corps ; elle est oblique de haut en bas et d'arrière en avant. Le chevauchement est très-considérable, de 1 décimètre environ. Le fragment supérieur est placé directement en avant de l'inférieur, dont l'extrémité supérieure est légèrement portée en dehors, d'où résulte que les deux fragments se rencontrent sous un angle obtus. Le cal est latéral, solide et assez régulier en avant, et un peu rugueux en arrière.

(Ancienne Académie de chirurgie.)

### N° 117. — Fémur droit ; fracture de la partie moyenne de la diaphyse.

La fracture occupe la partie moyenne du corps ; elle est oblique de haut en bas et d'arrière en avant. Le chevauchement est d'environ 5 centimètres. Le fragment supérieur est placé en avant de l'inférieur, où il fait une saillie considérable, qui a la forme d'un coin comprimé latéralement, tranchant par son extrémité et par sa partie antérieure. L'inférieur forme aussi en arrière une saillie assez considérable mais plus émoussée. Au

niveau du cal, qui est assez régulier, le fémur mesure d'avant
en arrière 8 centimètres, ce qui résulte de ce que les fragments
ne se touchent point. Le fémur présente, en outre, une courbure
générale dont la concavité est interne, disposition qui résulte de
ce que les extrémités des fragments sont tous deux portés en
dedans.

(Professeur Lassus.)


### Nº 118. — Fémur droit; fracture de la partie moyenne<br>de la diaphyse.

Cette pièce provient d'un individu rachitique. La fracture siége
à la partie moyenne du corps; elle paraît avoir été oblique de
haut en bas, d'arrière en avant et de dehors en dedans. Le chevauchement est peu considérable. Le fragment supérieur, qui
est aplati latéralement, est placé en avant et en dedans de l'inférieur, qui a conservé sa rectitude normale. Le fémur, dans sa
totalité, présente une double courbure, l'une dont la concavité
regarde en arrière, l'autre dont la concavité regarde en dedans.
Le cal est peu volumineux, assez régulier.


### Nº 119. — Fémur gauche; fracture de la partie moyenne<br>de la diaphyse.

La fracture qui siége à la partie supérieure du tiers moyen
de la diaphyse, est oblique de haut en bas et d'arrière en avant.
Le chevauchement est d'environ 6 centimètres. Le fragment
supérieur est placé en avant de l'inférieur; il est en même
temps porté en avant et en haut, d'où résulte entre eux un écartement constitué par un espace triangulaire à base inférieure de
plus de 2 centimètres, comme on peut l'observer sur la coupe
pratiquée sur cet os. Ces deux fragments sont réunis par un cal
latéral assez lisse et régulier, quoique percé de trous dont quelques-uns sont larges.

(Professeur Thouret.)


### Nº 120. — Fémur gauche; fracture de la diaphyse.

La fracture siége à l'union des deux cinquièmes supérieurs
avec les trois cinquièmes inférieurs; elle paraît avoir été oblique de haut en bas, d'arrière en avant et de dehors en dedans.
Le chevauchement est de 3 à 4 centimètres. Le fragment supérieur est en avant et porté en dehors, tandis que l'inférieur est
en arrière et en dedans; ce dernier a à peu près conservé sa

direction normale. Ces deux fragments se rencontrent sous un angle d'environ 135 degrés, d'où résulte une courbe presque anguleuse, saillante en dehors et en avant, avec un raccourcissement notable. Le cal solide, peu volumineux, est assez régulier.
(Professeur Thillaye.)


### N° 121. — Fémur gauche; fracture de la diaphyse.

La fracture est située un peu au-dessus de la partie moyenne du corps; elle paraît avoir été oblique de haut en bas, d'arrière en avant et de dedans en dehors. Le chevauchement est à peine marqué. Le fragment supérieur, situé en avant de l'inférieur, s'est assez fortement dévié en dehors, tandis que l'inférieur s'est porté en dedans. Ces deux fragments forment entre eux un angle de 130 degrés saillant en avant et surtout en dehors. Le fragment inférieur, en même temps qu'il s'est porté en dedans, a éprouvé un mouvement de rotation sur son axe qui fait que la partie antérieure du genou regarde en dehors, et le condyle interne regarde directement en avant. Le cal, peu volumineux, présente quelques légères aspérités.
(M. Prieur.)


### N° 122. — Fémur gauche; fracture de la partie supérieure du tiers moyen de la diaphyse.

Cette pièce provient du cimetière des Innocents. La fracture siége à l'union du tiers supérieur avec le tiers moyen du fémur; la solution de continuité paraît avoir été presque transversale, et le chevauchement est à peu près nul; mais le fragment supérieur se porte presque horizontalement d'arrière en avant et de dedans en dehors, tandis que l'inférieur affecte une direction oblique de haut en bas, de dehors en dedans et d'avant en arrière : ainsi dirigés, ces deux fragments forment entre eux un angle de 85 degrés, saillant en avant et en dehors, et la distance qui sépare le sommet de cet angle d'une ligne droite, tombant entre les deux extrémités du fémur, est de 23 centimètres. Quoique le chevauchement soit peu considérable, le fémur se trouve raccourci de 10 à 12 centimètres. En outre, le fragment inférieur a éprouvé un mouvement de rotation sur son axe tel, que le condyle externe regarde en avant. Le cal est solide et régulier; sa face externe et antérieure est lisse et arrondie.
(Professeur Thouret.)

### N° **123**. — Fémur droit; fracture de la diaphyse.

La fracture siége à la partie inférieure du tiers moyen; elle paraît avoir été légèrement oblique de haut en bas et d'arrière en avant. Le chevauchement est d'environ 4 centimètres. Le fragment supérieur, qui est placé en avant de l'inférieur, se termine par une extrémité pointue qui dépasse le cal d'environ 3 centimètres et devait se plonger dans les muscles. Les deux fragments sont séparés et distants l'un de l'autre par un intervalle de 2 centimètres, lequel est comblé par un cal latéral très-résistant, exactement perpendiculaire aux deux fragments. En outre, le fragment inférieur a éprouvé un mouvement de rotation sur son axe de dedans en dehors, tel, que le condyle interne regarde en avant et le genou en dehors. La consolidation est complète et le cal régulier. (*Voir* pl. 20.)

(Professeur Thillaye.)

### N° **124**. — Moitié latérale externe du fémur gauche; fracture de la partie moyenne de la diaphyse.

La fracture siége au niveau de la partie moyenne de l'os; elle est oblique de haut en bas et d'arrière en avant. Le chevauchement est d'environ 4 centimètres. Le fragment supérieur est situé directement en avant de l'inférieur. Il existe entre eux un écartement assez régulier de 3 centimètres, qui est comblé par un cal latéral spongieux, englobé d'une lame mince de tissu compact, qui se continue avec celle des deux extrémités des fragments.

### N° **125**. — Fémur gauche; fracture de la partie supérieure de la diaphyse.

La fracture siége à l'union du tiers moyen avec le tiers supérieur; elle paraît avoir été oblique de haut en bas et d'avant en arrière. Le chevauchement est peu considérable, et le raccourcissement assez notable qui existe dans ce cas, résulte surtout de la direction que prennent les deux fragments. Le fragment supérieur est légèrement porté en dehors et placé en arrière de l'inférieur, qui se dirige également en dehors, d'où résulte un angle obtus de 140 degrés, saillant du côté externe de la cuisse. Le fragment inférieur a, en outre, éprouvé un léger mouvement de rotation sur son axe en dedans. Le cal est peu volumineux, solide et assez régulier.

(M. Pigné.)

### N° 126. — Fémur gauche; fracture de la partie inférieure de la diaphyse.

La fracture, qui a été comminutive, siége à la partie inférieure du tiers moyen; elle paraît avoir été oblique dans son ensemble de haut en bas et d'arrière en avant. On distingue trois fragments principaux, l'un supérieur, l'autre inférieur, le troisième postérieur, et une esquille longue de 11 centimétres ne comprenant qu'une partie de l'épaisseur de l'os; cette esquille est refoulée en arrière, solidement soudée au fragment inférieur, sur lequel elle a très-légèrement chevauché et dont elle continue la direction. Le fragment supérieur est situé au-devant de l'inférieur; un cal régulier peu volumineux, réunit les trois fragments.

(Professeur Lassus.)

### N° 127. — Fémur droit; fracture de la partie moyenne de la diaphyse.

La fracture, située près de la partie inférieure du tiers moyen, est oblique de haut en bas et d'arrière en avant. Le chevauchement est d'environ 8 centimètres. Outre les deux fragments principaux, il existe une esquille assez volumineuse située à la partie postérieure du fragment inférieur dont elle émane, et avec lequel elle est soudée. Cette esquille est constituée par une lamelle osseuse de 2 à 3 centimètres de largeur, en forme de spire, obliquement détachée de haut en bas, d'arrière en avant, et de dehors en dedans. Elle se perd insensiblement dans l'extrémité inférieure du fémur sur le condyle interne. Des deux fragments principaux le supérieur est situé en avant de l'inférieur, qui a éprouvé un léger mouvement de rotation sur son axe en dedans; ces fragments sont écartés l'un de l'autre, et un cal latéral régulier antéro-postérieur les réunit.

(Professeur Lassus.)

### N° 127 a. — Fémur gauche; fracture de la partie moyenne de la diaphyse.

La fracture a lieu dans la partie inférieure du tiers moyen; elle est presque transversale et le chevauchement n'est guère que de 3 centimètres. Le fragment supérieur est en avant et un peu en dehors de l'inférieur, qui a éprouvé un léger mouvement de rotation en dedans sur son axe. Un cal latéral bosselé réunit les deux fragments; il manque en avant et en arrière.

**Nº 127 b. — Moitié inférieure du fémur gauche; fracture de la
partie inférieure du tiers moyen de la diaphyse.**

La fracture siége à l'union du tiers moyen avec le tiers inférieur, la solution de continuité est transversale et dentelée. Le
fragment supérieur s'est légèrement déplacé en dehors et en
avant, il semble même qu'il ait pénétré le canal médullaire du
fragment inférieur; une des dentelures de ce fragment a en effet
pénétré ce canal, tandis que l'antérieur dépasse en avant le fragment inférieur. La fracture, qui est récente, était en voie de consolidation; le cal n'est encore que fibreux.
(Professeur Malgaigne.)


**Nº 127 c. — Fémur gauche; fracture de la partie supérieure
du tiers moyen de la diaphyse.**

Le corps du fémur est assez grêle; la fracture qui occupe la
partie supérieure du tiers moyen, est oblique très-légèrement
de haut en bas et d'arrière en avant, elle est en outre dentelée.
La solution de continuité est récente et sans trace de consolidation.
(Professeur Malgaigne.)


**Nº 127 d. — Fémur droit; fracture de la partie moyenne
de la diaphyse.**

Cette pièce provient d'une jeune fille de deux ans. La fracture
siége au niveau de la partie moyenne du corps, elle est oblique de
haut en bas et d'arrière en avant, le chevauchement est d'environ
2 centimètres. Le fragment supérieur est placé en avant de l'inférieur. On constate l'existence d'un cal fibreux, l'enfant étant mort
dix-sept jours après l'accident.
(Professeur Jobert de Lamballe.)


**Nº 127 e. — Fémur gauche; fracture de la partie moyenne
de la diaphyse.**

Cette pièce provient d'un jeune enfant. La fracture siége à la
partie supérieure du tiers moyen, elle est oblique de haut en bas
et d'avant en arrière, le fragment supérieur est placé en avant
de l'inférieur. Un cal fibreux, périphérique, englobe les fragments. L'enfant est mort vingt jours après la fracture.
(Professeur Jobert de Lamballe.)

### N° **127** *f*. — Portion d'un fémur gauche ; fracture de l'extrémité inférieure du tiers moyen de la diaphyse.

La fracture siége à la partie inférieure du tiers moyen ; elle est oblique d'arrière en avant et de dedans en dehors. L'obliquité que présente cette fracture représente assez les deux tiers d'une spire, qui se terminerait brusquement par une pointe très-aiguë. La solution de continuité est récente, il n'y a point trace de consolidation. Le fragment supérieur présente en outre deux fissures longitudinales sans écartement de leur bord : l'antérieure est longue de 3 centimètres, la postérieure, longue de 2, est située près de la ligne âpre et est un peu oblique en dedans.
(M. Houel.)

### N° **128**. — Fémur gauche ; fracture de la partie moyenne de la diaphyse.

La fracture est comminutive, et occupe la partie moyenne de la diaphyse ; elle paraît avoir été dans son ensemble oblique de haut en bas, d'arrière en avant ; le chevauchement est peu considérable, d'environ 3 centimètres. Le fragment supérieur est placé en avant et en dedans de l'inférieur. A la partie antérieure et externe de la fracture, existe une large esquille longue de 13 centimètres qui est formée par la moitié de l'épaisseur du fémur, elle est oblique de haut en bas, de dedans en dehors. Le cal est solide, assez régulier, excepté en arrière où il présente quelques aspérités ; il englobe dans son épaisseur l'esquille qui paraît placée comme pour assurer la solidité de l'union des deux fragments principaux. On remarque sur le fragment inférieur un certain nombre de fissures dont quelques-unes sont assez étendues ; elles ne présentent aucune trace de consolidation. (*Voir* pl. 20.)
(Professeur Desault.)

### N° **128** *a*. — Fémur gauche ; fracture de la partie moyenne de la diaphyse.

La fracture siége à la partie supérieure du tiers moyen ; elle est oblique de haut en bas, d'arrière en avant, et de dedans en dehors ; le chevauchement est considérable, 8 centimètres environ. Le fragment supérieur dirigé en dehors est placé en avant et en dehors de l'intérieur qui est un peu oblique en dedans. Il résulte de cette disposition que les deux fragments se rencontrent sans un angle saillant en dehors, et que le fémur décrit une courbe assez prononcée à concavité située en dedans ; les deux fragments

se touchent à leur point de rencontre supérieur, mais le fragment
supérieur au niveau de sa pointe est écarté de près de 2 centimètres et demi. Un cal latéral solide et régulier les réunit.


### N° 129. — Fémur droit ; fracture de la diaphyse.

La fracture siége à la partie supérieure du tiers moyen ; elle
est comminutive, et paraît dans son ensemble avoir été oblique
de haut en bas, d'arrière en avant, et de dehors en dedans ;
le chevauchement est peu considérable. Le fragment supérieur
est situé en avant et en dedans de l'inférieur, qui a éprouvé un
léger mouvement de rotation sur son axe de dehors en dedans.
Deux esquilles volumineuses et assez longues existent à la face
antérieure ; elles sont englobées dans un cal assez régulier et
lisse en avant, tandis qu'il présente en arrière un certain nombre d'aspérités.


### N° 130. — Fémur droit ; fracture de la partie moyenne
### de la diaphyse.

La fracture siége à la partie moyenne du corps ; elle est comminutive et oblique de haut en bas et d'arrière en avant, le
chevauchement est considérable, de près d'un décimètre. Le
fragment supérieur qui se termine par une extrémité très-pointue,
est situé en avant et en dedans de l'inférieur, qui a éprouvé
un mouvement de rotation sur son axe de dehors en dedans.
Une esquille volumineuse, longue de 10 centimètres sur 3 d'épaisseur, semble provenir du fragment supérieur ; elle est située à
la partie antérieure et externe. Elle est englobée dans un cal
latéral volumineux, et assez irrégulier, en arrière surtout où il
existe de nombreuses aspérités. La direction générale de l'os
est altérée ; il est courbé dans son milieu et présente un angle
de 160 degrés dont l'ouverture regarde en dedans. (*Voir* pl. 20.)
(Professeur Marjolin et M. Rullier.)


### N° 131. — Fémur droit ; fracture de la partie moyenne
### de la diaphyse.

La fracture siége vers le milieu de la diaphyse ; elle paraît avoir
été légèrement oblique de haut en bas et d'arrière en avant. Le
fragment supérieur, dirigé très-obliquement de haut en bas, et de
dedans en dehors, est placé en avant ; l'inférieur, oblique de haut
en bas et de dehors en dedans, forme avec le précédent un angle
de 100 à 115 degrés, dont l'ouverture est tournée en dedans.

La rencontre de ces deux fragments n'a pas lieu par leurs extrémités, mais le bout de la portion tibiale vient s'appuyer sur la face postérieure de la portion iliaque, au-dessus de son extrémité, de sorte que celle-ci fait en dehors et au delà du point de rencontre, une saillie de 3 à 4 centimètres. Une esquille longue de 7 centimètres, large de 3 à 4, et dirigée obliquement de haut en bas et de dehors en dedans, réunit les deux os, et circonscrit une large ouverture, d'un centimètre de diamètre. Le cal est assez irrégulier et peu solide. (*Voir* pl. 21.)

(Ancienne Académie de chirurgie.)


**N° 132.** — **Fémur droit; fracture du tiers supérieur de la diaphyse.**


Ce fémur a été fracturé ou plutôt fracassé à l'union de son tiers moyen avec le tiers supérieur. Outre les deux fragments principaux, il existe un grand nombre d'esquilles qu'il est impossible de préciser ; la plupart sont situées à la partie antérieure du cal et englobées dans son épaisseur; une seule, placée à la partie antérieure et interne, est aujourd'hui bien évidente. Le fragment supérieur situé en avant et en dedans de l'inférieur, est séparé de lui par un intervalle de près de 2 centimètres.

Le cal est volumineux, il n'y a point de dépôt intermédiaire aux deux fragments qui sont restés écartés l'un de l'autre. Le cal forme une espèce de virole boursouflée, irrégulière, couverte d'aspérités et creusée de trous nombreux, et dont quelques-uns sont considérables. Cette virole comprend dans son épaisseur les esquilles. (*Voir* pl. 21.)

(Professeur Lassus.)


**N° 132 *a*.** — **Fémur gauche; fracture de la partie moyenne de la diaphyse.**


La fracture occupe la partie moyenne de la diaphyse ; elle a été comminutive, et dans son ensemble oblique de haut en bas, d'arrière en avant, le chevauchement est presque nul. Le fragment supérieur est situé en avant et un peu en dedans de l'inférieur, qui a éprouvé un léger mouvement de rotation sur son axe de dehors en dedans.

Le cal très-difforme présente à sa partie antérieure et interne une esquille volumineuse qu'il englobe ; en arrière existe une jetée osseuse qui va de la partie supérieure du fragment inférieur à la partie postérieure du supérieur. Ces deux ponts qui constituent les seuls moyens d'union, circonscrivent en dehors une vaste cavité, qui pénètre toute l'épaisseur de l'os et du cal, cavité

qui devait très-probablement contenir un séquestre qui a été extrait.
(Professeur Malgaigne.)


### N° 132 *b*. — Fémur droit; fracture de la diaphyse.

Cette pièce a été recueillie sur un vieillard; la fracture siége près de la partie inférieure du tiers moyen, elle est à peu près transversale et dentelée, sans chevauchement notable. Le fragment supérieur dépasse l'inférieur en avant d'environ 1 centimètre, tandis que sa partie postérieure pénètre dans le canal médullaire par une dentelure assez accusée. Quoique la fracture date déjà de plusieurs mois, la consolidation est loin d'être complète; le cal, moitié fibreux, moitié osseux, présente en arrière un renflement fusiforme assez considérable.
(Professeur Jobert de Lamballe.)


### N° 132 *c*.— Fémur gauche; fracture de la partie inférieure du tiers moyen de la diaphyse.

Cette pièce provient d'un homme de 47 ans, qui a été pris sous un éboulement, et auquel M. Gosselin a pratiqué l'amputation de la cuisse six heures après l'accident. La fracture qui siége à la partie inférieure du tiers moyen, est transversale et dentelée. On voit sur le fragment supérieur, de chaque côté du diamètre transverse du fémur brisé, deux prolongements latéraux triangulaires, et sur le fragment inférieur dans les mêmes points correspondants, deux dépressions auxquelles s'adaptent parfaitement ces prolongements. Il existe en outre deux fissures situées à la partie postérieure, qui partent de la base des dents du fragment supérieur; elles se dirigent de bas en haut et se prolongent dans une étendue de 5 à 6 centimètres. Il n'existe aucune trace de consolidation. (*Voir* pl. 21.)
(Professeur Gosselin.)


### N° 132 *d*. — Moitié inférieure du fémur droit; fracture de la diaphyse par une balle.

Le fémur, à l'union de son tiers inférieur avec le tiers moyen, présente une fracture récente sans complication aucune. La solution de continuité est oblique de haut en bas, d'avant en arrière et un peu de dedans en dehors. Le fragment inférieur est placé un peu en avant du supérieur. Ce dernier présente à sa face antérieure une fissure longue de 4 centimètres et demi, et qui est très-rapprochée du bord externe de cet os. Une seconde fissure longue de 7 centimètres occupe le bord interne, l'écartement des bords de ces deux fissures est peu considérable. (*Voir* pl. 21.) (M. Gillette, 1873.)

**Nº 133.** — Portion inférieure du fémur droit ; fracture de la partie inférieure du tiers moyen de la diaphyse.

La fracture siége vers la partie inférieure du tiers moyen, elle est comminutive, l'os a été réduit en esquilles. La consolidation est parfaite et le cal très-solide ne présente ni un volume considérable, ni une grande difformité. Entre les deux bouts de l'os, la continuité est rétablie par deux jetées osseuses, placées l'une au-devant de l'autre, séparées par une large ouverture oblongue, et constituées par des esquilles incrustées dans la matière osseuse de nouvelle formation. Au bas du cal sur le côté interne du fragment inférieur, on remarque un canal osseux large d'un centimètre, oblique de haut en bas, d'avant en arrière et de dedans en dehors, qui affecte la direction de l'artère crurale.

**Nº 133 a.** — Fémur gauche ; fracture par balle de la partie moyenne de la diaphyse.

Sur la partie moyenne de la face externe de ce fémur, on remarque la moitié environ d'une balle de gros calibre qui a pénétré légèrement le fémur qu'elle a fracturé comminutivement en plusieurs gros fragments, véritables esquilles volumineuses et longues, qui sont englobées dans un cal solide et assez régulier. Le canal médullaire à ce niveau est notablement agrandi, tandis qu'au-dessus de la fracture il est oblitéré.

La balle cause d'un pareil désordre est incrustée dans l'os, où elle s'est creusée une cavité parfaitement régulière, et elle est enchâssée de toutes parts d'une façon aussi complète qu'aurait pu le faire un joaillier. Une couche osseuse très-mince recouvre même dans certains points sa surface externe, sur laquelle on pourrait croire qu'elle adhère. C'est, je crois, un des faits les plus curieux, s'il n'est point unique, d'incrustation complète et régulière d'une balle dans un os. (*Voir* pl. 21).

**Nº 133 b.** — Fémur droit ; fracture de la partie inférieure du tiers moyen de la diaphyse.

La fracture siége à la partie inférieure du tiers moyen ; la solution de continuité, parfaitement et solidement consolidée par un cal assez régulier sans grand chevauchement, paraît avoir été oblique de haut en bas, d'avant en arrière et de dedans en dehors. Le fragment supérieur porté en arrière de l'inférieur et en dehors, se prolonge par une extrémité pointue jusqu'à 5 centimètres du condyle externe. Le fragment inférieur qui a éprouvé un mouvement de rotation sur son axe, de dehors en dedans, présente à sa partie supérieure une esquille volumineuse qui se termine par une extrémité longue, pointue, et qui fait saillie en avant dans l'épaisseur des muscles.

Cet os présente en outre à sa partie supérieure une exostose très-volumineuse, inégale, mamelonnée, située à la partie interne du col du fémur, qu'elle embrasse dans la moitié de sa circonférence interne, et se prolonge en bas jusqu'au petit trochanter qui fait partie de la masse morbide.

(Professeur Malgaigne.)

### N° 133 c. — Portion du fémur gauche; fracture de la partie moyenne de la diaphyse.

La fracture qui occupe la partie moyenne de la diaphyse est comminutive; dans son ensemble elle paraît cependant avoir été oblique de haut en bas et d'avant en arrière. Le fragment supérieur, placé en avant de l'inférieur, se termine par une extrémité qui fait une saillie de 3 centimètres au-dessous du cal. Le chevauchement est considérable, de 7 centimètres; les fragments écartés l'un de l'autre d'environ 2 centimètres et demi, sont réunis par un cal latéral datant de six mois et très-rugueux, inégal à sa surface externe, surtout à la partie interne et postérieure, où existent de nombreuses aspérités.

(Professeur Jobert de Lamballe.)

### N° 133 d. — Portion inférieure du fémur droit; perforation de la diaphyse par une balle de Chassepot.

Cette pièce provient d'un jeune garçon de 13 ans. Une balle de fusil dit Chassepot a pénétré la face antérieure du fémur, 5 centimètres au-dessus du cartilage épiphysaire inférieur. L'ouverture d'entrée est très-étroite, allongée, elle n'a guère que 5 millimètres de diamètre, transversale sur 2 centimètres de diamètre vertical; il semble que la balle se soit présentée dans son grand axe. Il n'existe aucune trace de fracture et le corps étranger s'est arrêté dans le canal médullaire qui se termine à ce niveau. Une coupe perpendiculaire à l'axe de l'os a divisé la balle en deux moitiés (*Voir* pl. 2).

(M. Bouilli, *Bull. Soc. anat.*, 1871, 2e série, t. XVI, p. 168.)

**N° 133 *c*. — Fémur droit; fracture par balle de la partie inférieure
du tiers moyen de la diaphyse.**

Cette pièce provient d'un jeune soldat qui avait reçu dans la
cuisse droite une balle à la bataille de Freschwiller. Cette balle
lui a fracturé le fémur. Ce blessé fut placé dans un appareil qui
a permis d'obtenir la consolidation de la fracture, mais dans une
position vicieuse. Le fragment supérieur rencontre l'inférieur
sous un angle très-accusé ouvert en dedans, et sur le côté externe
existe une esquille volumineuse qui est englobée dans le cal.

La balle, qui n'avait point été extraite, apparaît à la face antérieure et moyenne du cal, au milieu duquel elle est englobée et
y constitue un corps étranger. Des stalactites nombreuses se rencontrent à la surface et à l'extrémité des fragments.

Par suite de la position vicieuse des fragments, la jambe était
raccourcie, le pied fortement porté en dedans. Il existait aussi de
nombreuses fistules entretenues par la balle. Après avoir erré
d'ambulance en ambulance, ce malheureux jeune homme vint à
l'Hôtel-Dieu de Clermont, où il fut amputé avec succès.(*Voir* pl. 22).
(M. Fleury, de Clermont.)

**N° 133 *f*. — Fémur droit; fracture par balle de la ligne âpre, avec
fissure se prolongeant dans une étendue de 4 centimètres.**

Cette pièce provient d'un jeune homme de 24 ans qui, le 24 mai
1871, eut la cuisse droite traversée par une balle, ce qui n'empê-
cha point le blessé d'aller à pied à l'hôpital ; des symptômes de
pyohémie ne tardèrent point à se manifester et le malade succomba.

La face externe du fémur, un peu au-dessus de la partie moyenne,
présente une dénudation du périoste produite par la balle ; une
coupe verticale de cet os permet de constater dans toute l'étendue
de la moelle, dans le canal médullaire et dans le tissu spongieux,
les lésions d'une ostéo-myelite généralisée très prononcée, caractérisée par des infiltrations purulentes et de véritables abcès que
l'on rencontre jusque dans les épiphyses. On voit en outre, de ce
même coté, près de la ligne âpre, une fracture qui a la forme
d'un V et a détaché une petite portion osseuse.

Sur la face interne, cette fracture remonte de bas en haut, dans
une étendue de 4 centimètres, sous la forme de fissure qui pénètre jusque dans le canal médullaire.
(Professeur Verneuil, *Soc. anat.*, 1871, 2ᵉ série, t. XVI, p. 99.)

**N⁰ 133 *g*. — Fémur gauche ; fracture comminutive de la partie
moyenne de la diaphyse par une balle.**

Cette pièce provient d'un homme de 50 ans; le fémur a été
fracturé dans la partie inférieure de son tiers moyen par une
balle. La fracture est oblique et comminutive; il existe à la partie antérieure une large esquille, longue de 15 centimètres, constituée par la moitié de la face antérieure du fémur. Le malade
a succombé à une infection purulente aiguë, avec arthrite coxo-
fémorale.

(Professeur Verneuil, *Soc. anat.*, 1871, 2ᵉ série, t. XVI,
p. 100.)

**N⁰ 133 *h*. — Portion inférieure du fémur droit; pénétration de la
partie inférieure de la diaphyse du fémur par une balle.**

Le projectile a pénétré à travers l'aponévrose du muscle droit,
3 centimètres 1/2 environ au-dessus de la surface articulaire de
la rotule ; la balle, très-déformée, rugueuse, a perforé à ce niveau la face antérieure du fémur, où on la voit en place. Une
moitié environ fait saillie à la face antérieure de l'os, et, à sa
partie inférieure et externe, elle est enveloppée d'un morceau
d'étoffe qui appartient très-probablement au pantalon et qui a
pénétré l'os avec la balle. Une coupe verticale a été pratiquée
sur le fémur; elle montre que le projectile n'est point arrivé jusque dans le canal médullaire. La face antérieure du fémur présente deux fissures : l'externe, la plus étendue, se présente sous
forme d'éclat ; un des bords est même soulevé et fait relief à la
surface de l'os. Cette fissure a 9 centimètres de longueur, se
prolonge au-dessus et au-dessous du projectile. La seconde fissure, l'interne, beaucoup moins étendue et sans écartement des
bords, a 6 centimètres de long ; elle n'existe qu'au-dessus du
projectile.

(Professeur Verneuil, 1873.)

## ORDRE 2.

### Fractures du tiers inférieur du fémur et des condyles fémoraux.

Ces fractures sont au nombre de trente-trois, du n° 134 au n° 150 inclusivement. Dix-sept portent sur le fémur droit, quinze sur le gauche. Pour une pièce le côté est indéterminé. Treize sont sus-condyliennes, c'est-à-dire bornées à la diaphyse fémorale : n°⁸ 134, 135, 136, 137, 138, 139, 139a, 141, 142, 143, 148a, 148b, 149.

Dix sont à la fois sus-condyliennes et intercondyliennes : n°⁸ 145, 146, 147, 148, 149 a, 149 b, 149 c, 150 a, 150 g, 150 k.

Ces deux dernières résultent d'un coup de feu, et la première a nécessité la resection de 14 centimètres de l'extrémité inférieure du fémur, la seconde l'amputation de la cuisse.

Trois sont bornées au condyle interne : n°⁸ 150 h, 150 f, 150 i. Deux à l'externe : n°⁸ 150 d, 150 j. Une occupe les deux condyles qui sont détachées du fémur ; cette lésion a eu lieu par une balle : n° 150 c. Une fracture, qui peut être considérée comme très-rare, c'est le n° 150 e ; les condyles fémoraux sont transversalement fracturés en avant et en arrière, de manière à présenter trois fragments, un médian qui se continue avec la diaphyse, et deux qui, sous forme d'esquilles, sont situés l'un en avant, l'autre en arrière.

La pièce n° 150 l est un exemple de perforation de seton véritable du condyle externe par une balle de fusil Chassepot.

Le siége le plus ordinaire des fractures sus-condyliennes est à 6 ou 8 centimètres au-dessus de l'interligne articulaire, à l'endroit où diminue notablement d'épaisseur le tissu compacte de la diaphyse. La direction des fractures sus-condyliennes est, à peu de chose près, la même que celles des fractures de la partie moyenne de la diaphyse, c'est-à-dire qu'elles sont obliques de haut en bas et d'arrière en avant : n^os 134, 135, 136, 138, 139 a, 140, 145, 146, 147, 148 a, 148 b, 149 b, ou bien de haut en bas et de dehors en dedans : n^os 137, 142, 148, 149 a, 150 a.

Sur la pièce n° 149 c, la fracture est transversale et dentelée.

Le déplacement est aussi à peu près le même que celui de la diaphyse ; le fragment supérieur se porte tantôt en avant et en dehors : n^os 140, 141, 147, 149 a, tantôt presque directement en avant : n^os 134, 135, 138, 139, 139 a, 145, 146, 148, 148 a, 149 b, tantôt en avant et en dedans : n^os 136, 137, 142, 143, 148, 150 a. Le déplacement latéral est l'exception ; sur une pièce, n° 141, le fragment supérieur s'est porté en dedans, et sur le n° 143, il s'est porté en dehors.

Le fragment inférieur sur quatre pièces a éprouvé un mouvement de rotation notable, en dehors pour les pièces n^os 136 et 139 a, en dedans pour les n^os 140 et 141. Le chevauchement est généralement considérable sur toutes ces pièces de 3 à 5 centimètres et plus ; sur la pièce n° 148, il est même de 10 centimètres environ. Par exception, sur la pièce n° 142, il est à peu près nul. On observe aussi sur certaines pièces, n^os 143, 146 et 148 a, une pénétration évidente du fragment supérieur dans l'inférieur.

**N° 134. — Fémur gauche ; fracture de la partie supérieure du tiers inférieur.**

La fracture, qui siége à la partie supérieure du tiers inférieur, est oblique de haut en bas et d'arrière en avant ; le chevauchement est d'environ 5 centimètres. Le fragment supérieur est situé directement en avant de l'inférieur. La consolidation est parfaite ; le cal est lisse ; en arrière, un prolongement osseux s'élève de l'extrémité du fragment inférieur, et va se souder à la ligne âpre, en laissant entre lui et le corps du fémur un trou arrondi du diamètre de 1 centimètre.

(Professeur Thillaye.)

### Nº 135. — Fémur droit ; fracture du tiers inférieur.

La fracture siége vers le quart inférieur de l'os ; elle est légèrement oblique de haut en bas et d'arrière en avant ; le chevauchement est d'environ 4 centimètres. Le fragment supérieur est situé en avant de l'inférieur, et séparé de lui par un intervalle de 2 centimètres. La consolidation s'est faite au moyen d'un cal latéral, et le fémur, à ce niveau, a un diamètre antéro-postérieur triple de celui qu'il présente ordinairement. Le cal présente, en arrière, dans son épaisseur, un canal vertical, imperforé à sa partie inférieure.

(Professeur Thouret.)

### Nº 136. — Fémur gauche ; fracture de la partie supérieure du tiers inférieur de la diaphyse.

La fracture est située à la partie supérieure du tiers inférieur ; elle est oblique de haut en bas, d'arrière en avant, et un peu de dehors en dedans. Le chevauchement est d'environ 5 centimètres. Le fragment supérieur est placé en avant et un peu en dedans de l'inférieur, qui a éprouvé un très-léger mouvement de rotation sur son axe de dedans en dehors. Le cal est·solide et assez régulier.

(Professeur Desault.)

### Nº 137. — Fémur droit ; fracture du tiers inférieur de la diaphyse

La fracture siége à la partie supérieure du tiers inférieur ; elle est oblique de haut en bas et de dehors en dedans ; le chevauchement est d'environ 6 centimètres. Le fragment supérieur est situé en avant et un peu en dedans de l'inférieur, dont l'extrémité supérieure s'est un peu inclinée en arrière. Le cal est solide et assez régulier, excepté cependant au niveau des extrémités fracturées où il présente quelques aspérités. Une de ces aspérités, très-pointue et qui devait pénétrer les muscles, appartient au fragment supérieur.

(Professeur Lœnnec.)

### Nº 138. — Fémur droit ; fracture de la partie supérieure du tiers inférieur de la diaphyse.

. La fracture siége à la partie supérieure du tiers inférieur ; elle paraît avoir été oblique de haut en bas et d'arrière en avant, le chevauchement est d'environ 8 centimètres. Le fragment supérieur est placé en avant de l'inférieur, leurs extrémités dirigées en dehors se croisent, et font toutes deux en dehors une saillie assez prononcée l'angle de rencontre des fragments est de 155 degrés. Le cal, complet en haut et en bas, manque dans l'intervalle, de sorte qu'il existe à ce niveau un large conduit oblique de haut en bas et de dehors en dedans, qui communique avec le canal médullaire du fragment supérieur.

(Professeur Thillaye.)

### N° 139. — Fémur gauche; fracture du tiers inférieur de la diaphyse

La fracture est située vers le quart inférieur de la diaphyse, elle est presque transversale ; le chevauchement est d'environ 5 centimètres. Le fragment supérieur est placé en avant de l'inférieur, qui a une direction oblique de bas en haut et de dedans en dehors ; aussi son extrémité fracturée forme au côté externe une saillie bien marquée, et l'angle de rencontre est de 45 degrés. La distance qui sépare les deux fragments est d'un centimètre et il existe un cal latéral assez régulier.

### N° 139 a. — Fémur gauche; fracture du tiers inférieur de la diaphyse.

La fracture est située vers le quart inférieur de la diaphyse; elle est oblique de haut en bas et d'arrière en avant; le chevauchement est d'environ 1 décimètre. Le fragment supérieur est situé en avant de l'inférieur, qui, porté un peu en dehors, a éprouvé un mouvement de rotation sur son axe de dedans en dehors. Le cal est latéral, et laisse entre les fragments de la partie supérieure et inférieure surtout, un espace vide qui forme un canal incomplet en haut, complet en bas. La surface extérieure du cal, criblée de trous, est couverte de nombreuses aspérités surtout en arrière.

### N° 140. — Fémur droit; fracture du tiers inférieur de la diaphyse.

La fracture siége à la partie supérieure du tiers inférieur; elle est légèrement oblique de haut en bas, d'arrière en avant. Le chevauchement est d'environ 5 centimètres. Le fragment supérieur est placé en avant et en dehors de l'inférieur qui fait saillie en dedans et en arrière par une pointe assez aiguë ; ce dernier a en outre éprouvé un léger mouvement de rotation sur son axe de dehors en dedans. Le cal solide, assez régulier, est surtout latéral.

(Professeurs Marjolin et M. Rullier.)

**N° 141. – Fémur gauche ; fracture du tiers inférieur de la diaphyse.**

La fracture siége sur le tiers inférieur ; elle paraît avoir été oblique de haut en bas et d'arrière en avant ; le chevauchement est d'environ 6 centimètres. Le fragment supérieur est placé en avant et en dehors de l'inférieur, qui a éprouvé un mouvement de rotation sur son axe de dehors en dedans assez accusé ; il porte en dedans et en avant la surface articulaire de la rotule. Le cal est latéral, volumineux, avec un écartement de 3 centimètres entre les fragments.
(Professeur Desault.)

**N° 142. — Fémur gauche ; fracture du quart inférieur de la diaphyse.**

La fracture qui siége sur le quart inférieur de la diaphyse, a 8 centimètres au-dessus de l'articulation fémoro-tibiale, est obliquement dirigée de haut en bas, d'arrière en avant et de dehors en dedans ; le chevauchement est peu considérable. Le fragment supérieur est légèrement porté en dedans et en avant de l'inférieur. La surface condylienne regarde en dehors, et le condyle externe est de 2 centimètres plus élevé que l'interne ; il semble qu'il y ait eu engrènement entre les fragments La consolidation est solide et régulière.
(Professeur Desault.)

**N° 143. — Fémur droit ; fracture du tiers inférieur de la diaphyse.**

La fracture siége à la partie supérieure du tiers inférieur ; elle est oblique de haut en bas et de dehors en dedans, le chevauchement est de 9 centimètres. Le fragment supérieur est placé en avant et en dedans de l'inférieur, qui a conservé sa direction normale ; la partie postérieure du fragment inférieur a pénétré le tissu spongieux du fragment inférieur. La consolidation est complète, le cal est solide et assez régulier, quoique criblé d'un très-grand nombre de trous.
(Ancienne Académie de chirurgie.)

**N° 144.** (Cette pièce manque.)

**N° 145. — Fémur gauche ; fracture du tiers inférieur de la diaphyse.**

La fracture, qui occupe le tiers inférieur, paraît dans son ensemble avoir été oblique de haut en bas, d'arrière en avant, sans chevauchement bien accusé. Le fragment supérieur fait une saillie en avant de l'inférieur à 4 centimètres au-dessus de l'articulation, mais il est probable qu'il y a eu une pénétration du fragment supérieur. L'inférieur est divisé verticalement en deux fragments latéraux par un trait de fracture, qui tombe à la partie interne du condyle externe. La consolidation est parfaite et le cal très-régulier.

(Professeur Thouret.)


### N° 146. — Fémur droit; fracture de l'extrémité inférieure de la diaphyse.

La fracture située à 10 centimètres au-dessus de l'articulation du genou, est oblique de haut en bas, d'arrière en avant, de dedans en dehors; le chevauchement est assez considérable, d'environ 6 centimètres. Le fragment supérieur se termine en avant par une extrémité pointue, au-devant et au niveau du condyle externe du fémur qui est un peu remonté. En arrière, l'extrémité de ce fragment a la forme d'un V; il semble qu'il y ait eu pénétration du fragment supérieur dans l'inférieur, pénétration qui aurait produit une fracture verticale. En séparant les deux condyles l'un de l'autre, elle aurait permis l'ascension du condyle externe. Un cal régulier spongieux, malgré ces désordres multiples, a permis une consolidation solide.


### N° 147. — Fémur gauche; fracture du tiers inférieur de la diaphyse

La fracture qui siége au quart inférieur de cet os, a été comminutive; elle est oblique de haut en bas, d'arrière en avant, avec un chevauchement d'environ 5 centimètres. Le fragment supérieur est situé en avant et un peu en dehors. Le fragment inférieur qui est placé derrière le précédent, a une direction oblique de bas en haut et de dehors en dedans; il paraît avoir été divisé verticalement en plusieurs morceaux, il existe manifestement une fracture intercondylienne.

La consolidation est complète et solide, mais entre les deux fragments principaux, existe un espace libre qui forme une large fente verticale, dans laquelle vient s'ouvrir le canal médullaire.

(Professeur Desault.)


### N° 148. — Fémur gauche; fracture du tiers inférieur de la diaphyse.

La fracture, qui est comminutive, occupe le tiers inférieur de cet os; elle est oblique de haut en bas, d'arrière en avant et de dehors en dedans. Le fragment supérieur fait saillie en dedans et

en avant, tandis que l'extrémité supérieure de l'intérieur est porté
en arrière, et fait une assez forte saillie en dehors. Ce fragment
inférieur, est divisé verticalement par une solution de continuité
qui sépare les deux condyles. Le cal, assez volumineux à cause
de l'écartement des fragments, est néanmoins solide, percé d'un
grand nombre de trous, dont un, situé en avant entre les deux
fragments, communique avec le canal medullaire. Cet os a
été trouvé dans un cimetière ; l'extrémité inférieure est profondément altérée.

(Professeur Desault.)

**N° 148 a. — Moitié inférieure du fémur; fracture du tiers inférieur
de la diaphyse.**

Cette pièce provient d'une femme de 65 ans atteinte d'un cancer
à l'estomac.

La fracture siége au quart inférieur; elle est oblique de haut
en bas, d'arrière en avant, avec un chevauchement d'environ 3
centimètres.

Le fragment supérieur déborde en avant, l'inférieur d'environ
2 centimètres, tandis que sa partie postérieure a pénétré d'un
centimètre dans le tissu spongieux du fragment inférieur. La
fracture date de six mois et le cal est encore peu avancé. (*Voir*
pl. 22.)

(Professeur Jobert de Lamballe.)

**N° 148 b. — Fémur droit, fracture de la partie supérieure du tiers
inférieur de la diaphyse.**

La fracture siége à la partie supérieure du tiers inférieur du fémur;
elle est oblique de haut en bas, d'arrière en avant et de dedans en
dehors. Le chevauchement est d'environ 6 centimètres, le fragment supérieur est situé en avant de l'inférieur, et vient faire
saillie à 2 centimètres au-dessus de l'articulation du genou. Le
fragment inférieur a basculé un peu en arrière, et croise en dehors le supérieur. La consolidation, qui est complète, s'est faite
principalement par un cal latéral.

(Professeur Jarjavay.)

**N° 149. — Fémur gauche, fracture non consolidée de la partie
supérieure du tiers inférieur de la diaphyse.**

La fracture occupe la partie supérieure du tiers inférieur; il
n'y a aucune trace de consolidation. L'extrémité inférieure du
fragment iliaque présente à sa partie antérieure un plan lisse et

poli, incliné de haut en bas et d'avant en arrière; à sa partie postérieure existe une lamelle dirigée en haut et en arrière. L'extrémité supérieure du fragment inférieur est irrégulièrement arondie, coupée en biseau à sa partie antérieure, et présente quelques inégalités.
(Professeur Lassus.)


**N° 149 a. — Portion du fémur droit, fracture du tiers inférieur de la diaphyse.**

Cette pièce provient d'un homme de 57 ans qui est tombé sur un trottoir et s'est fait une fracture à la cuisse qui a nécessité l'amputation. La solution de continuité qui siége à la partie supérieure du tiers inférieur, est oblique de haut en bas, de dedans en dehors et d'arrière en avant; le chevauchement est considérable, d'environ 7 centimètres. Le fragment supérieur est placé en avant et en dehors de l'inférieur; il vient presque toucher la face externe du condyle externe. Le fragment interne porté en dedans a été divisé verticalement en deux moitiés latérales, par une fracture qui tombe entre les deux condyles, et a permis à l'externe de remonter un peu, en même temps que son extrémité supérieure a basculé en arrière. Il existe en outre plusieurs esquilles peu volumineuses, et la consolidation est peu avancée. (*Voir* pl. 22.)
(M. Demarquay, *Bul. Soc. de chir.*, t. VIII, p. 206.)


**N° 149 b. — Portion du fémur droit, fracture du tiers inférieur de la diaphyse.**

Cette pièce provient d'un homme de 34 ans qui fit une chute dans un fossé de 2 mètres de profondeur. La fracture, qui siége sur le tiers inférieur du fémur à trois travers de doigt au-dessus du condyle, est oblique de haut en bas, d'arrière en avant. La pointe du fragment supérieur portée en avant de l'inférieur, faisait issue à travers la peau, et a dû être resequée, ce qui n'a point empêché le développement d'accidents graves phlegmoneux qui ont nécessité l'amputation de la cuisse. Un trait de fracture verticale sépare les deux condyles; ces deux parties disjointes étaient renversées en arrière, et faisaient saillie dans le creux du jarret. L'extrémité inférieure du fragment supérieur n'est point franchement oblique, la pointe antérieure est la plus longue, mais en arrière il en existe une seconde qui fait que cette extrémité représente une fourche avec prolongement antérieur et postérieur, et entre les dents de laquelle est placé à cheval une esquille assez volumineuse. (*Voir* pl. 22.)
(M. Lizé, *Bul. Soc. de chir.*, t. VIII, p. 304.)

**Nᵒ 149 c. — Portion inférieure du fémur droit, fracture de l'extrémité inférieure de la diaphyse et de l'épiphyse.**

La fracture qui siége immédiatement au-dessus des condyles du fémur est transversale et dentelée; le fragment inférieur est divisé verticalement à l'union du tiers interne avec les deux tiers externes du condyle externe, par une solution de continuité qui pénètre l'articulation; il en résulte trois fragments dont deux sont représentés par les condyles. Il y avait très-peu de déplacement. Le tissu spongieux des fragments inférieurs paraît avoir été tassé, comprimé par le fragment supérieur. (*Voir* pl. 23.)
(Professeur Gosselin, 1858.)

**Nᵒ 150. — Fémur droit, fracture non consolidée du tiers inférieur de la diaphyse.**

La fracture occupe le tiers inférieur du fémur; le fragment supérieur existe seul, l'inférieur a été perdu; l'extrémité fracturée du fragment supérieur est oblique de haut en bas et de dehors en dedans; la surface de solution de continuité n'a pas moins de 8 centimètres d'étendue verticale, elle offre l'aspect d'une cicatrice osseuse arrondie et assez lisse. Il n'y a point trace de consolidation.
(Professeur Lassus.)

**Nᵒ 150 a. — Articulation fémoro-tibiale gauche, double fracture de l'extrémité inférieure du fémur, l'une sus-condylienne; l'autre divise vericalement les deux condyles.**

Sur cette pièce il existe une double fracture; la supérieure siége au quart inférieur du fémur, elle est franchement oblique de haut en bas, d'arrière en avant et de dehors en dedans; le fragment supérieur est déplacé dans cette même direction et sa pointe vient faire saillie immédiatement au-dessus du condyle externe. Un second trait de fracture divise verticalement le fragment inférieur en deux parties; en arrière ce second trait de fracture est médian, en avant il tombe sur la partie interne du condyle externe et pénètre dans l'articulation; il est donc oblique de dedans en dehors et d'arrière en avant. Malgré les désordres qui accompagnent une telle lésion les fragments étaient en voie de consolidation. (*Voir* pl. 23.)

### N° 150 *b*. — Moitié inférieure du fémur gauche, fracture du condyle interne.

Cette pièce provient d'un homme de 28 ans, qui fut pris sous un éboulement considérable. Le membre inférieur était le siége de plusieurs lésions ; il existait une fracture par écrasement de l'astragale, et on avait observé dès les premiers jours au niveau du genou, qui n'était point cependant déformé, une ecchymose considérable à laquelle succéda un foyer purulent. A l'autopsie on trouva le creux poplité rempli de débris sphacélés, et l'articulation du genou était ouverte en arrière.

Il existe sur cette pièce une fracture du condyle interne du fémur et qui présente la direction suivante : une première fissure qui est à peu près verticale et antéro-postérieure, est située à un demi-centimètre en dedans de la ligne médiane intercondylienne ; elle s'arrête exactement en avant et en arrière aux limites des cartilages d'incrustation.

Une seconde fissure oblique de bas en haut et de dehors en dedans, passant au-dessus du tubercule du grand adducteur, rejoint la première. Il en résulte que ces deux lignes de la fracture, dont l'une est verticale, l'autre horizontale, se rencontrent sous un angle presque droit et isolent complétement le condyle interne sous forme d'un cube irrégulier. Ce gros fragment est maintenu en rapport à sa périphérie par le perioste qui est conservé, ce qui rend compte de l'absence de déformation constatée pendant la vie. (*Voir* pl. 23.)

(Professeur Verneuil.)

### N° 150 *c*. — Moitié inférieure du fémur droit, fracture des deux condyles.

Les deux condyles fémoraux sont détachés de la diaphyse qui fait saillie entre les deux à la manière d'un coin. La solution de continuité est oblique de bas en haut et de dehors en dedans pour l'interne ; elle est inverse pour l'externe. Les deux fragments sont néanmoins restés adhérents à la diaphyse par le périoste qui n'a point été rompu.

Cette lésion, dit M. Verneuil, a été produite par une balle qui aurait pénétré d'avant en arrière et un peu de dehors en dedans, mais elle ne paraît pas avoir frappé directement le fémur. L'extrémité supérieure du tibia était réduite en poussière, l'articulation paraît avoir éclaté de tous côtés. (*Voir* pl. 24.)

(Professeur Verneuil.)

**N° 150** *d.* — **Moitié inférieure du fémur gauche, fracture du condyle externe consolidée par un cal osseux.**

La fracture qui siége sur le condyle externe quelle a détaché du
fémur, commence en bas dans l'espace inter-condylien, se porte directement, de bas en haut, jusqu'au-dessus des surfaces articulaires, et
se dévie ensuite obliquement de dedans en dehors et d'avant en
arrière pour se terminer à la face antérieure, 4 centimètres
au-dessus des condyles, et en arrière à 8 centimètres au-dessus. Le fragment ainsi détaché s'est porté en haut en même temps
que son extrémité supérieure a basculé en arrière. La consolidation est aujourd'hui complète et parfaitement régulière.

**N° 150** *c.* — **Portion inférieure du fémur gauche; fracture transversale des condyles.**

La fracture, qui est des plus rares, présente la disposition suivante : elle commence en dedans à l'union du tiers antérieur avec
les deux tiers postérieurs du condyle interne du fémur ; elle se porte
transversalement en dehors et un peu en avant pour venir se
terminer sur le condyle externe à sa partie supérieure et externe,
au niveau de la surface cartilagineuse ; il en résulte un fragment
antérieur assez épais en dedans, très-mince en dehors, qui a
été divisé verticalement au niveau de la gorge de la poulie rotulienne. Une seconde fracture partant du même point que la première, sépare également, transversalement du fémur, les deux tiers
postérieurs du condyle interne, qui se porte en arrière, tandis
que le tiers antérieur s'est porté en avant. La partie inférieure du
fémur apparaît au milieu du trait de la fracture, comme un coin
tranchant. (*Voir* pl. 24.)
(Professeur Jobert de Lamballe.)

**N° 150** *f.* — **Articulation fémoro-tibiale droite; fracture du
condyle interne.**

Cette pièce provient d'un homme de 60 ans, qui fut pris d'étour-
dissement pendant qu'il était monté à l'échelle et tomba d'une
hauteur de 15 pieds environ. A son arrivée à l'hôpital le membre inférieur droit était dévié de sa direction normale; la rotule
était déprimée et refoulée en dedans ; on sentait en dehors une
saillie osseuse qui pouvait passer pour le condyle externe du
fémur ; on percevait un frottement rugueux pendant les mouvements de flexion et d'extension de la jambe. Le membre fut mis

dans un appareil plâtré, et un mois après l'accident le malade fut enlevé en quelques heures par une hémorrhagie cérébrale.

La fracture du condyle interne commence en bas entre les deux condyles, elle est oblique de bas en haut et de dehors en dedans, et remonte jusqu'à 7 centimètres au-dessus du cartilage articulaire; elle sépare donc le condyle interne et la portion du fémur qui le supporte du reste de l'os. La portion détachée, tout en conservant avec l'autre fragment des rapports de contact dans la plus grande partie de son étendue, a cependant subi un mouvement de translation en haut, en dedans et en arrière. Des deux ligaments croisés, le postérieur est demeuré intact; l'antérieur, au contraire, était rompu au niveau de son insertion au condyle externe. L'angle supérieur et externe de la rotule a été brisé, et est maintenu en place par du tissu fibreux. (*Voir* pl. 24.)

(M. Dubuc, *Bull. soc. anat.*, 1863, 2ᵉ sér., t. VIII, p. 153.)


**Nᵒ 150 *g*. — Portion inférieure du fémur droit longue de 14 centimètres, reséquée à la suite d'une fracture par coup de feu.**


Cette pièce a été prise sur un soldat de 31 ans qui, le 13 octobre 1870, fut atteint par une balle qui traversa le genou droit et fractura comminutivement l'extrémité inférieure du fémur. Le projectile a pénétré d'avant en arrière un peu au-dessus de la rotule, et est ressorti un peu au-dessus de la partie supérieure du condyle interne. Le lendemain M. Demarquay pratiqua la résection du fémur; il fallut en enlever 14 centimètres pour atteindre, comme on peut le voir sur la pièce, la fissure la plus élevée; après de nombreux accidents et au bout d'un temps assez long, le malade finit par guérir avec un raccourcissement d'environ 12 centimètres.

Sur cette pièce on constate que la portion reséquée du fémur est bien de 14 centimètres; on remarque immédiatement au-dessus du condyle externe du fémur un orifice irrégulier, qui est l'orifice d'entrée de la balle et qui aboutit à un trajet oblique d'avant en arrière et de dehors en dedans; au-dessus et en arrière du condyle externe, est l'orifice de sortie qui est beaucoup plus large que celui d'entrée. Le fémur a éclaté en un grand nombre de fragments irréguliers, dont un est antérieur et limité par deux fissures qui pénètrent dans l'articulation du genou; plusieurs autres fissures remontent sur la diaphyse du fémur qu'ils fragmentent en plusieurs esquilles, dont les principales sont au nombre de trois. La section du fémur paraît avoir été pratiquée au niveau de la limite de la fissure la plus élevée.

(M. Demarquay, *Union méd.*, 1873, 3ᵐᵉ série, t. XIV, p. 427.)

**N° 150** *h*. — **Moule en plâtre du membre inférieur du malade précédent, n° 150 g, après guérison.**

Sur ce moule on constate que le membre est assez régulier sans déviation notable ; en examinant avec soin, il semble cependant que l'extrémité inférieure du fémur se porte en dehors où elle fait saillie, tandis que le tibia et la rotule sont situés en dedans et un peu en arrière.

(M. Demarquay.)

**N° 150** *i*. — **Portion inférieure du fémur et de la partie supérieure du tibia et du péroné droit; fracture du condyle interne du fémur et du tibia par une balle.**

Cette pièce provient d'un homme de 25 ans qui a reçu à la partie latérale interne du genou droit une balle de fusil à tabatière; cette balle, qui paraît avoir pénétré d'avant en arrière et un peu de haut en bas le condyle interne du tibia, a broyé en de très-nombreuses esquilles le condyle; elle a détaché en dedans une large esquille aplatie, qui est maintenue en place par le ligament latéral interne de l'articulation du genou qui est conservé; l'orifice postérieur ou de sortie de la balle, est situé à la partie interne du creux poplité et est plus évasé que l'antérieur.

Le condyle interne du fémur qui ne paraît point avoir été touché directement par la balle, a cependant éclaté ; et il présente deux fragments principaux, un antérieur et interne et formé par la lamelle superficielle du tissu compacte du condyle interne ; l'autre fragment, beaucoup plus volumineux, est formé par la partie postérieure du condyle qui a été détaché sous forme de coin, dont le sommet remonte au-dessus de l'insertion des ligaments postérieurs de l'articulation du genou.

(M. Gillette, 1873.)

**N° 150** *j*. — **Portion inférieure du fémur droit avec le plateau supérieur du tibia et la tête du péroné; fracture du condyle externe du fémur par une balle.**

Cette pièce a été recueillie sur un fédéré qui avait reçu une balle à la partie externe de l'articulation du genou droit. Le projectile, qui a ouvert largement l'articulation du genou, a broyé la partie postérieure du condyle externe du tibia. Un grand nombre d'esquilles ont été retirées par la plaie, et on en distingue encore trois complétement isolées, qui adhèrent au tissu fibreux qui environnent l'articulation, et qui représentent la plus grande partie de la por-

tion postérieure du condyle. L'amputation a été pratiquée sans succès.
(M. Gillette, 1873.)


**N° 150 *k*. — Moitié inférieure du fémur gauche; fracture par une balle du condyle externe avec fissure spiroïde de la diaphyse, et fracture de la partie inférieure du tiers moyen.**

Cette pièce provient d'un garde national fédéré âgé de 48 ans. Je manque absolument de renseignements sur le mécanisme de cette intéressante fracture, mais on constate à la face interne du condyle interne du fémur gauche, un broiement de la couche superficielle de cet os; et un très-grand nombre d'esquilles sont restées adhérentes au tissu fibreux épais de cette région, qui recouvre l'os, lequel tissu fibreux est également détaché, et n'adhère plus au fémur que par la partie qui avoisine la surface articulaire rotulienne. Les cellules du tissu spongieux sont donc mises à nu à la surface externe du condyle, et largement ouvertes.

De la partie antérieure de ce condyle interne, à l'union de son tiers antérieur avec les deux tiers postérieurs, part une fissure qui remonte obliquement de bas en haut sur la face interne du fémur, contourne le bord interne, parcourt très-obliquement la face antérieure, puis le bord externe; elle arrive alors à 13 centimètres au-dessus de la surface articulaire condylienne externe. A ce niveau, cette fracture se décompose en deux parties, l'une postérieure, l'autre antérieure. La branche postérieure, qui est à peu de chose près la continuation de la fracture spiroïde qui part du condyle interne, remonte également obliquement à la face externe du fémur, arrive à la ligne âpre qu'elle contourne pour suivre la face interne; devenue moins oblique, elle contourne à nouveau le bord interne et arrive au milieu de la face antérieure du fémur, à 20 centimètres au-dessus des surfaces articulaires inférieures. A ce point, elle rencontre la seconde branche de la fissure principale ou branche antérieure, qui monte verticalement ou à peu près sur la face antérieure du fémur, et complète ainsi la fracture du corps, qui représente dans son ensemble une fracture oblique de haut en bas, d'arrière en avant et de dedans en dehors. Il y a donc sur cette pièce à la fois broiement superficiel du condyle externe, fissure spiroïde et fracture oblique du corps du fémur. (*Voir* pl. 23.)
(M. Gillette, 1873.)


**N° 150 *l*. — Portion inférieure du fémur droit; perforation du condyle interne par une balle de fusil Chassepot.**

Cette pièce a été recueillie sur un homme de 27 ans. Tout

d'abord il n'y eut point d'accidents primitifs, mais, au bout de dix jours, il se manifesta un vaste abcès, qui obligea le chirurgien à pratiquer l'amputation de la cuisse.

On remarque sur la partie antérieure et un peu interne du condyle interne, à 1 centimètre 1/2 au-dessus de la surface articulaire, une perforation oblongue verticalement, qui a à peine 2 centimètres de haut sur 1 centimètre de large. Cette perforation se termine en arrière à la partie externe du condyle interne. Cet orifice, beaucoup plus large, beaucoup plus irrégulier que l'antérieur, présentait aussi de nombreuses esquilles, et est évidemment l'orifice de sortie du projectile.

De la partie supérieure de l'orifice d'entrée, part une fissure qui remonte de bas en haut, un peu de dehors en dedans, dans une hauteur de 4 centimètres. Il n'existe aucune lésion du côté des surfaces articulaires du condyle (*Voir* pl. 24.)

(M. Gillette, 1873.)

---

ORDRE 3.

### Fractures du tiers supérieur du fémur ou sous-trochantériennes.

Les fractures du tiers supérieur du fémur sont au nombre de ving-sept, du n° 151 au n° 165 inclusivement; quatorze siégent sur le fémur droit, et treize sur le gauche.

Ces fractures méritent d'être distinguées de celles de la partie moyenne à cause de l'extrême difficulté que l'on éprouve à les guérir sans difformité; elles sont aussi le plus souvent comminutives avec de grandes esquilles volumineuses. Boyer admettait, comme raison principale de la difficulté dans la réduction, la tendance du fragment inférieur à se porter en avant; une fois dans cette direction, il est quelquefois en effet très-difficile de le réduire, et surtout de le maintenir, la plupart des appareils n'ayant point d'action sur lui. A. Cooper professait une opinion en tout semblable à celle de Boyer, mais l'étude des pièces du Musée nous montre que le déplacement du fragment supérieur, loin d'avoir toujours lieu en avant, peut au contraire occuper les positions inverses, et même les plus variées.

Cette fracture est rarement transversale; une seule pièce, n° 164 *b*, appartient à cette variété. Sur cette pièce la fracture est immédiatement située au-dessous du grand trochanter, et le fragment inférieur a pénétré dans cette tubérosité qui a éclaté. Cette fracture me paraît être très-rare; c'est même le seul exemple que je connaisse. Le plus souvent, ces solutions de continuité sont obliques, et l'obliquité est des plus variées; elle peut avoir lieu de haut en bas et de dehors en dedans : n°s 151, 152, 153, 154; de haut en bas, d'avant en arrière et de dehors en dedans : n°s 151 *a*, 156, 157, 158, 161, 164 *a*, 165 *a*; de haut en bas et d'arrière en avant : n°s 151 *b*, 156, 160; de haut en bas et de dedans en dehors : n°s 154, 155, 159, 165.

Par suite de cette obliquité variée, le déplacement du fragment supérieur, au lieu de se faire toujours en avant comme le pensaient Boyer et A. Cooper, présente aussi de nombreuses variétés : tantôt, en effet, il se portera en avant et en dehors de l'inférieur : n°s 151, 151 *a*, 154, 155, 160; tantôt directement en dedans, n° 153; tantôt en avant : n°s 151 *b*, 152, 156; tantôt en arrière : n°s 157, 158, 159, 161, 165, 165 *a*, en même temps qu'il tend à se porter en dehors. Le fragment inférieur peut éprouver, comme pour les fractures des autres parties du corps du fémur, un mouvement de rotation, soit de dedans en dehors : n°s 151, 161, soit de dehors en dedans : n°s 151 *a*, 155, 160.

Le Musée renferme aussi un certain nombre de fractures spiroïdes décrites par Gerdy en 1852, et qui sont assez fréquentes à cette hauteur : n°s 164 *a*, 165 *b*, 165 *c*, 165 *d*, 165 *e*, 165 *f*. Le n° 165 *e* est, en outre, un exemple intéressant d'éclat de grenade, qui a perforé la diaphyse fémorale et s'est arrêté dans le canal médullaire, comme le n° 133 *d* déjà cité.

La pièce n° 164, outre l'intérêt attaché à la fracture, mérite de fixer un instant notre attention. C'est, en effet, le premier fait de resection pour ce cas particulier, puisque, comme le fait observer M. Denonvilliers, elle a été pratiquée en juin 1759, tandis que celle de Witt, que l'on trouve partout citée comme la plus ancienne, date du 3 janvier 1760.

La pièce n° 165 *g* mérite également une mention spéciale; c'est un de ces rares exemples de fissure ou fracture incomplète des os longs; seulement ici la fissure a affecté la direction spiroïde, forme commune aux solutions de continuité qui ont lieu à cette hauteur sur le fémur.

### N° 151. — Fémur droit; fracture du tiers supérieur de la diaphyse.

La fracture siége à la partie inférieure du tiers supérieur; elle est oblique de haut en bas, de dehors en dedans et d'arrière en avant. Le chevauchement est considérable, de près de 7 centimètres. Le fragment supérieur, qui se dirige en dehors, est placé en avant de l'inférieur, dont il croise la direction; le fragment inférieur a remonté jusqu'au petit trochanter, il a éprouvé, en outre, un mouvement de rotation sur son axe d'un quart de cercle de dedans en dehors ; qui porte directement en dehors la surface rotulienne. L'angle de rencontre des deux fragments est de 135 degrés, et son ouverture est en dedans. La consolidation est complète, le cal est irrégulier à sa surface.

(Professeur Desault.)

### N° 151 *a*. — Fémur droit; fracture du tiers supérieur de la diaphyse.

La fracture siége à la partie inférieure du tiers supérieur, à 6 centimètres au-dessous du petit trochanter. Elle est oblique de haut en bas et de dehors en dedans; le chevauchement est d'environ 4 centimètres. Le fragment supérieur est en avant et en dehors de l'inférieur, dont la direction est conservée et qui a éprouvé un léger mouvement de rotation sur son axe de dehors en dedans. Les fragments, à leur point de rencontre, forment un angle dont l'ouverture est en dedans; en arrière ils sont écartés l'un de l'autre au niveau de l'angle, et réunis par un cal latéral régulier d'environ 2 centimètres.

**N° 151 *b*. — Fémur droit; fracture double du tiers supérieur
de la diaphyse.**

Il existe une double fracture : la supérieure, située immédiatement au-dessous du petit trochanter, est légèrement oblique de
haut en bas et d'arrière en avant. Le chevauchement est d'environ 2 centimètres, et le fragment supérieur est situé en avant
de l'inférieur. La seconde fracture siége à 5 centimètres au-dessous de la première, au niveau de la partie inférieure du tiers
supérieur ; elle est presque transversale avec des dentelures
surtout prononcées en avant, sens dans lequel s'est fait ce déplacement léger du fragment supérieur, tandis que l'inférieur a
éprouvé un mouvement de rotation sur son axe de dehors en
dedans ; un cal solide, régulier, peu volumineux, consolide les
fragments.

**N° 152. — Fémur droit ; fracture du tiers supérieur
de la diaphyse.**

Cette pièce a été trouvée dans le cimetière des Innocents. La fracture qui siége au tiers supérieur du fémur est comminutive et oblique
de haut en bas, de dehors en dedans ; le chevauchement est d'environ 5 centimètres. Le fragment supérieur est dévié en dehors,
où il forme un angle saillant, et est placé en avant du fragment
inférieur qui remonte et dépasse en haut le petit trochanter. De
la rencontre des deux fragments résulte un angle de 130 degrés,
dont l'ouverture est en dedans. Une forte esquille, longue de
8 centimètres, située en arrière, est englobée dans un cal peu
volumineux, assez régulier, et qui présente une large perforation
qui pénètre dans le canal médullaire du bout supérieur.
(Professeur Thouret.)

**N° 153. — Fémur gauche ; fracture du tiers supérieur
de la diaphyse.**

La fracture, très-oblique de dehors en dedans et de haut en
bas, commence en dehors au niveau du petit trochanter, et se
termine en dedans, à 5 centimètres au-dessous de cet apophyse ;
le chevauchement peu considérable est d'environ 1 centimètre.
Le fragment supérieur est placé en dedans de l'inférieur, qui est
en dehors et un peu en avant. Ces deux fragments se rencontrent
sous un angle de 135 degrés, saillant en avant et en dehors. La
consolidation est complète, le cal est irrégulier. Le canal médul-

laire n'est point interrompu, et il communique à l'extérieur par
des trous situés dans le cal.
(Professeur Desault.)


### Nº 154. — Fémur gauche; fracture du tiers supérieur de la diaphyse.

Cete pièce a été recueillie dans les catacombes. La fracture,
qui est comminutive, commence au niveau du petit trochanter, et
est oblique de haut en bas et de dedans en dehors; le petit trochanter semble avoir été complétement détaché et refoulé en haut.
Les deux fragments arc-boutent l'un contre l'autre et forment un
angle saillant en avant et en dehors. Le fragment inférieur paraît
avoir pénétré le supérieur qu'il aurait fait éclater. Le cal est solide,
mais irrégulier, et à l'angle externe existe une ouverture qui
communique avec le canal médullaire du fragment inférieur.


### Nº 155. — Fémur gauche; fracture du tiers supérieur de la diaphyse.

La fracture siége vers l'union du quart supérieur du fémur avec
les trois quarts inférieurs; elle est oblique de haut en bas et de dedans en dehors. Les fragments qui n'ont point chevauché se rencon
trent sous un angle de 150 degrés saillant en avant, et le fragment
supérieur est légèrement porté en dehors, tandis que l'inférieur
est en arrière, en même temps qu'il a éprouvé un mouvement de
rotation sur son axe de dehors en dedans. Une esquille volumineuse assez large et longue de 8 centimètres est placée en avant
des deux fragments, sur la face antérieure desquels elle forme
une espèce d'attelle. Le cal est très-solide et assez régulier.
(Professeur Desault.)


### Nº 156. — Fémur gauche; fracture du tiers supérieur de la diaphyse.

La fracture qui siége immédiatement au-dessous du petit trochanter est comminutive; dans son ensemble elle paraît oblique de haut
en bas et d'arrière en avant; le chevauchement est d'environ 3
centimètres. Le fragment supérieur est placé en avant de l'inférieur.
En dehors existe une esquille volumineuse longue de 8 centimètres;
elle est avec les fragments principaux englobée dans un cal volumineux, solide, irrégulier à la surface et percé de trous nombreux.
(Professeur Desault.)

**N° 156** *a*. — **Fémur gauche; fracture du tiers supérieur de la
diaphyse.**

Modèle en plâtre d'une double fracture du fémur : l'une des fractures, l'inférieure, siége au quart supérieur; elle paraît avoir été
oblique de haut en bas et de dedans en dehors; le chevauchement
est d'environ 3 centimètres. Le fragment supérieur est situé
directement en dehors de l'inférieur; il se termine par une extrémité pointue qui fait une saillie assez prononcée en dehors. La seconde fracture siége sur le col du fémur, elle est intra-capsulaire,
la tête fémorale est abaissée et portée en arrière.
(M. Valette, de Lyon.)


**N° 157.** — **Fémur droit; fracture du tiers supérieur de la diaphyse.**

Cette pièce a été trouvée dans les catacombes. La fracture qui
occupe le tiers supérieur du fémur, est oblique de haut en bas et
d'avant en arrière; les deux fragmentso nt glissé l'un sur l'autre,
de sorte que l'inférieur qui est en avant est remonté jusqu'au
niveau de la base du grand trochanter. Le supérieur placé en
arrière est en même temps dirigé en dehors, le chevauchement
est de 6 centimètres. Le cal est très-solide et régulier.


**N° 158.** — **Fémur droit; fracture du tiers supérieur de la diaphyse.**

La fracture siége à l'union du tiers supérieur du fémur avec les
deux tiers inférieurs, elle est oblique de haut en bas et d'avant en
arrière. Les deux fragments ont glissé l'un au-devant de l'autre,
et le chevauchement est d'environ 6 centimètres. C'est le fragment
inférieur qui est en avant, le supérieur situé en arrière est en
même temps porté en dehors. Le cal est latéral, solide et régulier.
(Ancienne Académie de chirurgie.)


**N° 159.** — **Fémur droit; fracture du tiers supérieur de la diaphyse.**

Cette pièce a été trouvée dans le cimetière des Innocents. La
fracture est comminutive et siége un peu au-dessous du petit
trochanter, elle est oblique de haut en bas, d'avant en arrière et
de dedans en dehors. Le fragment supérieur est porté en dehors
et en arrière, où il forme une saillie très-prononcée; l'inférieur
placé en avant et en dedans au-devant du petit trochanter, se
termine par une extrémité mousse, percée d'un trou qui commu-

nique avec le canal médullaire. Les deux fragments se rencontrent sous un angle de 135 degrés ouvert en arrière. A la partie postérieure est englobée dans le cal qui est solide et régulier, une esquille volumineuse.
(Professeur Thouret.)


**N° 160.** — Fémur droit; fracture du tiers supérieur de la diaphyse.

La fracture est comminutive et siége au tiers supérieur de la diaphyse; elle est oblique de haut en bas, d'arrière en avant et un peu de dedans en dehors, le chevauchement est peu considérable. Le fragment supérieur est placé en avant et en dehors de l'inférieur, qui a éprouvé un mouvement de rotation sur son axe de dehors en dedans et d'arrière en avant; ils forment entre eux un angle de 145 degrés saillant en dehors et surtout en avant. Il existe deux grosses esquilles placées côte à côte séparées seulement par une gouttière, l'externe est le double en longueur de l'interne, elles sont placées en avant et englobées dans un cal solide et régulier, si ce n'est en arrière où il existe quelques aspérités.


**N° 161.** — Portion supérieure du fémur droit; fracture du tiers supérieur de la diaphyse.

La fracture, qui est comminutive, est située au-dessous du petit trochanter; elle paraît avoir été oblique de haut en bas, de dehors en dedans et de devant en arrière, le chevauchement est assez considérable. Le fragment supérieur est situé en dehors et en arrière de l'inférieur, qui, porté en dedans et en avant, remonte par sa pointe jusqu'au niveau de la tête du fémur; il a en outre éprouvé un mouvement de rotation sur son axe de dedans en dehors. Ces deux fragments se rencontrent sous un angle assez aigu d'environ 115 degrés ouvert en arrière. Un cal volumineux surtout périphérique, solide, irrégulier, englobe les deux fragments et les esquilles.


**N° 162.** — Fémur droit; fracture du tiers supérieur de la diaphyse.

Cette pièce a été recueillie sur un individu rachitique. La fracture qui est située un peu au-dessous du petit trochanter est légèrement oblique de haut en bas, et de dehors en dedans.
Les deux fragments sont demeurés arc-boutés l'un contre l'autre; aussi il n'y a point de chevauchement. La consolidation est par-

faite, assez régulière ; il existe seulement quelques aspérités à la partie postérieure.

### N° 163. — Fémur droit ; fracture double du tiers supérieur et de la partie moyenne de la diaphyse.

La fracture est double ; la supérieure, placée au-dessous du petit trochanter, est oblique de haut en bas et de dedans en dehors. Le fragment supérieur est dirigé en dehors, où il fait une saillie très-apparente terminée en pointe ; il rencontre le fragment moyen situé en dedans sous un angle de 130 degrés, ouvert en dedans et un peu en arrière.

La seconde fracture située au tiers moyen est oblique de haut en bas, d'arrière en avant et de dehors en dedans ; le chevauchement est peu considérable et le fragment supérieur est situé en avant et en dedans de l'inférieur. Ces deux fractures sont consolidées par un cal solide et assez régulier.

(Ancienne Académie de chirurgie.)

### N° 164. — Extrémité supérieure du fémur gauche ; fractures par un coup de feu, immédiatement au-dessous des deux trochanters.

Cette pièce a été recueillie sur un soldat de 35 ans environ, qui reçut, à la bataille de Crevelt, le 23 juin 1758, un coup de feu à la partie postérieure et supérieure de la cuisse gauche ; la balle fractura obliquement le fémur, immédiatement au-dessous du grand trochanter. Une incision pratiquée dans la région, permit d'extraire le projectile et les autres corps étrangers engagés dans la plaie, morceaux de chemises et de culotte. Les deux bouts de l'os furent ensuite contenus dans une bonne position.

Après cinq mois de soins assidus, la fracture n'était point consolidée ; le blessé passa successivement par les mains de plusieurs chirurgiens, et un an après la blessure, la fracture était toujours dans le même état. C'est alors qu'un troisième chirurgien, après de nouvelles tentatives infructueuses, se détermina *à scier plus d'un travers de doigt de la partie supérieure du bout inférieur du fémur*, lequel, en chevauchant, irritait les parties voisines et causait les plus vives douleurs. *Il espérait par ce moyen parvenir à faire la véritable conformation des bouts de l'os, et à les contenir dans le temps nécessaire pour leur réunion.* Il fut trompé dans son attente, mais du moins il vit avec satisfaction que tous les accidents qui, depuis près d'un an, n'avaient cessé de menacer la vie de cet homme, se calmaient peu à peu. Un cal très-solide se forma dans l'espace de deux mois et demi, quoique les bouts de l'os fussent écartés de plus de 5 centimètres, mais on ne

put jamais obtenir la cicatrice des plaies, et le malade succomba
à l'hôtel des Invalides à Paris, le 13 avril 1764, après cinq ans
neuf mois et demi et quelques jours de souffrances. La cuisse
fracturée était de quatre travers de doigt plus courte que l'autre.

On voit sur cette pièce que la fracture est située au-dessous
des deux trochanters, et dirigée obliquement de haut en bas et
de dehors en dedans, de sorte que le fragment supérieur comprend
la tête et le col du fémur, le grand et le petit trochanter, et se
termine par une extrémité pointue placée au-dessous de cet
apophyse; le fragment inférieur est constitué par le corps entier
de cet os, et forme un relief en arrière et en dehors.

L'intervalle entre les deux fragments est rempli par des productions osseuses en forme de stalactites, extrêmement irrégulières,
hérissées de pointes plus ou moins volumineuses, presque toutes
dirigées en bas et en dedans, et criblées de pertuis vasculaires.
Le cal a presque le volume du poing. La disposition des stalactites
est très-curieuse ; elles constituent deux jetées principales, qui, nées
des faces antérieures et postérieures du fémur, se portent en dedans,
en restant écartées l'une de l'autre, puis vont se jeter sur les
bords antérieurs et postérieurs du fragment iliaque. Elles circonscrivent ainsi, en avant et en arrière, une cavité aplatie d'avant
en arrière, longue d'un décimètre, plus large en haut qu'en bas,
bornée en dedans par la surface fracturée du fragment supérieur,
et dehors par la face interne du fragment inférieur. La mort
s'explique assez bien par l'existence de ce foyer purulent qui ne
pouvait être fermé à cause de l'inflexibilité de ses parties.

Cette pièce, si intéressante à cause de la disposition du cal et
du fragment, a un double intérêt: elle prouve que le chirurgien
de l'hopital de Bauchun pratiqua une résection, dans le but
d'obtenir la consolidation de la fracture non consolidée. C'est
donc la première observation authentique de résection pour ce cas
particulier, puisqu'elle a été pratiquée au mois de mai ou juin
1759, tandis que l'observation de M. Wite que l'on a partout citée
comme la plus ancienne, ne date que du 3 janvier 1760. (*Voir*
pl. 25.)

(Mémoires de l'Académie de chirurgie, édition, in-8°, t. IV, p. 112)


**N° 164 *a*. — Portion supérieure du fémur gauche; fracture du tiers
supérieur de la diaphyse.**

La fracture qui occupe le tiers supérieur est oblique de haut du
fémur en bas, de dehors en dedans ; elle appartient à la variété des
fractures dites spiroïdes, c'est-à-dire que le trait de la fracture
qui commence en arrière à la base du grand trochanter, se porte
obliquement de haut en bas, d'arrière en avant, contourne les
faces externe, antérieure, le bord interne et la face interne
pour se terminer près de la ligne apre; un second trait vertical

de la fracture, suit la ligne apre et sépare complétement les
fragments. Le fragment supérieur est placé en avant de l'inférieur,
qui remonte en arrière et en dedans, et a détaché le petit trochanter
qu'il a projeté en haut avec lui. C'est le seul point où il y ait
contact entre les fragments. Dans le reste de leur étendue ils sont
séparés par une distance de 2 centimètres 1/2. La consolidation
ne s'est effectuée qu'à l'extrémité supérieure du fragment supérieur, et par un petit pont osseux long de 3 centimètres, large
d'un, qui unit la pointe du fragment supérieur avec la diaphyse
fémorale.

(Professeur Jobert de Lamballe.)


**N° 164 b. — Portion supérieure du fémur gauche; fracture du tiers
supérieur de la diaphyse.**


Il existe sur cette pièce une fracture à peu près transversale de
la diaphyse, située immédiatement au-dessous du grand trochanter.
Le fragment diaphysaire a pénétré d'environ 3 centimètres 1/2
dans le grand trochanter qu'il a fait éclater. Cette variété de
fracture qui a été donnée au Musée sans renseignements par
M. Vulpian, me paraît rare, par sa forme qui est transversale et
par son siége; c'est même le seul exemple que je connaisse. Ce
qui atteste bien que la fracture est sous-trochantérienne, c'est
que les trochanters appartiennent évidemment au fragment supérieur.

(M. Vulpian, *Société anatomique*, 2e sér., t. XVII, p. 334) (1872.


**N° 165. — Fémur gauche ; fracture de l'extrémité supérieure de
la diaphyse.**


La fracture siége au tiers supérieur de la diaphyse du fémur;
elle commence au-dessous du petit trochanter, et est obliquement
dirigée de haut en bas, de dedans en dehors et un peu d'avant
en arrière. Le fragment supérieur est placé en arrière et en
dehors de l'inférieur. Ce dernier, qui a un peu remonté, a, par sa
pointe interne, pénétré dans le fragment supérieur jusqu'au
niveau du col du fémur. Dans certains points, cette pénétration
a même fait éclater quelques parcelles osseuses. La consolidation est parfaite, et le cal n'est ni volumineux ni difforme :
il existe seulement quelques rugosités en arrière.

(M. Prieur.)

**Nᵒ 165 a. — Fémur droit; fracture du tiers supérieur de la diaphyse.**

La fracture siége au-dessous des trochanters ; elle est oblique de haut en bas, d'avant en arrière, et de dedans en dehors; le chevauchement n'est pas très-considérable. Le fragment supérieur est situé en arrière de l'inférieur et se porte en bas et en dehors, où il se termine par une extrémité saillante et pointue ; le fragment antérieur placé en avant se porte en bas et en dehors, où il se termine à la partie supérieure antérieure et externe par une pointe assez acérée. Au niveau de la solution de continuité, les deux fragments se croisent donc en X, et chacune de leur extrémité se termine par une pointe aiguë. De la rencontre des deux fragments résulte un angle saillant en dehors, et c'est plutôt à lui qu'au chevauchement qu'est dû le raccourcissement dans ce cas. Le cal est solide et régulier. (*Voir* pl. 25.)

(M. Menière.)

**Nᵒ 165 b. — Portion supérieure du fémur gauche ; fracture spiroïde du tiers supérieur de la diaphyse.**

La fracture qui siége au tiers supérieur de la diaphyse, a la forme spiroïde ; elle est récente et sans trace de consolidation. Elle commence en haut à la partie inférieure du bord postérieur du grand trochanter; elle contourne le fémur en se portant de haut en bas, d'arrière en avant, pour parcourir la face externe et antérieure ; puis, arrivée au bord interne, elle se dirige d'arrière en avant pour venir se terminer à la ligne âpre, 7 centimètres au-dessous du petit trochanter. Elle a donc décrit une spire complète autour du fémur.

La fracture est complétée par une esquille longue de 18 centimètres, située à la partie externe et postérieure formée par deux traits de fracture. L'une se détache de la face antérieure du fémur, au moment où elle est croisée par la fracture spirale ; l'autre descend le long de la ligne âpre, et tous deux viennent se rejoindre par une pointe très-aiguë à la face externe du fémur, 18 centimètres au-dessous de la base du grand trochanter. (*Voir* pl. 25.)

(Professeur Malgaigne.)

**Nᵒ 165 c. — Portion supérieure du fémur gauche ; fracture spiroïde du tiers supérieur du fémur.**

Cette pièce a été recueilllie sur un homme, jeune encore, qui

ayant fait une chute sur les pieds, d'un lieu élevé, ne tarda point
à succomber ; aussi il n'existe aucune trace de consolidation.

La fracture, qui occupe le tiers supérieur du fémur, commence
en arrière à la face externe, 3 centimètres au-dessous de la base
du grand trochanter ; elle est spiroïde, se dirige de haut en
bas d'arrière en avant ; arrivée au bord interne, elle se porte de
haut en bas et d'avant en arrière, pour se terminer à la ligne
âpre, 15 centimètres au-dessous de la base du grand trochanter.
Un autre trait de fracture verticale part du point de départ de la
fracture, suit la ligne âpre, et au point de rencontre de la fracture
spiroïde, cette seconde fracture complète la solution de continuité.

(Professeur Malgaigne, *Bull. de la Soc. anat.*, 1856, 2e série,
t. Ier, p. 19.)


### N° 165 d. — Fémur gauche ; fracture spiroïde du tiers supérieur de la diaphyse.

La fracture, qui occupe le tiers supérieur du fémur, est spiroïde, et il existe en avant une esquille assez large, longue de
15 centimètres. La solution de continuité, qui est récente, est
sans trace de consolidation. Sur cette pièce, la tête du fémur
manque également et paraît avoir été fracturée.
(M. Lizé, 1858.)


### N° 165 c. — Fémur gauche ; fracture spiroïde du tiers supérieur de la diaphyse.

Cette pièce a été recueillie sur une jeune fille de 15 ans qui,
dans l'attentat contre l'empereur, du 14 janvier 1858 (bombes
Orsini), fut atteinte par un petit éclat de l'une de ces grenades
fulminantes, et qui pénétra dans le canal médullaire en perforant
le fémur à sa partie antérieure et externe, à 7 centimètres au-
dessus de l'interligne articulaire du genou. La plaie cutanée
était située à 3 centimètres environ au-dessus de la base de la
rotule, et sur une ligne verticale passant à 1 centimètre en dehors
du bord externe de cet os. Cette jeune fille fut aussitôt renversée
sans connaissance et foulée aux pieds ; c'est probablement dans
cette chute que se produisit la fracture sous-trochantérienne.

La solution de continuité est très-oblique ; elle commence en
haut à la partie interne du fémur, à 4 centimètres au-dessous du
petit trochanter, et s'arrête après un trajet de 7 centimètres. Le
fragment supérieur est taillé en V, à branches un peu courbes,
et dont la pointe correspond à la face externe du fémur ; le
fragment supérieur présente une disposition inverse. Les frag-

ments sont écartés l'un de l'autre, et des productions osseuses irrégulières les maintiennent écartées. Il s'agit donc bien ici de cette variété, décrite par Gerdy en 1852, sous le nom de fracture spiroïde. Un trait linéaire et vertical, long de 7 centimètres, limite en arrière le foyer de la solution de continuité, et les deux extrémités de ce trait vertical sont unies par un tour de spirale allongé, qui contourne très-obliquement le corps du fémur. Un bouchon osseux, constitué par un tissu spongieux très-fin, obture le canal médullaire, et forme même sur le fragment inférieur une végétation arrondie, grosse comme une noisette. Les parties osseuses de formation nouvelle très-incomplète, qui ont pris naissance dans le foyer de la fracture, proviennent de deux sources bien distinctes ; les unes ont été sécrétées par le périoste, les autres par la moelle.

A 7 centimètres au-dessus de l'interligne articulaire du genou et à 12 au-dessous de l'extrémité inférieure de la fracture existe un orifice irrégulier, paraissant fait à l'emporte-pièce, ayant environ 12 millimètres dans sa plus grande longueur, et qui pénètre jusque dans le canal médullaire La paroi opposée de l'os n'est point perforée. Un trait de scie permet de constater que le corps étranger s'était logé au-dessus de l'ouverture d'entrée, dans l'épaisseur de la partie spongieuse très-raréfiée, qui limite l'extrémité inférieure du canal de la moelle. Aussi toute recherche avec le stylet était vaine. Ce corps étranger est constitué par un fragment de bombe taillé en forme de coin, ou plus exactement un tronc de pyramide quadradgulaire, long de 12 millimètres, épais de 5, large de 6, terminé d'un côté par une surface convexe empruntée à une courbure de sphère, et, de l'autre côté, par une surface concave beaucoup moins étendue, empruntée à une sphère concentrique à la précédente et d'un rayon plus petit.

Le projectile, après avoir perforé la paroi antérieure du canal médullaire, n'avait point eu assez de force pour perforer la postérieure, sur laquelle il avait glissé de bas en haut. ( *Voir* pl. 25.)

(M. Broca, *Soc. anat.*, 2ᵉ série, t. IV, p. 136.)

**Nᵒ 165 f. — Moitié supérieure du fémur droit; fracture spiroïde du tiers supérieur de la diaphyse.**

Il existe une fracture sous-trochantérienne spiroïde à forme très-allongée. Un premier trait de la fracture commence à la partie antérieure du grand trochanter, descend verticalement sur la face antérieure du corps du fémur dans une longueur de 3 centimètres et demi, puis se dévie en dedans, contourne très-obliquement la face interne, le bord postérieure et une partie de la face externe, sur laquelle il s'arrête à 14 centimètres au-dessous de la base du grand trochanter. Un nouveau trait, presque vertical,

remonte de bas en haut pour rejoindre le premier à peu de distance de la partie inférieure du point de départ de la première
ligne de fracture. **La spire ainsi que la fracture se trouvent**
ainsi complétées, et chacun des fragments se termine par une
pointe très-aiguë.

(Professeur Jarjay, 1868.)


### N° 165 g. — Fémur droit; fracture spiroïde incomplète du tiers supérieur de cet os.


Cette pièce provient d'un homme de 63 ans, qui était tombé
sur le pavé en faisant un faux pas. A la suite de cette chute, il se
déclara une vive douleur dans la région du grand trochanter,
mais on constata qu'il n'y avait ni fracture apparente ni luxation. Le membre paraissait cependant plus court que celui du
côté opposé, et le malade ne pouvait parvenir à soulever la
jambe et la cuisse; mais le blessé raconta alors que dans son
enfance il avait eu la cuisse cassée. On trouve en effet sur cet os,
à la partie inférieure de la diaphyse, une fracture oblique du
fémur guérie sans déformation sensible; il est probable que dans
cette fracture, qui datait de l'enfance, le périoste avait été conservé.

L'importance de ce fait de fracture incomplète du fémur, m'engage à rapporter en détail les symptômes qu'a présentés ce
blessé. Comme M. Debrou s'arrêta à l'idée d'une contusion simple,
il employa d'abord les cataplasmes arrosés d'eau blanche. Le
lendemain de l'accident, il survint une ecchymose qui s'étendait
depuis la hanche jusque sur la partie interne de la cuisse
en passant en avant; la douleur au toucher, était surtout très-vive un peu au-dessus de la partie moyenne de la
cuisse; on appliqua douze sangsues sur ce point. La persistance
et la fixité de la douleur firent craindre le développement d'un
phlegmon, on appliqua de nouveau dix sangsues. De l'empâte-
ment et du gonflement se montrèrent sur la face antérieure de la
cuisse; puis, vers le neuvième jour, la peau rougit par plaques
et dans une grande étendue. Il se déclara un érysipèle qui envahit la hanche, le scrotum, et descendit jusqu'au-dessous du
genou. Onze jours après le développement de l'érysipèle, trois
semaines environ après l'accident, cet homme succomba.

On constate sur le fémur l'existence d'une fracture incomplète
spiroïde, longue de 15 centimètres, qui commence en haut, à la
partie supérieure du petit trochanter, et se dirige obliquement
de haut en bas, d'arrière en avant, de dedans en dehors, et gagne
le bord externe du fémur en se dirigeant toujours de haut en
bas, mais alors de dehors en dedans, parcourt la face antérieure
de cet os, pour venir se terminer au bord interne, à 9 centimètres

et demi au-dessous du petit trochanter. Cette fissure, qui présente un tour de spire complet, est sans trace de consolidation, et présente dans sa partie moyenne un écartement assez considérable. (*Voir* pl. 25.)

(M. Debrou, *Arch. gén. de méd.*, 1843, 4ᵉ sér., t. III, p. 100.

## ORDRE 4.

### Fractures du col du fémur.

Les pièces relatives aux fractures du col du fémur sont nombreuses; il en existe soixante-six : elles sont décrites sous les nᵒˢ de 166 à 200 inclusivement. Ces fractures sont l'apanage de la vieillesse. Jusqu'à cinquante ans, elles sont très-rares; avant cet âge, les causes capables de les produire déterminent généralement des luxations. L'anatomie et la physiologie pathologiques rendent parfaitement compte de ces faits : le col du fémur ainsi que le canal médullaire, suivant l'âge, subissent des modifications qui favorisent la production de ces fractures.

L'insertion de la capsule articulaire sert à établir une division dans les solutions de continuité du col : les unes sont situées en dehors de cette insertion, les autres, au contraire, en dedans, d'où résultent deux variétés, à savoir : 1° les fractures extra-capsulaires; 2° les intra-capsulaires. Comme l'insertion de la fracture sur le col ne se fait pas dans une même étendue dans tout son pourtour, quelques anatomo-pathologistes ont admis une troisième variété, à savoir : des fractures à la fois extra et intra-capsulaires. Aucune pièce du Musée ne justifie cette dernière assertion, ce qui veut dire que, tout en admettant cette possibilité, que ces faits sont rares. Chacune des variétés principales, si elle ne peut être facilement diagnostiquée, présente néanmoins un type presque toujours identique, comme nous le verrons dans l'examen des pièces de chacune d'elles.

## 1<sup>re</sup> *Variété*.

### FRACTURES EXTRA-CAPSULAIRES.

Ces fractures sont au nombre de 29, du n° 166 au
n° 176 *a* inclusivement. Dix-huit siégent à droite et onze
à gauche. Elles occupent toutes le même siége, la portion
du col comprise entre l'insertion ligamenteuse et le grand
trochanter, espace très-circonscrit. Leur direction est oblique de haut en bas, de dehors en dedans et quelquefois
d'avant en arrière, n°ˢ 167, 171 *a*, 171 *b*, 171 *c*, 171 *e*,
171 *f*, 171 *g*, 171 *h*. La solution de continuité est parallèle
aux crêtes osseuses, qui unissent les trochanters à la partie
interne desquelles elle est située.

Sur les pièces numéros 171, 171 *a*, 172, la fracture descend
jusqu'au-dessous du petit trochanter, qui fait alors partie du
fragment supérieur ; elle forme une véritable fracture en V
à base supérieure.

Ces fractures sont rarement simples, le plus généralement
elles sont comminutives, c'est-à-dire qu'elles sont accompagnées de la division soit du grand ou du petit trochanter,
quelquefois des deux. Sur trois pièces du Musée, la fracture
paraît avoir été simple, n°ˢ 168, 175 et 177. Sur dix,
la complication est bornée à la fracture du grand trochanter
seul, et c'est généralement la partie postérieure qui est fracturée, n°ˢ 169, 171, 171 *b*, 171 *e*, 172, 173 *a*, 173 *c*, 173 *d*, 174,
176. La pièce numéro 176 *a* est une fracture bornée au grand
trochanter, mais elle a été produite par un coup de feu. Enfin,
sur seize pièces, la fracture porte sur les deux trochanters,
n°ˢ 166, 167, 170, 171 *a*, 171 *c*, 171 *d*, 171 *f*, 171 *g*, 171 *h*,
173, 173 *b*, 173 *e*, 173 *f*, 173 *g*, 173 *h*, 173 *i*.

Une complication très-ordinaire des fractures extra-capsulaires du col du fémur, c'est la pénétration du fragment supérieur
ou du col dans la base du grand trochanter. M. Smith a cru devoir
faire une variété à part de ces fractures ; Malgaigne, au contraire, regarde cette pénétration comme la règle, et les cas où
on ne l'observe point, il les considère comme tout à fait excep-

tionnels : c'est ce qui est prouvé par l'examen des pièces du Musée ; sur toutes, le col a pénétré plus ou moins profondément le grand trochanter. La pénétration ne s'effectue pas à un égal degré par tous les points du col ; en général, c'est à la partie postérieure et inférieure que cette disposition est plus marquée ; d'où résulte un déplacement tout naturel de ce fragment, déplacement sur lequel a insisté avec raison Denonvilliers. Par suite de cette pénétration postérieure plus prononcée en arrière, les deux lèvres antérieures de la fracture se trouvent écartées, n⁰ˢ 169, 170, 172, 173, 173 a, 175. Sur la pièce n⁰ 173, l'écartement est de près de 2 centimètres.

Le déplacement du fragment supérieur est presque toujours uniforme, identique ; il présente seulement des degrés divers. La tête du fémur est dirigée en arrière, en même temps qe'elle est abaissée quelquefois au niveau du petit trochanter. Sur les pièces n⁰ˢ 186, 171, 172, elle a cependant conservé à peu près son niveau ordinaire.

Comme conséquence aussi de la pénétration et de l'abaissement du col, l'angle qu'il forme avec le corps du fémur se rapproche de l'angle droit. L'enclavement du fragment supérieur dans l'inférieur a, en outre, l'avantage de s'opposer à un déplacement plus étendu ; le col exécute, en même temps, un mouvement de rotation sur son axe d'avant en arrière. Par le fait de cette pénétration, le col est notablement raccourci, le fémur exécutant un léger mouvement de rotation sur son axe, la pointe du pied est tournée en dehors.

D'autrefois, le fragment supérieur en totalité se porte en arrière, il a reculé et dépasse, dans cette direction, le fragment inférieur, n⁰ˢ 166, 167, 173 a. Cette disposition particulière permet au pied de conserver sa direction et même de se porter quelquefois en dedans. La crête osseuse, qui réunit les deux trochanters dans ce mouvement de recul, peut alors être fracturée, n⁰ˢ 171 f, 171 g, 171 h. Sur la pièce n⁰ 173 f, il existe un déplacement insolite du col, son extrémité supérieure a basculé en haut.

Les fractures extra-capsulaires du col du fémur peuvent se consolider ; les pièces n⁰ˢ 171 h, 172, 173, 173 f, et 174 sont en voie de consolidation ; les pièces n°ˢ 172, 173 *b*, 173 *c*, 173 *d*, 175 et 177 sont consolidées par un cal osseux.

**N° 166. — Extrémité supérieure du fémur gauche; fracture extra-capsulaire.**

La couche de tissu compact de la diaphyse est mince, ce qui accuse une certaine fragilité de cet os. La fracture qui siége à la base du col est située à près de 2 centimètres en dehors de l'insertion de la capsule, comme l'indiquent quelques vestiges de cette membrane. Cette fracture est obliquement dirigée de haut en bas, de dehors en dedans, suivant la ligne qui se porte du grand au petit trochanter. Le col ainsi détaché à sa base s'est légèrement enfoncé dans le grand trochanter qu'il a fait éclater en arrière ; le petit trochanter est également détaché et un peu remonté. Il n'y a à l'extérieur aucune trace de consolidation, mais elle a commencé à s'accomplir entre les surfaces fracturées, ce qui est la preuve que dans les extrémités des os longs, le tissu spongieux prend lui-même une part active dans la formation du cal.

**N° 167. — Portion supérieure du fémur gauche ; fracture extra-capsulaire.**

La solution de continuité est oblique de haut en bas, de dehors en dedans et un peu d'avant en arrière ; elle suit la ligne d'union des deux trochanters. Le grand trochanter, très-irrégulier, a été fracturé dans divers points et les fragments sont perdus ; le petit, également brisé, est soudé à la diaphyse. Le fragment inférieur s'est légèrement porté en arrière ; il dépasse dans ce sens le supérieur d'un centimètre environ. Le tissu spongieux du grand trochanter est tassé, comprimé, détruit ; il en résulte une vaste excavation dans laquelle reposait l'extrémité inférieure du fragment supérieur, qui est lisse, arrondie. Il n'y a point de travail de consolidation entre les deux fragments. A leur pourtour existent quelques végétations osseuses.

**N° 168. — Portion supérieure du fémur droit; fracture extra-capsulaire du col.**

L'os a été scié verticalement ; il n'existe que la moitié antérieure, la postérieure a été perdue. La fracture est extra-capsulaire, obliquement dirigée de haut en bas et de dehors en

dedans, et suit la ligne qui va du grand au petit trochanter. Ce
dernier est demeuré intact. Il n'y a point de déplacement, ni de
travail apparent de consolidation entre les deux fragments.
(Professeur Lænnec.)


### N° 169. — Extrémité supérieure du fémur droit ; fracture extra-capsulaire du col.


Cet os a appartenu à un homme fortement constitué et vigoureux. La fracture, qui est extra-capsulaire, commence en haut,
en dedans du grand trochanter, à la base du col ; elle est oblique
de haut en bas, de dehors en dedans, et se termine au-dessus du
petit trochanter qui est resté attaché à la diaphyse. Le grand
trochanter est obliquement fracturé de haut en bas et d'avant en
arrière ; il en résulte un petit fragment qui est complétement
détaché. Le tissu spongieux du grand trochanter et de la partie
supérieure du fémur est détruit, ce qui constitue une vaste excavation dans laquelle venait plonger, en arrière surtout, la base du
col. Il n'y a aucune trace de consolidation, il existe seulement
des productions stalactiformes au pourtour de la fracture, sur la
partie antérieure du fragment inférieur.
(M. Stanski.)


### N° 170. — Moitié supérieure du fémur gauche ; fracture extra-capsulaire du col.


Cette pièce provient d'une femme qui fit une chute sur le
grand trochanter, et mourut au bout de trente-trois jours. Cet os,
très-léger, a sa lame de tissu compact mince. La fracture, qui est
extra-capsulaire, siége à la base du col ; elle est oblique de haut
en bas et de dehors en dedans. Le grand trochanter, au niveau
de sa partie postérieure et supérieure, est fracturé ; le petit trochanter, détaché de la diaphyse, a été perdu.
Il existe à la base du grand trochanter, dans le point où s'insérait
le fragment supérieur, une large excavation, dont l'ouverture a la
forme d'un V ; les parois en sont formées par la couche de tissu
compact qui a résisté à la destruction du tissu celluleux, due à la
pénétration du fragment iliaque dans cette cavité ; la pénétration
sur cette pièce, plus accusée en arrière qu'en avant, n'est point
cependant très-considérable. Le col raccourci horizontalement,
dirigé d'arrière en avant de dedans en dehors, forme avec
le corps du fémur un angle droit, et est donc abaissé. Il
n'y a point trace de consolidation entre les deux fragments.
(Professeur Dupuytren.)

**N⁰ 171. — Extrémité supérieure du fémur gauche ; fracture extra-
capsulaire du col.**

La solution de continuité est oblique de haut en bas et de
dehors en dedans ; elle est assez nette, presque linéaire en
avant, rugueuse inégale en arrière. La plus grande partie du
grand trochanter manque ; elle a été fracturée et perdue ; le
petit trochanter est conservé intact. Il n'y a point de consolidation.

**N⁰ 171 a. — Extrémité supérieure du fémur droit ; fracture extra-
capsulaire du col.**

La solution de continuité, qui est oblique de haut en bas de
dehors en dedans et un peu d'avant en arrière, suit la ligne
d'union des trochanters, pour venir se terminer en pointe au-
dessous du petit trochanter qui a été détaché et perdu. C'est une
véritable fracture en V ouvert en haut. Il existe en même temps
une légère pénétration du col en arrière dans le grand trochanter,
d'où il résulte que la tête est un peu abaissée et portée en
arrière. Il n'y a pas de consolidation.
(M. Poumet.)

**N⁰ 171 b. — Extrémité supérieure du fémur droit ; fracture
extra-capsulaire du col.**

La solution de continuité qui est oblique de haut en bas, de
dehors en dedans et un peu d'avant en arrière, vient se terminer
en pointe, à la partie supérieure du petit trochanter qui reste
fixé à la diaphyse. Le col porté en arrière a pénétré légèrement
le grand trochanter. La tête fémorale abaissée, est obliquement
dirigée d'avant en arrière, et vient toucher le bord postérieur du
grand trochanter. Le col de ce côté, en rapport avec la surface
fracturée, parait manquer.
Il existe comme résultat probable de la pénétration une double fissure ; la plus étendue, longue de 9 centimètres, occupe
la partie antérieure du grand trochanter et descend verticalement
sur la diaphyse ; la seconde fissure, longue de 3 centimètres,
également verticale, est située à la partie postérieure du
petit trochanter. Il n'y a pas de consolidation.
(Professeur Malgaigne.)

**N° 171 c. — Extrémité supérieure du fémur droit ; fracture extra-capsulaire du col.**

La solution de continuité diffère des précédentes pièces en ce qu'elle paraît plus externe ; elle porte sur la partie interne même du grand trochanter plutôt que sur le col. Elle est oblique de haut en bas, de dehors en dedans et d'avant en arrière ; ses bords sont irréguliers et elle se termine en bas, au niveau du petit trochanter même, qui semble divisé en deux moitiés ; l'une, supérieure, reste adhérente au col ; l'autre, inférieure, à la diaphyse. La tête fémorale abaissée regarde en dedans et en arrière. La partie antérieure et supérieure du grand trochanter a éclaté à ce niveau ; elle constitue une large esquille. Il n'y a point trace de consolidation.
(Professeur Malgaigne.)

**N° 171 d. — Extrémité supérieure du fémur droit ; fracture extra-capsulaire du col.**

La solution de continuité qui porte sur la partie la plus externe du col, est oblique de haut en bas et de dehors en dedans ; les bords en sont très-irréguliers, rugueux et le grand trochanter a été brisé en plusieurs fragments, dont quelques-uns sont perdus. La plus grande partie du petit trochanter est restée sur la diaphyse. Au milieu de cette espèce de fracture comminutive, il est difficile d'apprécier le déplacement subi par la tête. Il n'y a point de trace de consolidation.
(Professeur Malgaigne.)

**N° 171 e. — Extrémité supérieure du fémur droit ; fracture extra-capsulaire du col.**

La solution de continuité porte sur la partie la plus externe du col, elle est oblique de haut en bas de dehors en dedans et d'avant en arrière, pour se terminer en pointe au-dessous du petit trochanter qui a été détaché, et est resté uni au col par des liens fibreux. Le grand trochanter présente une double fracture, l'une peu étendue, située à sa partie antérieure et supérieure, l'autre à la partie postérieure et supérieure ; cette dernière présente une esquille assez volumineuse. La tête et le col du fémur sont fortement abaissés et portés en dedans ; mais ce déplacement n'est peut-être que consécutif, la pièce ayant été mal préparée. Il n'y a pas de consolidation. (*Voir* pl. 26.)
(Professeur Jobert de Lamballe.)

### Nº 171 *f*. — Extrémité supérieure du fémur droit ; fracture extra-capsulaire du col.

La solution de continuité est oblique de haut en bas, de dehors en dedans et d'avant en arrière ; elle se termine en bas au niveau du petit trochanter. Le bord postérieur du col à cause de l'obliquité antéro-postérieure de la fracture, très-mince, semble avoir divisé le grand trochanter qui est obliquement fracturé de haut en bas, de dedans en dehors et d'avant en arrière. Il existe dans ce point une large esquille qui comprend en haut la moitié postérieure du grand trochanter, plus bas la ligne qui va du grand au petit trochanter, et cette tubérosité elle-même. Cette fracture trochantérienne, à l'examen de la pièce, semble résulter de l action du bord postérieur du col qui a agi à la manière d'un coin. Il n'y a pas de consolidation. (*Voir* pl. 26.)

### Nº 171 *g*. — Extrémité supérieure du fémur droit ; fracture extra-capsulaire du col.

La solution de continuité très-externe, située dans la portion du col qui touche à la face interne du grand trochanter, est oblique de haut en bas, de dehors en dedans, et d'avant en arrière. Le fragment supérieur est notablement abaissé en même temps que la tête s'est légèrement portée en avant. Il résulte de ce mouvement, que le bord postérieur du col qui est assez tranchant, arc-boutant fortement dans la gouttière digitale, a fracturé la partie postérieure du grand trochanter de haut en bas et d'avant en arrière, c'est-à-dire que ce fragment postérieur, long de 10 centimètres, comprend la partie postérieure du grand trochanter, la ligne oblique postérieure et le petit trochanter, à 2 centimètres au-dessous duquel la fracture se prolonge. Les bords de ce fragment sont assez écartés en arrière et laissent voir le bord postérieur de la fracture du col qui est interposé entre eux. Deux autres fractures siégent sur le grand trochanter, l'une à sa partie supérieure, l'autre à sa partie antérieure. Ces deux esquilles sont peu volumineuses. Il n'y a pas trace de consolidation.

(M. Labbé.)

### Nº 171 *h*. — Moitié supérieure du fémur droit ; fracture extra-capsulaire.

Le col, à sa base, a été très-probablement fracturé de haut ne bas, de dehors en dedans et d'avant en arriére ; la tête, fortement abaissée jusqu'au niveau du petit trochanter, est en même temps portée en avant. Il est résulté de cette disposition, que la partie postérieure du grand trochanter ainsi que la ligne oblique et le petit trochanter, ont été verticalement détachées, et constituent ensemble une large esquille. La consolidation est aujourd'hui complète pour le col et la large esquille trochantérienne, de nombreuses végétations osseuses irrégulières délimitent encore assez bien les fragments, la lésion ayant été comminutive.

(Professeur Jarjavay, 1868.)

### N° 172. — Portion supérieure du fémur gauche ; fracture extra-capsulaire.

La fracture siége à la base du col, elle est oblique de haut en bas, de dehors en dedans et un peu d'avant en arrière; elle vient se terminer en bas un peu au-dessous du petit trochanter qui est resté adhérent au fragment supérieur. Le fragment supérieur ou iliaque, est en outre oblique de dedans en dehors et d'arrière en avant. La tête du fémur abaissée, se trouve un peu au-dessus du niveau du sommet du grand trochanter ; en outre le col semble avoir tourné sur son axe d'avant en arrière. Il résulte de cette disposition qu'un intervalle assez considérable sépare en avant les deux fragments, tandis qu'en arrière le supérieur a légèrement pénétré dans le grand trochanter, qui a éclaté à ce niveau. Il existe en arrière seulement un commencement de consolidation.

### N° 173. — Portion supérieure du fémur droit ; fracture extra-capsulaire et comminutive.

Le col du fémur est fracturé à sa base, et il a pénétré assez profondément surtout en arrière dans le grand trochanter qui a éclaté. Le grand et le petit trochanter sont brisés en plusieurs fragments, ainsi que la ligne oblique postérieure qui fait partie du fragment du grand trochanter. Malgré tous ces désordres il existe néanmoins un commencement de consolidation, mais dans un rapport anormal des fragments.

C'est ainsi que le fragment supérieur constitué par la tête et le col, par le fait de la pénétration postérieure dans le grand trochanter, est porté en arrière, et, comme il est abaissé, au lieu d'être oblique, il forme avec la diaphyse fémorale un angle presque droit.

Le corps du fémur a aussi éprouvé un mouvement de rotation sur son axe tel, que son bord interne est en avant, la ligne âpre

en dedans et la face antérieure se trouve dirigée en dehors. De
ce double mouvement de rotation en sens inverse de la tête et du
corps, il résulte en avant un écartement de 2 centimètres entre
les lèvres de la fracture ; en même temps qu'à ce niveau, l'os est
un peu saillant en avant. Il peut alors être appréciable au toucher
à travers les téguments, et M. Laugier s'est servi de cette disposition, pour établir un des symptômes importants de cette solution
de continuité.

(Professeur Dupuytren.)


**N° 173** *a*. — Portion supérieure du fémur droit avec l'os coxal
correspondant ; frature extra-capsulaire du col.


La solution de continuité existe à la base du col avec son obliquité ordinaire. Le fragment supérieur qui sur cette pièce a conservé ses rapports avec la cavité, a été transporté en totalité en
arrière, il a pénétré légèrement dans la partie postérieure du grand
trochanter qu'il a fait éclater en deux fragments. Le petit trochanter intact, est resté attaché à la diaphyse ; il n'existe point de consolidation, quoique la solution de continuité paraisse de date déjà
ancienne. (*Voir* pl. 26.)

(Professeur Malgaigne.)


**N° 173** *b*. — Portion supérieure du fémur gauche, avec la portion
correspondante et laterale du bassin, fracture extra-capsulaire et
comminutive du col du fémur.


La solution de continuité du col a eu lieu comme d'ordinaire à
la base, avec des lésions profondes du grand et du petit trochanter, lésions qu'il est aujourd'hui difficile d'apprécier, à cause
de la consolidation très-avancée de cette fracture, qui s'est opérée
à l'aide de jetées osseuses nombreuses et volumineuses. En effet,
tout au pourtour de la fracture, on trouve d'énormes portions
osseuses, aplaties en avant et en arrière, et arrondies en dedans,
qui englobent les fragments et les maintiennent en contact. A la
partie supérieure on reconnaît même que quelques-unes de ces
saillies osseuses sont constituées par des débris du grand trochanter.

(Professeur Malgaigne.)


**N° 173** *c*. — Portion supérieur du fémur gauche ; fracture
extra-capsulaire du col.


La fracture siége à la base du col avec son obliquité ordinaire

Le fragment supérieur légèrement abaissé, porté en arrière, a pénétré dans le grand trochanter qu'il a fait éclater. La fracture de cette tubérosité, bien différente de la disposition qu'elle présente sur les autres pièces, consiste dans un vaste éclat qui comprend les deux tiers postérieurs du grand trochanter, descend obliquement sur le corps du fémur, de haut en bas, d'avant en arrière et de dehors en dedans, pour se terminer à la partie inférieure du tiers supérieur de la diaphyse. Cette vaste esquille supporte le petit trochanter. En avant existent deux autres esquilles peu volumineuses. Le tout est consolidé par un cal irrégulier, solide et volumineux.

(Professeur Malgaigne.)

### Nᵒ **173** *d*. — Portion supérieure du fémur droit ; fracture extra-capsulaire du col.

La solution de continuité existe à la base du col avec son obliquité ordinaire, et le fragment supérieur fortement abaissé forme un angle droit avec le corps du fémur ; il est obliquement dirigé d'avant en arrière, et a pénétré profondément dans le grand trochanter qu'il a fait éclater en plusieurs esquilles. Le petit trochanter paraît être intact. Tous ces fragments multiples sont consolidés par un cal peu volumineux et assez régulier.

### Nᵒ **173** *e*. — Portion supérieure du fémur droit et de l'os iliaque correspondant ; fracture extra-capsulaire du col.

La solution de continuité, située à la base du col, est à peu près transversale. Le fragment iliaque, libre de toute adhérence, est relevé de bas en haut, et n'a de contact avec le fragment inférieur que par sa face inférieure sur laquelle il glisse. Le fragment inférieur, fortement renflé, très-volumineux, égalant presque le volume d'une tête d'enfant, est très-irrégulier à sa surface, et présente de nombreuses stalactites osseuses, soudées les unes aux autres. Au milieu de toutes ces productions osseuses de nouvelle formation, on distingue manifestement quelques débris osseux, qui sont formés par des parcelles du grand trochanter, de sa ligne oblique postérieure, et le petit trochanter. C'est avec cette énorme masse osseuse que vient se joindre, par une fausse articulation, l'extrémité externe et la face inférieure du fragment interne.

(Professeur Malgaigne.)

**N° 173 *f*. — Extrémité supérieure du fémur droit ; fracture
extra-capsulaire du col.**

La solution de continuité est située à la base du col. Le fragment supérieur, très-abaissé, forme, avec la diaphyse, un angle
droit ; il a été reporté un peu en arrière ; de plus, il a pénétré
profondément d'environ 3 centimètres dans le grand trochanter,
qu'il a fait éclater. Cet éclatement se prolonge assez bas en arrière sur la partie postérieure du fémur, ce qui fait que cette
large esquille comprend, outre la partie postérieure du grand
trochanter, la ligne oblique postérieure, le petit trochanter, et se
termine en pointe à près de 8 centimètres au-dessous. Ce malade
est mort quatre-vingt-quatre jours après son accident, et l'on
constate que la fracture est en voie de consolidation encore incomplète. (*Voir* pl. 26.)
(Professeur Jobert de Lamballe.)

**N° 173 *g*. — Extrémité supérieure du fémur droit ; fracture
extra-capsulaire du col.**

La fracture est située à la base du col. Le fragment interne est
abaissé ; il forme un angle presque droit avec la diaphyse ; il a
été légèrement porté en arrière, il existe une pénétration assez
considérable de la partie postérieure du col dans le grand trochanter, qui a éclaté en plusieurs fragments. Le petit trochanter,
également détaché, est remonté. Cette pièce a été recueillie sur
un homme de 70 ans, qui est mort deux mois et demi après son
accident. La consolidation, aujourd'hui presque complète, est
moitié osseuse, moitié fibreuse.
(Professeur Jobert de Lamballe.)

**N° 173 *h*. — Extrémité supérieure du fémur gauche ; fracture
extra-capsulaire du col.**

La fracture siége au niveau de la base du col. La solution de
continuité est transversale, et le col a pénétré profondément dans
le grand trochanter qui a éclaté à sa partie postérieure. Le petit
trochanter est également fracturé ; la pénétration est plus profonde en arrière qu'en avant ; à ce niveau, il existe un écartement
entre les fragments, et la tête du fémur se trouve reportée en
arrière. Il y a à peine trace de consolidation ; les fragments sont
maintenus en rapport, par le fait même de la pénétration. (*Voir*
pl. 26.)

**N° 173** *i.* — **Portion supérieure du fémur droit ; fracture
extra-capsulaire du col.**

La solution de continuité est transversale et siége à la base du
col qui a pénétré dans le grand trochanter, qu'il a fait éclater à
sa partie supérieure et postérieure. Le petit trochanter est également fracturé à sa base. La pénétration est plus prononcée à la
partie postérieure. Il n'y a point de consolidation.
(M. Houel.)


**N° 174.** — **Portion supérieure du fémur gauche ; fracture
extra-capsulaire du col.**

La fracture siége à la base du col, qui a pénétré profondément
en arrière dans le grand trochanter qu'il a fait éclater, tandis
que le petit trochanter est intact. La tête du fémur est abaissée
et portée en arrière. La consolidation est complète, et la coupe
permet à peine de reconnaitre la ligne de la fracture.
(Professeur Malgaigne.)


**N° 175.** — **Bassin avec la moitié supérieure des deux fémurs ;
fracture extra-capsulaire du col du côté gauche.**

Cette pièce provient d'un individu qui avait 100 ans. Le col du
fémur gauche présente une fracture extra-capsulaire qui siége à la
base, et suit les deux lignes obliques. Les deux *trochanters sont
intacts*. La tête du fémur gauche est descendue à 1 centimètre
au-dessous du grand trochanter, et est portée en arrière. L'axe
du col est horizontal, et forme un angle droit par sa réunion
avec le corps de l'os. La ligne est un peu en dedans et la pointe
du pied devait être tournée en dehors. Le col est raccourci de
1 centimètre, ce qui est dû à son enfoncement dans le tissu cellulaire du grand trochanter. La tête du fémur est déformée et
agrandie. Il y avait un certain degré d'arthrite sèche. La lésion
devait être ancienne, car la consolidation est complète, et la
ligne de démarcation entre les fragments n'existe plus.
(Professeur Breschet.)


**N° 176.** — **Portion supérieure du fémur droit ; fracture
extra-capsulaire.**

La fracture est extra-capsulaire avec solution de continuité de

la partie postérieure du grand trochanter ; la tête et le col du
fémur ont été perdus.


**N° 176 a, — Portion supérieure du fémur droit ; fracture du grand
trochanter par une balle.**


Cette pièce a été prise sur un fédéré âgé de 48 ans, qui a reçu
une balle à la partie supérieure de la cuisse. Cette balle était dirigée
probablement de bas en haut et d'avant en arrière ; il en résulte une
fracture esquilleuse de la plus grande partie du trochanter, qui
n'est plus représenté que par une petite portion de sa partie antérieure et supérieure. En arrière, le broiement s'étend un peu à
la ligne oblique postérieure, et en bas, il descend sur la partie
externe du fémur en formant une perte de substance disposée en
forme de V à sommet inférieur. Dans toute l'étendue de cette
vaste perte de substance de tissu compact, l'os est comme dé-
cortiqué, et les cellules du tissu spongieux sont à découvert. Une
fissure peu profonde, longue de 3 centimères, occupe la partie
antérieure du col du fémur.
(M. Gillette, 1873.)




## 2ᵉ *Variéte.*

### FRACTURES INTRA-CAPSULAIRES DU COL DU FÉMUR.


Les pièces de fractures intra-capsulaires du col du fémur
sont au nombre de trente-sept, du n° 177 au n° 200 inclusivement. Vingt portent sur le fémur droit, et dix-sept
sur le gauche.

Le siége de ces fractures est presque toujours à l'union
de la tête avec le col ; ce n'est qu'exceptionnellement que la
fracture porte exclusivement sur le col, et c'est à la partie
moyenne qu'on les observe dans ce cas, n°ˢ 186, 189 et 196.
La pièce n° 188 b est un de ces exemples rares de fractures
incomplètes du col, et c'est la partie antérieure qui a résisté. L'état de macération de la plupart des pièces du
Musée ne permet guère d'apprécier le degré d'altération du
périoste fibreux du col dans ces fractures ; mais on peut con-

stater sur les pièces n⁰ˢ 183, 184, 187, 188 *c* et 188 *d* que certaines parties de ce tissu fibreux ont résisté.

La direction des fractures intra-articulaires du col du fémur est le plus souvent verticale, c'est-à-dire parallèle à la tête, et on observe alors souvent des dentelures, n⁰ 178. Ces dentelures, quand la fracture est récente, peuvent s'opposer au déplacement, maintenir en quelque sorte la continuité de l'os ; et elles expliquent comment certains individus ont pu marcher pendant quelques heures, quelques jours. Une pénétration réciproque des fragments n⁰ˢ 181, 182, 183, 184, 188, 192 *c*, 193 et 194 peut produire le même résulat.

D'autres fois, la solution de continuité est oblique, de haut en bas et de dedans en dehors, n⁰ˢ 180, 181, 182, 187. L'obliquité peut avoir lieu en même temps d'avant en arrière, n⁰ˢ 185, 188 *d*, 192 *c*.

Le déplacement présente quelques variétés, en rapport, le plus souvent, avec la direction de la fracture. Le plus ordinairement, la tête du fémur se porte en bas et en arrière; elle se trouve située au niveau du sommet du grand trochanter, n⁰ˢ 183, 185, 186, 188, 192 *a*, 192 *b*, 198, et elle peut même, comme sur la pièce n⁰ 198 *a*, être placée au-dessous. Cet abaissement apparent de la tête tient surtout à ce que le fragment inférieur remonte. D'autres fois la tête peut rester emprisonnée dans la cavité cotyloïde, n⁰ˢ 190, 193, 194, 195, 195 *a*, 195 *b*, 199, maintenue qu'elle y est par le ligament rond, ou bien par des ligaments qui, du pourtour du bourrelet cotyloïdien, vont se rendre à la surface fracturée de la tête, n⁰ˢ 190, 194, 195 *b*. Sur la pièce n⁰ 190, par suite du rapprochement en avant du grand trochanter, la pointe du pied devait être tournée en dedans.

Lorsque la tête du fémur est séparée du col au niveau de son point de jonction naturel, si la fracture est ancienne, le col subit secondairement des altérations profondes, il tend à disparaître. Sur les pièces n⁰ˢ 190, 191, 192, 193 et 194, c'est à peine si on en retrouve quelques traces. Il m'est impossible d'admettre, d'après l'examen de ces pièces, l'opinion de Malgaigne, qui pense que, si la saillie du col paraît émoussée, cela tient à l'épaississement du fémur au-dessous, épaississement qui se ferait par l'addition de plaques éburnées.

La consolidation par un cal osseux des fractures intra-capsulaires du col du fémur est un fait extrêmement rare; l'on sait même que A. Cooper l'avait niée absolument. Le Musée renferme deux pièces où cette consolidation ne me paraît nullement douteuse, nᵒˢ 188, 188 *a*. Le nᵒ 189 en est encore un exemple remarquable, mais, sur cette dernière pièce, il s'agit d'un fémur qui a appartenu à un individu rachitique, et l'on sait, depuis longtemps déjà, que dans ce cas particulier, les consolidations osseuses ont été admises. La pièce nᵒ 177 a été décrite avec un soin particulier par M. Denonvilliers dans son calalogue, parce qu'il ne savait pas au juste à quel ordre de lésion la rapporter. Je donnerai, quoique un peu longue, *in extenso* sa description, qui est irréprochable; seulement la plupart des caractères qu'il assigne à cette pièce me paraissent se rapporter aux lésions qui appartiennent à l'arthrite sèche; et je suis persuadé qu'un certain nombre de pièces, que l'on donne comme des exemples de fractures intra-capsulaires du col du fémur consolidées, appartiennent à cet ordre de lésion.

M. Denonvilliers, pour cette pièce, est très-embarrassé pour déterminer le siége de la fracture et du cal. La lamelle osseuse qui semble traverser le col de bas en haut, de dehors en dedans, et qui a été souvent prise pour un cal compact, se rencontre dans presque tous les fémurs de vieillard, et elle présente encore un plus grand développement quand l'os a été atteint d'arthrite sèche, comme on peut le vérifier sur les pièces qui se rapportent à ces lésions. Sans vouloir rejeter d'une façon absolue que cette pièce n'est point un exemple de fracture, je dirai que la preuve de l'existence de la solution de continuité ne m'est point suffisamment démontrée. L'inclinaison de la tête en arrière, son rapprochement du grand trochanter, l'irrégularité que l'on remarque à ce niveau, existe aussi sur certaines pièces sur lesquelles la lésion de l'arthrite sèche est incontestable. Les pièces nᵒˢ 186, 195, 196, 197 et 198, sont des exemples encore assez rares d'adhérences fibreuses des deux

surfaces fracturées par des brides fibreuses, qui les relient
entre elles. Je signalerai encore, au point de vue de l'ossification, deux pièces, n°ˢ 199 et 199 *a*, dans lesquelles la
partie supérieure du fémur a subi une augmentation de
volume considérable par suite d'ossification ajoutée à sa surface.

Sur la pièce n° 195 *a*, la fracture du col, quoique intra-
capsulaire, a été accompagnée de celle du grand trochanter
et d'une portion de l'os iliaque. La pièce numéro 200 est
relative à la fracture de la tête et du col du fémur par un coup
de feu.

### N° 177. — Portion du fémur droit; fracture probable intra-capsulaire du col.

« Cet os paraît avoir appartenu à un sujet d'une taille au-
« dessus de la moyenne; mais il est presque réduit à sa lame
« compacte, dont l'épaisseur n'est pas en rapport avec les dimen-
« sions. La fracture étant parfaitement consolidée, il est difficile
« d'indiquer d'une manière précise quel en est le siége : il nous
« paraît cependant certain qu'elle n'est pas extra-capsulaire;
« peut-être est-elle intra-capsulaire ; nous n'osons pas l'assurer;
« mais nous ne croyons pas trop nous avancer en disant qu'elle
« est, comme dans l'exemple précédent, placée sur le point d'in-
« sertion même de la capsule, et, par conséquent, oblique d'avant
« en arrière et de dehors en dedans. Ce qui nous inspire cette
« opinion, c'est, d'une part, la brièveté de la partie postérieure
« du col comparée à l'étendue de sa partie postérieure; d'une autre
« part, la présence d'une crête saillante située en avant et au côté
« interne de la ligne oblique étendue entre les deux trochanters,
« crête qui, dans notre hypothèse, correspond au point précis où
« le col a été fracturé : du reste, les deux trochanters sont
« intacts.

« Nous supposons que les déplacements suivants ont eu lieu :
« la tête s'est, comme à l'ordinaire, portée en arrière et en bas;
« par suite du mouvement en arrière, la partie postérieure du
« col restée adhérente au fémur s'est enfoncée dans le tissu cel-
« luleux de la tête, et la partie postérieure de ce même col,
« demeurée en continuité avec la tête, entraînée par celle-ci, est
« venue s'appuyer sur l'arête osseuse qui unit en arrière les
« deux trochanters, et se continuer presque sans interruption
« avec cette ligne. Au niveau de la lèvre antérieure de la solution
« de continuité, les fragments se sont à peine abandonnés ; seu-

« lement ils se sont inclinés l'un sur l'autre, et la partie du col
« qui appartient au fragment iliaque fait, avec celle qui est restée
« continue au fémur, un angle obtus saillant en avant, au sommet
« duquel se trouve la crête que nous avons indiquée tout à
« l'heure. Par suite du mouvement en bas, de la portion inférieure
« du col, sa base, s'est aussi plongée dans le tissu spongieux de
« la tête : celle-ci est descendue quelques millimètres au-dessous
« du sommet du grand trochanter; elle n'est distante du petit
« que d'un centimètre au plus, et se trouve tout à fait sur la
« même ligne verticale; enfin, il n'y a entre son rebord et l'arête
« osseuse trochantérienne, qu'une distance de 5 à 6 milli-
« mètres, laquelle mesure la longueur de la partie postérieure du
« col.

« Nous avons pratiqué sur cette pièce une section verticale
« qui la partage en deux moitiés, une antérieure et une posté-
« rieure, et qui divise à la fois la tête et les deux trochanters.
« Cette coupe présente plusieurs détails, confirmatifs de ce qui
« précède : 1° une traînée osseuse compacte, large de 2 à 3 milli-
« mètres, et dirigée obliquement d'un des deux trochanters à l'autre,
« indique le point de jonction des deux fragments; 2° sur la moitié
« antérieure du fémur, et à l'extrémité supérieure de la ligne de
« jonction indiquée, on aperçoit un chevauchement de la lame
« compacte du fragment iliaque sur celle du fragment inférieur;
« 3° sur la moitié postérieure du fémur, et à l'extrémité inférieure
« de la ligne de jonction, immédiatement au-dessus du petit tro-
« chanter, existe un sillon courbe, en forme de coup d'ongle, à
« concavité interne, qui est l'indice d'un intervalle, d'une solu-
« tion de continuité non réunie. Or, cet intervalle, peu large, peu
« étendu, mais qui pénètre profondément dans l'épaisseur des
« tissus, nous paraît la preuve irrécusable de l'existence d'une
« fracture : il est placé entre la lame compacte de cette portion
« de la base du col qui s'est enfoncée dans le tissu celluleux de la
« tête, d'une part, et d'une autre part, le tissu celluleux lui-même,
« qui s'est condensé, ainsi que cela a quelquefois lieu dans les
« déplacements de ce genre. »


**N° 178.** — **Portion supérieure du fémur droit, fracture intra-
capsulaire du col.**

La solution de continuité existe à l'union de la tête avec le
col; elle est transversale avec quelques dentelures. La surface
de la fracture qui appartient au col est excavée dans son milieu;
la disposition inverse s'observe pour la tête. Cette dernière, à sa
partie inférieure, présente dans sa substance une esquille formée
de tissu compact. Il n'y a point trace de consolidation.

**N° 179.** — Moitié supérieure du fémur gauche, fracture intra-
capsulaire du col.

A la partie supérieure, la fracture commence à l'union de la
tête avec le col, mais elle est oblique de haut en bas, de dedans
en dehors; ce qui fait qu'à sa partie inférieure elle se termine sur
le col à près de deux centimètres de son insertion à la tête. Les
surfaces de la fracture sont dentelées et sans trace de consolidation ; la lésion était probablement récente.

**N° 180.** — Moitié supérieure du fémur gauche, fracture intra-
capsulaire.

A la partie postérieure et supérieure la fracture commence à
l'union du col avec la tête, pour se terminer en bas et en avant
sur la partie moyenne du col. La surface fracturée est rugueuse,
inégale, sans trace de consolidation.

**N° 181.** — Portion supérieure du fémur gauche, fracture intra-
capsulaire.

Cet os, très-volumineux, est fracturé à quelques millimètres
du point de jonction de la tête avec le col. Les deux surfaces de
la fracture sont transversales et rugueuses, mais l'interne présente à sa partie antérieure et supérieure une saillie qui est
logée dans une dépression qu'offre le col; d'une autre part,
comme la tête est légèrement portée en arrière, le bord postérieur du col est reçu dans un sillon creusé sur la tête à sa partie
postérieure. Il existe un engrènement réciproque des fragments
et la tête est un peu abaissée au-dessous de son niveau habituel.
Il n'y a pas trace de consolidation.
(M. Stanski.)

**N° 182.** — Extrémité supérieure du fémur droit, fracture intra-
capsulaire.

La solution de continuité qui, en haut, a son point de départ
dans le sillon qui limite la tête du col, est oblique de haut en
bas et de dedans en dehors, pour se terminer en bas et en avant
à l'union du tiers interne du col avec les deux tiers externes. Les
surfaces fracturées, présentent des dentelures dont la disposition

permet de concevoir que les fragments aient pu s'engrener. Il n'y a point trace de consolidation.

(M. Stanski.)

### Nº 183. — Extrémité supérieure du fémur droit, fracture intra-capsulaire.

Cette pièce a été prise sur une femme de 75 ans, qui est morte huit jours après son entrée à l'hôpital. On a appris qu'elle était tombée sur la hanche droite. Pendant la vie on ne constata ni raccourcissement ni déviation.

A l'autopsie, on constata qu'à droite la capsule articulaire de la hanche était intacte, mais elle contenait du sang à son intérieur. La tête du fémur était complétement séparée au nivean de son col, elle tenait encore au fragment inférieur par une bandelette fibreuse, appartenant au périoste, qui avait résisté et qui est aujourd'hui détruite. La disposition des surfaces fracturées est curieuse : celle qui appartient au col du fémur est creusée d'une cavité infundibutiforme, dont le contour, constitué par la substance compacte, est assez tranchant, mais échancrée en arrière ; celle de la tête présente en avant un cône dont le sommet, dirigé en bas, s'enfonce dans la cavité du col, tandis que sa base, cernée par une sorte de gouttière profonde et demi-circulaire, s'appuie sur une partie du contour de la susdite cavité. De cette disposition résulte que la tête est comme accrochée au col du fémur. L'engrènement des fragments est tel qu'un raccourcissement plus considérable est impossible. La tête est d'ailleurs portée en arrirre et un peu en bas. En arrière, elle est à peine distante d'un centimètre de la crête qui unit les deux trochanters. (*Voir* pl. 26.)

(M. Pigné, *Soc. anat.*, 1837, t. XII, p. 7.)

### Nº 184. — Extrémité supérieure du fémur gauche, fracture intra-capsulaire.

La solution de continuité porte sur la limite de la tête avec le col et ce dernier paraît raccourci : la fracture, qui est transversale, présente pour la tête une espèce de cône formé de tissu spongieux qui pénètre le col, tandis que ce dernier à sa partie supérieure et inférieure par son tissu compact, pénètre la tête qui a éprouvé un mouvement de rotation sur son axe de haut en bas ; aussi elle est notablement abaissée. Le tissu fibreux qui entoure le col au niveau de la fracture est en grande partie conservé. Il existe un engrènement réciproque des fragments, qui sont maintenus en contact, et on observe un commencement de consolidation. La pièce est sans renseignements, ce qui est regrettable, car on ne connaît point la date de la fracture.

**Nº 185. — Portion supérieure du fémur droit, fracture intra-capsulaire.**

La fracture, placée à l'union de la tête avec le col, est oblique d'avant en arrière et de dedans en dehors, obliquité qui semble résulter de l'écrasement du col en arrière, qui est réduit en petites esquilles irrégulières. La tête, abaissée au niveau du grand trochanter est portée en arrière, d'où résulte qu'elle est rapprochée du bord postérieur de cette apophyse, qu'elle touche presque. Elle est maintenue dans cette position : 1º par une forte esquille détachée du col, et soudée au petit trochanter. Cette esquille s'oppose au chevauchement ultérieur des fragments ; 2º par la partie antérieure de la capsule articulaire incrustée de nombreuses plaques osseuses de nouvelle formation, qui forment à la tête une enveloppe ostéo-fibreuse très-résistante. Il n'existe point de trace de consolidation apparente entre les fragments.

**Nº 186. — Extrémité supérieure du fémur droit, fracture intra-capsulaire.**

La fracture siége à sept millimètres du rebord de la tête ; elle porte donc sur la partie moyenne du col. La tête s'est portée en bas et en arrière ; elle est placée presque directement au-dessus du petit trochanter, et elle n'est distante que d'un centimètre de la ligne qui unit les deux trochanters. Elle dépasse tout au plus de deux ou trois millimètres le bord supérieur du grand. Une substance fibreuse intermédiaire réunit les deux fragments, et elle ne se rencontre que dans les points de contact. Il existe quelques parcelles d'ossification dans l'épaisseur de ces liens fibreux.
(Professeur Cruveilhier.)

**Nº 187. — Portion supérieure du fémur gauche ; fracture intra-capsulaire.**

La fracture qui commence en haut à l'union de la tête avec le col, est oblique de haut en bas et de dedans en dehors ; elle se termine en bas sur la partie moyenne du col. Le périoste est déchiré dans certains points, respecté dans d'autres, et ces débris constituent des brides de dimension variable, qui rattachent les fragments les uns aux autres.

**Nº 188. — Extrémité supérieure du fémur gauche ; fracture intra-capsulaire consolidée par un col osseux.**

La fracture est située à la jonction du col et de la tête, qui s'est portée en bas et en arrière. La partie supérieure de la tête fémorale est au niveau du grand trochanter, et sa partie inférieure n'est séparée du petit que par une distance d'un centimètre. La gouttière digitale est réduite à un sillon de 4 à 5 millimètres, par suite du rapprochement de la tête de la ligne oblique trochantérienne postérieure. La lèvre antérieure de la surface fracturée qui appartient au col est libre, et forme une crête irrégulière saillante, dont la présence et l'aspect ne laissent aucun doute sur l'existence de la fracture. La partie postérieure du col et son angle inférieur, sont enfoncés dans le tissu spongieux de la tête.

Les deux fragments sont consolidés entre eux par un cal osseux, sans autre difformité que celle qui résulte du déplacement indiqué. Une coupe verticale pratiquée sur cette pièce, permet de constater qu'il existe une continuité intime entre les deux fragments ; la consolidation n'est point ici périphérique, mais s'est opérée entre les surfaces fracturées même. Le tissu celluleux de la tête et du col est condensé et présente une espèce d'hypertrophie, qui atteste un travail particulier entre les deux fragments. Cette pièce établit donc la possibilité de la consolidation dans les fractures intra-capsulaires. (*Voir* pl. 26.)

### N° 188 *a*. — Moitié supérieure du fémur gauche; fracture intra-capsulaire consolidée par un col osseux.

Cette pièce a été trouvée chez une femme de 70 ans qui boitait et présentait à la mensuration un raccourcissement de 3 centimètres. Le pli de l'aine de ce côté paraissait aussi plus élevé, et le grand trochanter sensiblement plus rapproché de l'épine iliaque antéro-supérieure. Comme cause à cet état, la malade accusait une chute faite deux ans avant, et pour laquelle elle a été soignée par Velpeau, à la Charité.

On constate sur cette pièce que le col du fémur est raccourci, qu'il existe en haut et en avant à l'union de la tête avec le col, un sillon dû au déplacement de la tête qui est abaissée et portée en arrière, où elle a été pénétré par la partie postérieure du col. La partie externe de ce sillon est formée par la saillie du col en avant, qui atteste à ce niveau l'existence d'une fracture intra-capsulaire; la tête du fémur abaissé correspond au bord supérieur du grand trochanter. L'existence de la fracture me paraît donc irrécusable sur cette pièce, qui a la plus grande analogie avec la précédente, n° 188.

La consolidation est complète entre les fragments et elle a lieu par un cal spongieux ; seulement il est encore à noter ici, comme dans la pièce précédente, que le tissu spongieux est plus dense, plus serré, les cellules en sont plus étroites. Cette disposition se

continue également dans celui de la tête et du col; il atteste par
sa présence l'existence d'un travail hypertrophique. (*Voir* pl. 27.)
(M. Coyne, *Soc. anat.*, 1869, 2ᵉ série, t. XIV, p. 106.)


**Nᵒ 188** *b*. — **Extrémité supérieure du fémur gauche; fracture
intra-capsulaire incomplète, avec fracture également incomplète
du grand trochanter.**

Cette pièce, du plus haut intérêt, est sans renseignements.

Le grand trochanter à sa partie postérieure est incomplétement
détaché de la diaphyse, par une fracture oblique complète en arrière, incomplète en avant; aussi les fragments ont conservé leurs
rapports. De la partie supérieure de la cavité digitale, part une
fissure qui se continue en dehors avec la fracture du grand trochanter et qui se dirige en dedans en suivant la partie postérieure
et supérieure du col, pour arriver à 1 centimètre environ de la
tête fémorale. A ce niveau, cette fissure, toujours située sur le col,
se porte en bas et de nouveau en arrière pour venir se terminer
à la partie antérieure et moyenne du col, un peu au-dessus de
son bord inférieur. Cette fracture circonscrit ainsi la partie postérieure et inférieure du col, laissant intacte la partie supérieure
et une grande portion de la face antérieure pénètre profondément
surtout en arrière. Mais la direction de la tête fémorale n'a
point changé notablement. Cette solution de continuité pourrait
être considérée comme étant à la fois intra et extra-capsulaire.
La solution de continuité paraît récente et est sans trace de consolidation. (*Voir* pl. 27.)
(Professeur Malgaigne.)


**Nᵒ 188** *c*. — **Extrémité supérieure du fémur droit ; fracture
intra-capsulaire.**

La fracture qui porte à l'union du tiers interne du col avec les
deux tiers externes, est transversale ; le périoste fibreux qui entoure le col est conservé dans sa partie postérieure et supérieure.
La tête, un peu abaissée et portée en arrière, est maintenue dans
cette position par les éléments fibreux du col qui n'ont point été
déchirés. Cette femme est morte vingt-huit jours après son accident ; il n'existe aucune trace d'un travail de consolidation.
(Professeur Jobert de Lamballe.)


**Nᵒ 188** *d*. — **Extrémité supérieure du fémur gauche ; fracture
intra-capsulaire.**

Cette pièce a été recueillie sur une femme de 75 ans qui est

morte deux mois après son accident. La fracture a eu lieu en avant,
à l'union de la tête avec le col, elle est oblique de haut en bas,
d'avant en arrière et de dedans en dehors ; le périoste est conservé
à la partie postérieure. La tête est portée légèrement en bas et
en arrière, d'où résulte que le col fait une saillie en avant. Malgré la date déjà ancienne de cette fracture, il n'existe aucune
trace de consolidation entre les fragments.

(Professeur Jobert de Lamballe.)

### Nᵒ 189. — Fémur droit, fracture intra-capsulaire du col.

Cette pièce a appartenu à un individu rachitique, comme l'attestent l'aplatissement et les courbures de cet os. Il existe une
fracture intra-capsulaire, qui porte sur la partie moyenne environ
du col ; la tête et la portion du col qui la supporte sont abaissées
d'au moins 1 centimètre. Les deux fragments sont réunis par
un cal osseux ; un sillon profond, existe dans le point qui correspond à la fracture. C'est sur la moitié inférieure du col et sur des
végétations osseuses dans lesquelles se perd le petit trochanter,
que s'implante le fragment iliaque, qui ne présente aucun dépôt
de matière osseuses. Une coupe verticale de l'os, permet de
constater que la soudure est indiquée à l'extérieur par des jetées
osseuses, espèces de chevilles qui se continuent d'un des fragments à l'autre ; la continuité n'est point rétablie entre la lame
compacte des fragments, mais dans le tissu spongieux qui est
condensé, hypertrophié.

### Nᵒ 190. — Os iliaque et extrémité supérieure du fémur gauche ; fracture intra-capsulaire.

La fracture siége au niveau du point de jonction de la tête et
du col ; elle est transversale, et la tête fémorale est restée logée
dans la cavité cotyloïde, maintenue qu'elle y est par le ligament
rond et quelques brides fibreuses qui du pourtour de la cavité
cotyloïde vont s'insérer en haut et en bas sur la circonférence
de la fracture. La moitié antérieure de la surface de la tête
fracturée est rugueuse, inégale, tandis que la moitié postérieure
présente une excavation peu profonde, lisse, revêtue de tissu
ébúrné ; elle s'articulait avec le col du fémur. C'est la partie
antérieure du col qui est assez bien conservée, qui correspondait
à la cavité accidentelle de la tête. D'où résulte que le trochanter
devait être porté en avant et le pied dans la rotation en dedans.
Il existe une fausse articulation.

(M. Stanski.)

**Nº 191. — Extrémité supérieure du fémur droit ; fracture intra-capsulaire.**

La solution de continuité a eu lieu à la limite de la tête et du col, excepté en bas et en avant, où elle divise le col sur un point seulement. Le col a été en grande partie usé ou resorbé, car sa longueur est à peine d'un centimètre. La surface de fracture qui lui appartient est oblique de haut en bas, convexe d'avant en arrière, assez lisse et revètue à sa partie inférieure d'une couche de tissu compacte, comme éburnée. La tète offre, au contraire, une excavation sur laquelle on remarque aussi quelques points éburnés. Il existait une fausse articulation avec des liens fibreux.

**Nº 191 a. — Extrémité supérieure du fémur droit ; fracture intra-capsulaire.**

La fracture dans tout son pourtour a lieu à peu près à l'union de la tète avec le col ; elle est transversale et dentelée. Du côté de la surface fracturée de la tète, existe à la partie moyenne une dentelure plus volumineuse et proéminente sous forme de cône qui correspondait à une cavité creusée dans le col, lequel paraît avoir diminué de longueur. Il y avait donc une fausse articulation, autour de laquelle existaient des liens fibreux dont un a été conservé à la partie inférieure.

(Professeur Richet, 1867.)

**Nº 192. — Extrémité supérieure du fémur droit ; fracture intra capsulaire.**

La fracture occupait la base de la tête qui a été perdue. Le col fémoral qui seul reste a presque totalement disparu ; du moins, à sa partie postérieure, en avant, il a encore une longueur de 2 centimètres. A sa place existe une surface oblique de haut en bas, d'avant en arrière et de dedans en dehors ; elle est légèrement excavée, recouverte de tissu compacte et criblée de trous. Il existait une fausse articulation.

**Nº 192 a. — Extrémité supérieure du fémur droit ; fracture intra-capsulaire.**

La solution de continuité qui est ancienne paraît avoir porté à l'union de la tête avec le col. Ce dernier est très-court ; il a été en grande partie résorbé. Les surfaces de la fracture sont rugueuses ; la tête présente cependant à sa partie supérieure, une excavation lisse, éburnée, qui reçoit une saillie siégeant à la partie inférieure du col, d'où résulte un abaissement très-notable de la tête qui, par sa circonférence inférieure, vient à toucher le petit trochanter. Il existait une pseudarthrose.

(Professeur Malgaigne.)

### N° **192** *b*.— Portion supérieure du fémur gauche ; fracture intra-capsulaire.

La fracture paraît avoir eu lieu à la limite de la tête avec le col ; ce dernier a en grande partie disparu ; il est tout au plus réduit à une longueur de 1 centimètre. La surface de fracture du col, lisse, éburnée, est légèrement convexe d'avant en arrière. Cette espèce de cône est reçu dans une excavation oblongue à grand diamètre vertical, également lisse et éburnée que présente la surface de fracture de la tête fémorale, qui est en outre très-abaissée et arrive au contact du petit trochanter. Cette fracture, de date probablement ancienne, présente une magnifique pseudarthrose.

(Professeur Malgaigne.)

### N° **192** *c*. — Extrémité supérieure du fémur droit ; fracture intra-capsulaire.

La fracture qui siége en arrière, à l'union de la tête avec le col, se termine en avant à la partie moyenne de ce dernier. Elle est donc oblique d'arrière en avant, de dedans en dehors. Quoique complétement articulaire, comme en témoigne l'insertion de la capsule, par suite de l'obliquité de la fracture et du transport en avant du col, en même temps qu'il y a abaissement de la tête, la ligne oblique qui unit en avant les deux trochanters a été fracturée ainsi que le petit trochanter, et s'est consolidée, tandis que la fracture du col est à l'état de pseudarthrose. La surface de fracture de la tête, rugueuse, inégale, présente dans son milieu un sillon antéro-postérieur dans lequel vient s'engrener une saillie osseuse du col. La partie supérieure de la tête pénètre à son tour le col, qui est notablement diminué de longueur ; il y a donc engrènement réciproque des fragments.

(Professeur Malgaigne.)

**N° 193.** — Os iliaque droit et extrémité supérieure du fémur du même côté ; fracture intra-capsulaire.

La fracture a eu lieu à l'union de la tête avec le col ; la tête est retenue dans la cavité cotyloïde. Sa surface fracturée est divisée en deux parties : l'une postérieure et supérieure la plus étendue, lisse, éburnée, articulaire ; une antérieure couverte de rugosités. La partie articulaire présente deux rainures en forme de V, dont les deux branches se rejoignent en avant et en bas et sont séparées par une éminence osseuse. La surface fracturée du col est également éburnée ; elle présente une cavité arrondie de 3 à 4 centimètres de diamètre sur 1 centimètre de profondeur, cavité qui loge le mamelon circonscrit par les deux gouttières en forme de V. Les bords de cette excavation se logent dans les sillons décrits sur le fragment supérieur ; il y a donc engrènement réciproque. Il existe une véritable pseudarthrose, et la portion supérieure de la capsule articulaire respectée, maintient les fragments en contact.

(MM. Ribes et Sabatier.)

**N° 193 a.** — Portion supérieure du fémur droit avec une partie de l'os iliaque ; fracture intra-capsulaire.

La solution de continuité du col du fémur est de date ancienne et la capsule est conservée ; elle est seulement ouverte en avant pour permettre de voir la disposition des fragments. La fracture siége à l'union du col avec la tête ; elle est transversale avec engrènement réciproque des fragments. La tête est restée logée dans la cavité cotyloïde et le fémur a éprouvé un mouvement de rotation sur son axe de dedans en dehors assez prononcé.

(Professeur Verneuil, 1876.)

**N° 194.** — Os iliaque du côté droit et extrémité supérieure du fémur du même côté ; fracture intra-capsulaire.

La fracture a séparé la tête du col, au niveau de la rainure circulaire qui le circonscrit. La tête est restée logée dans la cavité cotyloïde, où elle est retenue par des brides fibreuses qui, du pourtour du sourcil cotyloïdien, vont se rendre à la surface de fracture qui est rugueuse, inégale et légèrement convexe. Le col a complétement disparu sur le fragment fémoral, et à sa place, se trouve une surface rugueuse, inégale, oblique de haut en bas et l'avant en arrière. Le petit trochanter, aplati, est creusé d'une

légère excavation. Quoique la fracture paraisse ancienne, il n'y a
point trace de consolidation.
(Professeur Cruveilhier.)


### N° 195. — Os iliaque et extrémité supérieure du fémur gauche; fracture intra-capsulaire.

La solution de continuité existe à la base de la tête, qui est
restée logée dans la cavité cotyloïde ; sa surface de fracture est
rugueuse, inégale. Le col est atrophié, il est rugueux inégal,
mamelonné. Entre les fragments existent des liens fibreux très-
résistants, étendus de la partie inférieure du col à celle des surfaces
fracturées qui appartient à la tête. Un autre faisceau fibreux, également puissant, inséré d'une part, sur la partie supérieure du
sourcil cotyloïdien et, d'une autre part, sur la surface fracturée
qui dépend du col, unit ce dernier à l'os iliaque.


### N° 195 a. — Portion d'os iliaque droit avec l'extrémité supérieure du fémur correspondant; fracture intra-capsulaire.

La solution de continuité s'est opérée à l'union de la tête avec
le col, la tête est restée logée dans la cavité cotyloïde; sa surface
de fracture, qui est transversale, est rugueuse, inégale. Le col a
disparu presque complétement, il paraît avoir été usé; il est légèrement convexe d'avant en arrière.
La lésion, qui est ancienne, a été ici complexe, car le fémur
présente, en outre, une fracture de la partie postérieure du grand
trochanter en partie consolidée, et à la partie interne du fémur,
au-dessus du petit trochanter, existe une exostose oblongue volumineuse, due probablement à une esquille qui s'est soudée à l'os
dans ce point. L'os iliaque présente aussi deux traits de fracture
dont l'un, passant par le fond de la cavité cotyloïde, vient aboutir
à la partie supérieure de l'échancrure sciatique. Le second passe
par la partie supérieure de la branche descendante du pubis et a
ainsi détaché un gros fragment, qui est aujourd'hui consolidé au
reste de l'os iliaque, preuve de l'ancienneté de la lésion.


### N° 195 b. — Os iliaque gauche et extrémité supérieure du fémur correspondant ; fracture intra-capsulaire.

La fracture s'est effectuée à l'union du col avec la tête, qui
est restée logée dans la cavité cotyloïde, où elle est retenue par
quelques brides fibreuses qui, du pourtour de la partie inférieure
de la cavité, s'étendent à la surface de fracture, qui est plane,

lissc, polie et un peu éburnée. Le col du fémur a complétement
disparu par usure, il n'en reste plus de trace ; la face interne du
grand trochanter et la partie supérieure du fémur sont lisses et
polies, et c'est avec elles que s'établissait la surface de contact
avec la tête. Des ligaments lâches et puissants, les uns anciens,
les autres nouveaux, unissent le fémur au pourtour de la cavité
cotyloïde ; leur insertion descend en bas sur le fémur dans une
étendue de près de 10 centimètres. Le petit trochanter a complétement disparu.

### N° 196. — Moitié supérieure du fémur gauche ; fracture intra-capsulaire.

Cette portion d'os est extrêmement remarquable par sa légèreté,
elle ne pèse que 70 grammes. Les parois du canal médullaire sont
très-minces, sa diaphyse est creusée d'une cavité centrale fort
large et qui se prolonge jusque dans la partie la plus élevée du
grand trochanter ; les débris de tissu spongieux que l'on y rencontre sont très-raréfiés et les mailles larges.

La fracture est intra-capsulaire, mais elle porte sur le col, à
environ 7 millimètres de son union avec la tête fémorale ; la
surface de fracture de la portion du col qui dépend du fragment
fémoral est arrondie et légèrement rugueuse ; celle qui appartient
au fragment iliaque est lisse et concave. Les deux fragments sont
réunis par des liens fibreux interposés entre les deux surfaces
osseuses. La tête fémorale, dont le tissu spongieux est très-
raréfié, contient dans son centre un noyau opaque, duquel part
une multitude de rayons divergents. (*Voir* pl. 27.)

(Professeur Dupuytren.)

### N° 197. — Portion supérieure du fémur droit ; fracture intra-capsulaire.

La fracture siége à la base même de la tête du fémur, qui est
portée en bas et en arrière. La partie antérieure du col est saillante en avant et rugueuse ; sa partie postérieure est en rapport
avec la tête fémorale ; le reste de cette même tête porte sur la face
postérieure du col, sur la ligne inter-trochantérienne et sur le
petit trochanter, dont le sommet lisse est éburné. Un ligament
long d'environ 1 centimètre s'étend, sous la forme d'une lame
verticale, depuis le bord postérieur du col jusqc'à la tête fémorale,
sur laquelle il s'implante, entre ses surfaces articulaires antérieures et postérieures. Le pied devait être tourné en dehors,

**Nº 198.** — Portion supérieure du fémur gauche; fracture
intra-capsulaire.

Le col du fémur est séparé de la tête à sa jonction ; le col est,
en outre, en grande partie disparu et la tête abaissée est venue
au contact du petit trochanter qui présente, à ce niveau, une pseudarthrose. La surface fracturée du col est plane et lisse ; celle de
la tête est légèrement excavée. L'intervalle qui sépare la tête du
col est de 2 centimètres ; ces fragments sont reliés entre eux
par des brides fibreuses qui, de la ligne oblique postérieure des
trochanters, vont s'insérer sur la tête, vers la partie moyenne de
la surface de fracture.

**Nº 198 *a*.** — Moitié supérieure du fémur droit; fracture
intra-capsulaire.

La fracture siége à l'union de la tête avec le col ; la tête est
fortement abaissée en même temps qu'elle est légèrement portée
en arrière ; elle a dépassé le niveau du petit trochanter et se trouve
en contact dans sa partie supérieure avec cet apophyse, tandis que
sa partie inférieure est en rapport avec la face interne du fémur.
La surface de fracture de la tête est rugueuse, inégale, mamelonnée et est maintenue en contact dans cette nouvelle position par
des brides fibreuses qui vont du fémur à la partie antérieure de
la surface de fracture. Le col, complétement abandonné par la
tête, est en grande partie disparu, et la surface fracturée est irrégulière. (*Voir* pl. 27.)
(Professeur Malgaigne.)

**Nº 199.** — Os iliaque gauche et moitié supérieure du fémur
correspondant; fracture intra-capsulaire.

La fracture siége à l'union de la tête avec le col ; la tête est
restée libre d'adhérence dans la cavité cotyloïde. Sa surface de
fracture est lisse, éburnée et légèrement concave. Le fémur est
abaissé et son col a en grande partie disparu ; à sa place s'observe une surface légèrement convexe et mamelonnée qui s'articule avec la concavité signalée dans la tête. Mais ce qu'il y a de
remarquable sur cette pièce, c'est l'existence d'un énorme travail
d'ossification qui occupe toute l'étendue du tiers supérieur de la
face interne du fémur, et se présente sous forme d'une masse
considérable qui fait corps avec l'os ; il présente à sa surface
de nombreuses stalactites pointues irrégulières qui devaient pénétrer les muscles. Cette disposition me paraît assez exception-

nelle, et constitue une véritable colonne de renforcement. Elle a la plus grande analogie avec les lésions dites de l'arthrite sèche, quoiqu'il s'agisse bien évidemment ici d'une fracture.
(Professeur Malgaigne.)

### Nᵒ 199 a. — Os iliaque gauche et moitié supérieure du fémur correspondant; fracture intra-capsulaire.

Cette pièce a une certaine analogie avec la précédente. La fracture porte sur la partie moyenne du col; la tête est retenue dans la cavité cotyloïde; le ligament rond est conservé. Le tiers supérieur du fémur, dans sa totalité, corps et tubérosités, est le siége d'une augmentation de volume très-considérable, avec de nombreuses stalactites osseuses, éburnées, qui, dans certaines parties, font saillie sous forme de pointe. Il est probable que la fracture est de date très-ancienne, et cette lésion me paraît manifestement consécutive à la fracture.
(Professeur Jarjavay.)

### Nᵒ 200. — Extrémité supérieure du fémur droit; fracture intra-capsulaire par une balle.

Cette fracture est le résultat d'un coup de feu qui paraît avoir été reçu en avant; une petite portion de la tête et du col a été détachée et perdue. Ce qui reste de la tête est sillonné par un grand nombre de fissures, qui sont sans grand écartement; on en compte jusqu'à sept; elles convergent toutes vers la dépression qui donne insertion au ligament rond. Une de ses fissures plus étendue est oblique de haut en bas, d'arrière en avant et de dedans en dehors; elle divise la tête en deux parties, mais sans écartement notable.
(Ancienne Académie de chirurgie.)

SECTION 2.

# Fractures de la rotule.

Les pièces relatives aux fractures de la rotule sont au nombre de quinze, du nᵒ 201 au nᵒ 208 *g* inclusivement. Presque toutes ces fractures occupent la partie moyenne, nᵒˢ 201, 203, 204, 205, 207, 208 *a*, 208 *b*, 208 *c*, 208 *f*.

Pour le n° 202, elle siége à l'union du tiers supérieur avec le tiers moyen. Pour le n° 208, elle est très-rapprochée de l'extrémité supérieure. Ces fractures sont aussi presque toutes transversales; deux seulement sont légèrement obliques, n°ˢ 208, 208 c. Le n° 208 g est un exemple de la perforation de la rotule par une balle et qui a nécessité la résection de l'articulation du genou.

Le n° 208 d est un exemple de fracture incomplète siégeant à la face interne, et n'occupant que le cartilage et une mince lamelle osseuse. Cette pièce est très-intéressante à cause de sa rareté.

L'écartement entre les fragments est très-variable; sur les pièces n°ˢ 201, 202, 203, 208, 208 a, 208 b, 208 e, 208 f, il est peu considérable; la première, n° 201, est un de ces exemples rares de consolidation par un cal osseux. Les autres sont réunies par un tissu fibreux court et résistant; sur quelques-unes de ces pièces conservées à l'état frais, le périoste fibreux a été respecté, n°ˢ 208 b, 208 e, 208 f, et il maintient les fragments en contact.

D'autres fois, n°ˢ 204, 205, 206, 207, l'écartement est très-considérable; il peut même, comme sur la pièce n° 206, être porté jusqu'à 10 centimètres, et, dans ce cas, les fragments sont en continuité par l'intermédiaire d'un tissu fibreux. Sur la pièce n° 207, où l'écartement est de 5 centimètres, l'intervalle entre les fragments, n'est rempli par aucun ligament. L'articulation du genou est ouverte en avant.

**N° 201.** — Articulation du genou gauche ; fracture de la rotule.

La fracture siége vers le milieu de la hauteur de l'os; elle est transversale et un peu plus rapprochée cependant de la partie inférieure que de la supérieure. Les fragments sont dans un même plan vertical et unis par un cal osseux, spongieux, solide, comme on peut le voir par une coupe verticale, pratiquée sur la rotule. La hauteur de l'os est augmentée de 1 centimètre. La rotule est plus mince au niveau du cal, qui est indiqué par une dépression transversale à la partie antérieure. A la place des deux surfaces articulaires qu'on observe ordinairement à la face interne, on n'en voit qu'une seule plus profonde, qui correspond

au condyle externe du fémur, sur lequel elle se moule exactement. (*Voir* pl. 28.)
(Ancienne Académie de chirurgie.)

### Nº 202. — Rotule gauche; fracture transversale.

La fracture siége à l'union des deux tiers supérieurs avec l'inférieur ; elle est transversale ; le fragment inférieur est assez mince, ce qui résulte de ce que sa face antérieure est taillée obliquement en bec de flûte de bas en haut et d'avant en arrière. Les fragments écartés seulement de quelques millimètres, sont unis par une substance fibreuse, au milieu de laquelle existent de nombreux noyaux d'ossification. Les deux surfaces articulaires sont conservées. La rotule a verticalement 7 centimètres.
(Ancienne Académie de chirurgie.)

### Nº 203. — Rotule gauche; fracture transversale.

La fracture, qui occupe à peu près la partie moyenne de l'os, est transversale et oblique de haut en bas et d'arrière en avant; de sorte que le fragment supérieur paraît plus long quand on le regarde en avant, que par sa face postérieure ; l'inverse s'observe pour le fragment inférieur. Les fragments sont séparés par un intervalle de 1 centimètre, rempli par un ligament très-épais. La rotule a verticalement 7 centimètres 1/2 de hauteur.
(Ancienne Académie de chirurgie.)

### Nº 204. — Rotule gauche; fracture transversale.

La fracture, qui paraît avoir été transversale, est située un peu au-dessous du milieu de la rotule. Le fragment supérieur, peu déformé, présente deux facettes articulaires ; l'inférieure, extrêmement large, a, dans un point, 9 centimètres de largeur, ce qui ne peut s'expliquer que par une fracture comminutive. Ces deux fragments sont réunis par une toile fibreuse, très-résistante, longue de 4 centimètres. La rotule a verticalement une hauteur de 11 centimètres.
(Professeur Desault.)

### Nº 205. — Rotule; fracture transversale.

La fracture, qui est transversale, semble avoir occupé la partie moyenne de la rotule. Les deux fragments sont séparés par un intervalle d'environ 7 centimètres, et que remplit une membrane fibreuse peu résistante. Le fragment inférieur a conservé sa forme, tandis que le supérieur est atrophié et méconnaissable. (*Voir* pl. 28.)

(Ancienne Académie de chirurgie.)


**N° 206.** — Rotule; fracture transversale avec atrophie des deux fragme nts.

La fracture paraît avoir été transversale; les deux fragments, très-atrophiés, sont distants l'un de l'autre d'au moins 10 centimètres, et l'intervalle est comblé par une bandelette fibreuse, peu épaisse, large de 1 centimètre. (*Voir* pl. 28.)

(Ancienne Académie de chirurgie.)


**N° 207.** — Articulation du genou gauche; fracture transversale de la rotule.

La rotule présente une fracture transversale qui occupe le milieu de l'os; les deux fragments, séparés par un intervalle de 5 centimètres, sont complétement libres; il n'existe aucun tissu fibreux qui les relie l'un à l'autre. Le fragment supérieur, situé à 3 centimètres au-dessus de la surface articulaire du fémur, est fixé dans ce point par une toile fibreuse, qui se porte du bord fracturé de la rotule au pourtour de la poulie articulaire. L'inférieur, qui occupe la place normale, est retenu par le ligament inférieur et par un ligament fémoro-rotulien qui, du bord latéral interne de ce fragment, se porte au condyle correspondant du fémur. Un troisième ligament, très-résistant, s'étend de la face postérieure du fragment inférieur à l'espace triangulaire situé entre les deux cavités articulaires du tibia. Il résulte de cet isolement des deux fragments rotuliens, que l'articulation se trouve ouverte à sa partie antérieure. (*Voir* pl. 28.)

(Professeur Desault.)


**N° 208.** — Rotule; fracture située près de la partie supérieure.

La fracture est très-rapprochée de la partie supérieure; le fragment inférieur comprend la rotule presque tout entière; le supérieur, très-petit, est dirigé obliquement de manière à ne toucher le premier que par un de ses bords, et il s'en écarte par l'autre. La fracture paraît avoir été oblique de bas en haut et d'avant en arrière. La consolidation s'est opérée par un tissu fibreux résistant, qui se continue avec le tendon du triceps fémoral.

(Professeur Marjolin.)

### N° **208** a. — Rotule ; fracture transversale.

La fracture qui occupe la partie moyenne est transversale. Les deux fragments sont peu écartés l'un de l'autre du côté de la face articulaire ; à la face antérieure, ils sont taillés en biseau en sens inverse l'un de l'autre. Il en résulte un triangle, dont le sommet correspond à la surface articulaire, et la base a 2 centimètres 1/2 d'écartement. Ces deux fragments sont réunis par un tissu fibreux résistant.
(M. Poumet.)

### N° **208** b. — Rotule ; fracture transversale.

La fracture est transversale et occupe la partie moyenne. L'écartement est à peine de quelques millimètres, et les fragments sont unis par un tissu fibreux très-résistant. Ce qu'il importe de constater sur cette pièce, c'est que le tissu fibreux qui recouvre la face antérieure de la rotule, n'a pas été rompu, et c'est probablement à lui qu'il faut attribuer le peu d'écartement qui existe entre les fragments.
(M. Houel.)

### N° **208** c. — Rotule ; fracture oblique.

La fracture, qui est oblique, occupe la partie moyenne environ; les fragments, très-rapprochés à un de leurs bords, sont écartés à l'autre de près de 1 centimètre ; ils sont réunis entre eux par un tissu fibreux résistant. Le fragment inférieur paraît avoir été divisé à sa face interne en plusieurs fragments, qui sont maintenus en contact et consolidés par un cal osseux.
(Professeur Malgaigne.)

### N° **208** d. — Rotule ; fracture incomplète.

La fracture, qui est transversale et incomplète, occupe la face articulaire. Cette solution de continuité, qui paraît récente, intéresse le cartilage et une mince couche osseuse. Il n'y a aucune trace de travail de consolidation. (*Voir* pl. 28.)
(Professeur Malgaigne.)

### N° **208** e. — Rotule ; fracture comminutive.

La fractu e est comminutive et incomplète, pour plusieurs des fragments. La lésion est récente, il n'y a point trace de consolidation. Le tissu fibreux pré-rotulien est à peu près intact ; il est probable qu'il existait un épanchement sanguin à l'intérieur de l'articulation.
(Professeur Jobert de Lamballe.)

### N° **208** f. — Rotule ; fracture sans écartement des fragmeuts.

Cette fracture a été méconnue pendant la vie. Ce malheurenx avait pu venir à pied à l'hôpital. A son entrée, on constata seulement l'existence d'une hydarthrose. La rotule présente à sa partie moyenne une fracture transversale, sans écartement des fragments, qui ont été maintenus en contact par la conservation du périoste fibreux pré-rotulien. Il existait, comme on le voit sur la pièce, un gros caillot sanguin. Les renseignements portent à croire que la fracture a eu lieu par action musculaire.
(M. Brouardel, *Bul. Soc. anat.*, 2⁰ série, t. VIII, p. 170, 1863.)

### N° **208** g. — Rotule ; fracture par une balle.

La rotule a été traversée d'avant en arrière par une balle qui l'a fracturée en étoile. On y distingue trois fragments principaux, qui sont maintenus en contact par le périoste pré-rotulien. Le condyle droit du fémur avait été également fracturé. On a pratiqué, comme on peut le voir sur la pièce, la résection de l'extrémité inférieure du fémur et supérieure du tibia ; la rotule se trouve comprise dans les parties osseuses enlevées. L'individu est mort quelques jours après de pyohemie.
(Professeur Verneuil, *Soc. anat.*, 1871.)


SECTION 3.

# Fractures des os de la jambe.

Le nombre des pièces relatives aux fractures des os de la jambe sont au nombre de quatre-vingt-seize. Elles sont classées en trois variétés et décrites dans trois articles distincts, à savoir :

1° Les fractures du tibia seul ;

2° Fractures du péroné seul ;

3° Fractures des deux os de la jambe, ou fractures de la jambe proprement dites.


## ORDRE PREMIER.

### Fractures du tibia seul.

Les pièces de fractures du tibia seul sont au nombre de trente. Dix-huit siégent sur le tibia droit et douze sur le gauche. Elles sont inscrites sous les n°s 209 à 221 c inclusivement. Dans ces mêmes numéros, sont décrites seize pièces, non comprises dans le chiffre de vingt-sept déjà indiqué, et qui sont destinées à l'étude du cal. Elles proviennent d'animaux. Deux ont été données par le professeur Jobert de Lamballe, n°s 213 b, 213 c ; quatorze, déposées par le professeur Vulpian ; ce sont les pièces qui ont servi au travail de M. Flourens. Ces dernières sont toutes relatives à des tibia de chien ou de lapin, et décrites sous les n°s de 213 f à 213 s. Je dois dire qu'il est de la dernière évidence, que, pour quelques-unes de ces pièces de fracture de tibia, le péroné a dû être également fracturé ; pour le n° 210 a, on constate que les deux os sont brisés. La distinction, qui est faite ici, est donc un peu arbitraire ; mais j'ai dû la conserver, les pièces étant depuis longtemps classées ainsi, et quelques-unes étant, avec leurs numéros, mentionnées dans des mémoires ou certains livres classiques.

Relativement au siége, ces fractures occupent le tiers supérieur, n°s 210, 210 a, 211, 211 a, 212 ; les autres, le tiers moyen, n°s 209, 212 a, 213 a. Enfin le plus grand nombre siégent sur le tiers inférieur ou bien en sont très-rapprochées, n°s 214, 214 a, 214 b, 215, 218, 219, 219 a, 220, 220 a, 220 b, 220 c, 221 b. Quelques-unes de ces dernières sont même comminutives, n°s 218, 219, 219 a, 220, 220 a. Les n°s 213 et 216 sont aussi des exemples de fractures doubles.

Malgré la différence de siége, il est à remarquer que la

direction de ces fractures est presque toujours la même ; le plus souvent elles sont obliques de haut en bas, et de dehors en dedans, nᵒˢ 209, 212 *a*, 213 *a*, 214, 215, 217, 220, 220 *b*, 220 *c*. D'autres fois, l'obliquité, ayant toujours lieu de haut en bas, se produit de dedans en dehors, nᵒˢ 210, 211. Elle peut encore avoir lieu de hant en bas d'avant en arrière, nᵒˢ 210 *a*, 211 *a*, 214 *a*, ou bien de haut en bas et d'arrière en avant, nᵒˢ 212, 214 *b*. Cette variété est surtout rapprochée du genou. La pièce nᵒ 213 *d* est un exemple remarquable de fracture verticale incomplète de la partie supérieure du tibia, avec fracture de la partie moyenne de la diaphyse.

Les fractures du tibia seul peuvent être accompagnées d'un chevauchement quelquefois même assez considérable ; le péroné étant intact et devenu, par conséquent, trop long, est forcé de s'incurver en même temps qu'il s'hypertrophie, et ses articulations supérieures ou inférieures, et même les deux, sont relâchés. Il existe alors une subluxation consécutive, nᵒˢ 212 *a*, 213 *a*.

Le plus grand nombre de ces pièces, à l'exception de celles de M. Jobert de Lamballe et de M. Flourens, sont consolidées par un cal osseux ; quelques-unes, nᵒˢ 214 *b*, 219 *a*, sont en voie de consolidation et peuvent servir à l'étude du cal.

D'autres numéros, 210, 211 *a*, 212 *a*, 219 *b*, 219 *c*, 220 *b*, 220 *c*, 221 *b*, les fractures étant récentes, ne présentent point encore de trace de consolidation.

Six pièces sont relatives à des lésions osseuses produites par des projectiles mis en mouvement par des armes à feu. Les nᵒˢ 219 *b*, 219 *c* sont des exemples de perforation par balle de la partie supérieure du tibia avec de grands éclats osseux, en particulier le nᵒ 219 *b*. Le numéro 220 *d* est uue fracture esquilleuse produite par une balle. Le nᵒ 221 nous offre un exemple remarquable de fêlures multiples ; on en compte cinq produites par une balle qui a frappé le bord antérieur du tibia. Le nᵒ 221 *a* présente une fracture esquilleuse de l'extrémité inférieure du tibia, produite par un éclat d'obus, et le nᵒ 221 *c* une perforation d'avant en arrière de l'épiphyse tibiale inférieure, avec fissure communiquant dans l'articulation tibio-tarsienne.

### N° 209. — Tibia gauche ; fracture de la partie moyenne de la diaphyse.

La fracture siége à la partie moyenne de la diaphyse ; elle est oblique de haut en bas, de dehors en dedans ; les deux fragments ont légèrement chevauché : le supérieur fait saillie en dedans et, en arrière. La fracture est consolidée par un cal osseux assez régulier et lisse. L'incurvation du tibia a lieu dans le sens inverse à sa courbure naturelle.

### N° 210. — Tibia droit ; fracture de la partie supérieure de la diaphyse.

La fracture siége à la partie supérieure de la diaphyse ; elle est oblique de haut en bas, de dedans en dehors. Elle commence à 4 centimètres de la surface articulaire du condyle interne, pour se terminer à la face externe à 14 centimètres au-dessous du condyle. Il ne paraît point y avoir eu de chevauchement : les surfaces de fractures se correspondent, mais il n'y a point de consolidation. Les bords de la fracture et la portion d'os qui l'avoisine sont très-vasculaires, criblés de nombreux trous avec des sillons qui y aboutissent. Dans certains points et notamment sur le fragment inférieur, on trouve des dépôts osseux périostiques.

(Professeur Desault.)

### N° 210 a. — Portion supérieure du tibia gauche ; fracture de la partie supérieure de la diaphyse.

La fracture, qui siége à la partie la plus élevée de la diaphyse, est très-oblique de haut en bas et d'avant en arrière ; l'extrémité supérieure du fragment inférieur, vient faire saillie à la partie postérieure des surfaces articulaires tibiales, au milieu de l'interstice qui les sépare ; tandis que l'extrémité inférieure du fragment supérieur, également pointu, se continue d'une manière insensible avec le bord antérieur du tibia, à 11 centimètres au-dessous des surfaces articulaires. Les fragments sont réunis par un cal osseux solide, présentant par intervalle des géodes. Le péroné a été également fracturé à son tiers supérieur ; il est consolidé. Le fragment supérieur fait une légère saillie en arrière.

(Professeur Malgaigne.)

**N° 211. — Tibia droit; fracture du tiers supérieur de la diaphyse.**

La fracture occupe le tiers supérieur du tibia ; elle paraît dans son ensemble avoir été oblique de haut en bas et de dedans en dehors; les surfaces fracturées ont environ 10 centimètres d'étendue verticale. La consolidation est complète, sans chevauchement et sans raccourcissement appréciable. Le cal est assez régulier, à l'exception de quelques petits orifices que l'on observe, dont deux plus grands que les autres sont situés à la face postérieure. Il existe aussi de nombreuses plaques osseuses de nouvelle formation, dont quelques-unes sont assez étendues et de trois à 4 millimètres au plus d'épaisseur. Le canal médullaire est interrompu au niveau de la fracture dans une longueur de 8 à 10 centimètres.

(Professeur Desault.)


**N° 211 a. — Portion supérieure du tibia, du péroné droit et de la partie inférieure du fémur correspondant; fracture située au niveau de l'épiphyse supérieure du tibia.**

La fracture, qui siége tout à fait à la partie supérieure du tibia, au niveau de l'épiphyse, est légèrement oblique de haut en bas et d'arrière en avant. Le plateau tibiale ainsi détaché et porté en avant, est dans sa partie externe divisé verticalement, ce qui fait que la fracture est en même temps articulaire. Le blessé est mort peu de temps après l'accident, il n'y a point de trace de consolidation.

(Professeur Velpeau.)


**N° 212. — Portion inférieure du fémur, articulation fémoro-tibiale et squelette de la jambe gauche; fracture du tiers supérieur de la diaphyse.**

La fracture siége à l'union du tiers supérieur du tibia, avec les deux tiers inférieurs; elle est oblique de haut en bas et d'arrière en avant. Le péroné est intact. Les deux extrémités fracturées s'étant portées en arrière et en dehors, forment entre elles un angle d'environ 160 degrés ouvert en dedans. Le tibia est infléchi en sens inverse de sa courbure normale et l'espace interosseux est rétréci. La consolidation est complète.

### N° **212** a. — Squelette de la jambe droite; fracture du tiers supérieur du tibia.

Le tibia est fracturé à la partie supérieure de son tiers moyen; la solution de continuité est oblique de haut en bas, de dehors en dedans et un peu d'arrière en avant. La lésion paraît devoir être de date ancienne, la fracture n'est point consolidée, le fragment supérieur est situé en dedans du fragment inférieur et il existe un chevauchement d'environ 3 centimètres 1/2. Le tibia, qui est diminué notablement de longueur, est très-atrophié dans la partie moyenne de sa diaphyse, tandis que le péroné, qui se trouve relativement trop long, est très-hypertrophié et légèrement incurvé à convexité externe; l'articulation tibiale supérieure et inférieure est relâchée; il existe un certain degré de diastasis. Cette hypertrophie du péroné résulte très-probablement de ce que cet os prenait une grande part à la transmission du poids du corps au pied, et l'atrophie du tibia était due à son raccourcissement; le rôle de ces deux os était complétement changé dans la marche.

(*Soc. anat.*, 1856.)

### N° **213**. — Portion supérieure du tibia droit et du péroné; double fracture de l'extrémité supérieure de la diaphyse du tibia.

La fracture du tibia est double, la supérieure très-élevée est oblique de haut en bas, d'avant en arrière et légèrement de dedans en dehors; elle commence en haut, immédiatement au-dessous de la cupule articulaire interne du tibia, et se termine par une pointe très-aiguë à la face postérieure, à 10 centimètres et demi au-dessous de l'extrémité articulaire supérieure. Une seconde fracture, spiroïde et dentelée, occupe la partie supérieure du tiers moyen, et présente à sa partie antérieure et interne deux grosses esquilles. Cette pièce a été recueillie sur un homme de 64 ans, qui est mort quatorze jours après son accident, d'une gangrène partielle des deux membres inférieurs; les artères étaient en grande partie ossifiées. (*Voir* pl. 28.)

(Professeur Jobert de Lamballe.)

### N° **213** a. — Squelette de la jambe et du pied droit; fracture du tibia à son tiers supérieur.

La solution de continuité siége à l'union du tiers supérieur avec le tiers moyen; elle est oblique de haut en bas, de dehors en dedans; le fragment supérieur, qui a chevauché sur l'inférieur, est situé en dedans et un peu en arrière de ce dernier ; le tibia, infléchi en dedans, est raccourci. Le péroné, intact, est devenu trop long, son articulation supérieure s'est relâchée ; il existe un diastasis et, par son extrémité supérieure, le péroné dépasse la cupule tibiale externe de plus de 1 centimètre. La fracture est consolidée par un cal assez régulier, présentant dans son épaisseur des cavités de dimension variables.

(Professeur Malgaigne.)


**N° 213** *b*. — **Tibia d'un vautour ; fracture.**


La fracture siége à la partie moyenne ; la lésion date de douze jours, il n'existe point de déplacement apparent ; on constate l'existence d'un cal périphérique, avec oblitération du canal médullaire.

(Professeur Jobert de Lamballe.)


**N° 213** *c*. — **Tibia gauche d'un jeune chien ; fracture.**


La fracture date de dix jours ; les fragments sont légèrement écartés, le cal est à peine apparent.

(Professeur Jobert de Lamballe.)


**N° 213** *d*. — **Tibia droit ; fracture très-oblique de la partie moyenne de la diaphyse, avec fissure remontant jusque dans l'articulation du genou.**


Une fracture verticale incomplète sépare les deux surfaces articulaires tibiales supérieures et se prolonge verticalement sur la face postérieure du tibia, tandis qu'elle n'est point apparente à la partie antérieure. A 7 centimètres au-dessus des surfaces articulaires tibiales, cette fissure se complète par une fracture spiroïde très-obliquement dirigée de haut en bas, de dehors en dedans et vient se terminer au niveau de la partie moyenne de la diaphyse. Le condyle interne du tibia a été obliquement détaché de dedans en dehors et il a été perdu. La fracture était probablement de date récente, car il n'existe aucune trace de consolidation.

(M. Lizé, du Mans, 1858.)


(N° 213 *e* manque.)

### N° **213** *f*. — Tibia de chien fracturé.

L'animal a été sacrifié trois jours après l'expérience. La fracture est sans écartement des fragments.
(M. Flourens, pièce déposée par le professeur Vulpian. 1870.)

### N° **213** *g*. — Moitié de tibia de chien qui a été fracturé.

L'animal a été sacrifié huit jours après. Il existe sous le périoste et dans le canal médullaire, ainsi qu'entre les fragments qui ne sont point déplacés, un agrégat considérable de matière plastique en voie d'organisation.
(M. Flourens, pièce déposée par le professeur Vulpian. 1870.)

### N° **213** *h*. — Tibia de chien fracturé.

L'animal a été sacrifié douze jours après l'opération. Il existe un commencement d'organisation en forme de virole d'épanchement sous-périostique, et le canal médullaire est en grande partie obstrué par un bouchon.
(M. Flourens, pièce déposée par le professeur Vulpian. 1870.)

### N° **213** *i*. — Tibia de lapin qui a été fracturé.

L'animal a été sacrifié quinze jours après. Il existe une ample virole, en forme de capsule fibreuse qui englobe les fragments.
(M. Flourens, pièce déposée par le professeur Vulpian. 1870.)

### N° **213** *j*. — Tibia de chien qui a été fracturé.

L'animal a été sacrifié quinze jours après l'expérience. Comme il n'y a point de déplacement, il existe une virole osseuse périphérique, et un épanchement plastique qui remplit le canal médullaire, et s'interpose entre les deux bouts des fragments.
(M. Flourens, pièce déposée par le professeur Vulpian. 1870.)

### N° **213** *k*. — Tibia de lapin fracturé.

L'animal a été sacrifié seize jours après le début de l'expérience. Il existe un cal volumineux moitié fibreux moitié osseux.
(M. Flourens, pièce déposée par le professeur Vulpian. 1870.)

### N° **213** *l*. — Tibia de chien fracturé.

L'animal a été sacrifié vingt-cinq jours après l'expérience. Un cal fibreux réunit les deux bouts des fragments.
(M. Flourens, pièce déposée par le professeur Vulpian. 1870.)

### N° **213** *m*. — Tibia de chien fracturé.

L'animal a été sacrifié vingt-cinq jours après l'expérience. Un cal en grande partie osseux réunit les deux bouts des fragments. Le canal médullaire est en grande partie conservé.
(M. Flourens, pièce déposée par le professeur Vulpian. 1870.)

### N° **213** *n*. — Tibia de lapin qui a été fracturé.

L'animal a été sacrifié vingt-cinq jours après. Il existe un déplacement assez considérable suivant l'épaisseur avec chevauchement des fragments; une ample capsule ostéo-fibreuse agglutine les deux bouts de l'os.
(M. Flourens, pièce déposée par le professeur Vulpian. 1870.)

### N° **213** *o*. — Chien, fracture du tibia gauche.

Chien tué trente-cinq jours après la fracture.
(M. Flourens, pièce déposée par le professeur Vulpian. 1870.)

### N° **213** *p*. — Tibia de chien, fracture.

L'animal a été sacrifié quarante jours après l'expérience. Le cal est osseux, et le canal médullaire conservé présente à ce niveau une induration de son tissu :
(M. Flourens, pièce déposée par le professeur Vulpian. 1870.)

### N° **213** *q*. — Tibia de chien qui a été fracturé.

L'animal a été sacrifié 42 jours après. Il existe un cal moitié fibreux, moitié osseux.
(M. Flourens, pièce déposée par le professeur Vulpian. 1870.)

### N° **213** *r*. — Tibia de chien qui a été fracturé.

L'animal a été sacrifié quante-neuf jours après. Il existe un chevauchement des fragments qui sont en grande partie consolidés par un cal osseux qui les englobe.

(M. Flourens, pièce déposée par le professeur Vulpian. 1870.)


### N°213 *s*. — Membres de pigeons fracturés, ces animaux ont été soumis au régime de la garance.

Au niveau de la fracture et du cal, les os présentent une coloration rouge beaucoup plus prononcée que sur les autres points.

(M. Flourens, pièce déposée par le professeur Vulpian. 1870.)


### N° 214. — Tibia droit; fracture du tiers inférieur.

La fracture qui siége à l'union des trois quarts supérieurs avec l'inférieur, est oblique de haut en bas, de dehors en dedans. Les deux fragments ont légèrement chevauché l'un sur l'autre, l'extrémité inférieure du supérieur est située en dedans, où il forme une légère saillie; celle de l'inférieur saillante en dehors et un peu en arrière, est surmontée d'une crête aiguë et tranchante. Il existe une rotation sur l'axe du fragment inférieur, d'où résulte que la malléole interne est portée légèrement en avant. La consolidation est parfaite.

(Professeur Desault.)


### N° 214 *a*. — Tibia droit; fracture du tiers moyen.

La fracture siége à la partie inférieure du tiers moyen; elle est oblique de haut en bas et d'avant en arrière. Les fragments ont chevauché d'environ 8 centimètres, et le fragment inférieur est placé en avant et en dehors du supérieur. La consolidation est complète et le cal assez régulier et lisse.


### N° 214 *b*. — Tibia droit; fracture du tiers inférieur.

La fracture siége à la partie supérieure du tiers inférieur; elle est légèrement oblique de haut en bas et d'arrière en avant. Les surfaces fracturées se correspondent dans presque toute leur étendue. Le blessé est mort environ un mois après son accident. Le périoste qui entoure les fragments est le siége d'une hypertrophie notable, avec production d'éléments fibreux de nouvelle formation. Entre les bouts des fragments, existe un dépôt de matière plastique qui se prolonge jusque dans le tissu spongieux du canal médullaire, et au milieu duquel on distingue de nombreux éléments fibreux, dont quelques-uns en voie de formation.

(Professeur Jobert de Lamballe.)


### Nº 215. — Tibia gauche ; fracture de la partie inférieure du tiers moyen.

La fracture siége à l'union du tiers inférieur avec le tiers moyen ; elle est oblique de haut en bas, de dehors en dedans, et d'arrière en avant. La consolidation est complète, mais dans des rapports tels, que le fragment supérieur forme un léger relief en dedans ; tandis que l'inférieur, incliné de bas en haut, de dedans en dehors et d'avant en arrière, rencontre le premier sous un angle obtus ouvert en avant. Ce fragment fait à la face externe et postérieure une saillie très-considérable, surmontée d'un débris osseux adhérent, qui devait appartenir au péroné.

(Ancienne Académie de chirurgie.)


### Nº 216. — Tibia droit ; fracture du tiers inférieur avec esquille située à la face postérieure de l'extrémité inférieure.

Sur cette pièce il existe une double fracture. La supérieure siége à l'union du tiers inférieur avec le tiers moyen ; elle est oblique de haut en bas, de dehors en dedans et un peu d'arrière en avant. Le fragment inférieur, qui a légèrement chevauché, est situé en dehors du supérieur, et se termine par une extrémité très-pointue qui fait saillie dans l'espace inter-osseux. Il a en outre éprouvé un mouvement de bascule, qui a porté un peu cette extrémité en avant, tandis que la surface astragalienne regarde en bas et en arrière. Le tibia, au lieu d'être rectiligne, forme donc au niveau de cette fracture un angle saillant en avant.

La seconde fracture a porté sur la partie postérieure de l'extrémité tarsienne du tibia et pénètre dans l'articulation. Le fragment osseux a la forme d'une pyramide ; sa base répond à la facette articulaire tibio-astragalienne, dont elle forme le tiers postérieur ; la fracture se porte ensuite de bas en haut et d'avant en arrière, pour venir se terminer par une extrémité pointue à la face postérieure du tibia, à 6 centimètres au-dessus de l'articulation. Les deux fractures sont consolidées par un cal osseux.

(Professeur Desault.)


### Nº 217. — Tibia gauche ; fracture du tiers inférieur de la diaphyse.

La fracture qui siége sur le tiers inférieur du tibia est très-

oblique de haut en bas, de dehors en dedans ; elle se termine
à la face interne, à 4 centimètres seulement au-dessus de l'articulation tibio-tarsienne. Les fragments ont légèrement chevauché;
le supérieur, situé en dedans, est mousse ; l'inférieur est surmonté
d'une pointe aiguë, distincte du corps de l'os, mais qui lui est
unie à son sommet par une jetée osseuse. La consolidation est
complète et assez régulière.

(Professeur Desault.)


### Nᵒ 218. — Tibia droit ; fracture du tiers inférieur de la diaphyse.

La fracture siége à l'union du tiers inférieur avec le tiers
moyen ; elle est comminutive. Il existe trois fragments : l'un,
supérieur, qui est le plus volumineux, est situé en avant ; l'inférieur, qui est situé en dehors et un peu en arrière du précédent,
se termine par une extrémité saillante ; enfin le troisième fragment, plus petit, qui n'est qu'une esquille volumineuse du fragment inférieur, est situé en dedans et un peu en arrière du fragment supérieur et se continue avec le bord interne du tibia, sur
lequel il fait saillie. La consolidation est complète ; il existe dans
le cal, à la face externe du tibia, une assez grande cavité et
qui est profonde. Dans son ensemble, la fracture paraît avoir été
oblique de haut en bas et de dehors en dedans.

(Ancienne Académie de chirurgie.)


### Nᵒ 219. — Tibia gauche ; fracture du tiers inférieur de la diaphyse.

La fracture qui siége à la partie supérieure du tiers inférieur
du tibia est à la fois oblique et comminutive ; on distingue trois
fragments. Les deux fragments principaux ont chevauché l'un sur
l'autre ; il existe un raccourcissement de 2 à 3 centimètres.
Le fragment inférieur s'est porté en avant du supérieur, et son
extrémité fait dans cette direction une saillie très-aiguë ; il en est
de même du fragment supérieur en arrière. Quant au fragment
moyen, sorte d'esquille longue de 5 à 6 centimètres, il est placé
en dedans et dirigé obliquement de bas en haut et d'avant en
arrière, soudé par son extrémité inférieure au fragment tarsien,
par son milieu au fragment supérieur, séparé des deux par une
fente oblique. Il est libre par son extrémité supérieure, qui
forme un relief très-marqué le long du bord interne. La consolidation est d'ailleurs parfaite.

(Professeur Desault.)

**N° 219** *a*. — **Tibia droit; fracture du tiers inférieur de la
diaphyse.**

La fracture, qui siége à l'union du tiers inférieur avec le tiers
moyen, est comminutive; on y distingue trois fragments. La solution de continuité est oblique de haut en bas, d'arrière en avant
et un peu de dehors en dedans. Le fragment supérieur est placé
en avant de l'inférieur, où il fait une saillie considérable et arrive
à 6 centimètres au-dessus de la surface articulaire tibiale. Le
fragment inférieur présente à sa partie interne une longue
esquille, qui se termine en haut par une extrémité pointue qui
était libre au sein des tissus. Il existe entre les fragments un
commencement de consolidation osseuse, encore peu avancée.

(Professeur Jarjavay.)

**N° 219** *b*. — **Tibia et péroné droit; fracture par balle de la partie
supérieure du tibia, avec une longue esquille qui siége au bord
antérieur de cet os.**

La balle a frappé la face interne du tibia à la réunion du tiers
supérieur avec le tiers moyen, en faisant une ouverture irrégulièrement arrondie. Sans léser les condyles, elle a séparé l'os en
deux fragments. Le premier supérieur ou condylien présente
deux longues et volumineuses esquilles en forme d'aiguilles,
dont l'*antérieure* a 24 centimètres de longueur; elle est en forme
de *javelot*, attachée en haut au ligament rotulien qui n'a pas permis son arrachement complet au niveau de la tête du tibia. Cette
énorme esquille, adhérente, comprend les deux tiers supérieurs
de la crête du tibia et empiète sur les faces externe et interne :
sur cette dernière elle est séparée du reste de l'os par un long
sillon flexueux, serpentant sur cette face, et qui commence au
point où la balle a frappé pour venir se terminer sur la crête
tibiale, au niveau de la pointe de la grosse esquille antérieure.
L'esquille *postérieure* du fragment condylien est moins longue,
et taillée en biseau aux dépens de la paroi médullaire : c'est sur
elle que se trouve le trou nourricier. C'est dans l'espace que
laissent entre elles, latéralement, ces deux longues esquilles que
vient s'emboîter l'*extrémité fourchue* supérieure du reste du
tibia. La pointe de chaque branche est moins effilée que celle
des précédentes : la branche externe comprend le bord externe,
la branche interne comprend le bord interne de l'os, chacune
empiétant sur les deux faces correspondantes, de façon à se
mettre en rapport en avant avec la grosse esquille antérieure et
supérieure, en arrière avec l'esquille supéro-postérieure. Du
pourtour de l'orifice de la balle partent donc quatre fissures,

dont deux supérieures, rectilignes et divergentes, la troisième interne et postérieure dentelée ; la quatrième, inférieure, fait partie du sillon qui serpente sur la face interne du tibia.

On a pu, sur cette pièce, reconstituer le tibia complétement, sauf au point d'entrée du projectile, parce que toutes les esquilles longues et effilées sont adhérentes par leur base à la partie supérieure de l'os. La longue esquille antérieure de la crête est seule mobile, à la manière d'une valve ; par suite de son adhérence au tendon rotulien, on l'écarte facilement du reste de l'os pour lui permettre de revenir en position normale avec les autres fragments quand on vient à la lâcher. (*Voir* pl. 29.)

(M. Gillette, Mém. *Blessures par arme à feu, Siége de Metz* 1870 *et Paris* 1871, p. 34.)

**Nº 219 c.** — Moitié supérieure du tibia et du péroné droit ; perforation de la partie supérieure de la diaphyse du tibia par une balle.

Cette pièce provient d'un jeune garde national fédéré qui était âgé de 19 ans ; il était à genoux. Le tibia a été perforé par une balle de fusil à tabatière ; le projectile a pénétré à la face interne du tibia 4 centimètres 1/2 au-dessous de la surface articulaire supérieure ; il a perforé l'os directement de dedans en dehors. Les deux orifices sont irréguliers : l interne, qui est l'orifice d'entrée, est cependant moins irrégulier et un peu moins étendu que celui de la face externe qui est l'orifice de sortie. La surface articulaire tibio-fémorale ne présente aucune trace de lésion. Mais le corps de l'os présente un certain nombre de fissures, qui n'ont aucun rapport direct, immédiat, avec le point de l'os touché par la balle.

L'une de ces fissures, longue de 5 centimètres 1/2 et sans écartement de ses bords, est située en avant de la perforation sur la face interne du tibia. A la face postérieure existent deux fissures longues de près de 10 centimètres qui se rejoignent en bas et détachent une grande esquille très-pointue à sa partie inférieure, et dont la base est constituée par le plateau supérieur du tibia, qui est intact. Ces fissures résultent d'un ébranlement que l'os a subi par le passage de la balle. Le péroné est intact.

(M. Gillette, 1873.)

**Nº 220.** — Tibia gauche ; fracture de la partie inférieure du tiers moyen.

La fracture siége à l'union du tiers inférieur avec le tiers moyen ; elle est comminutive et oblique de haut en bas, de dehors en dedans. Les fragments ne sont point en rapport immé-

dial, mais il s'est déposé entre les deux extrémités fracturées
une matière osseuse qui, mélangée aux esquilles, a établi une
consolidation parfaite. Le cal, dans ce point, est aplati ; il est
traversé d'avant en arrière par un petit trou arrondi, et l'on voit
à son côté interne une ouverture également arrondie, et dont les
bords sont épais et lisses. La direction de l'os n'est point
changée.

**Nº 220 *a*. — Portion inférieure du tibia gauche ; fracture du tiers
inférieur de la diaphyse.**

La fracture siége à l'union du tiers inférieur avec le tiers
moyen ; elle est légèrement oblique d'arrière en avant et dentelée ;
il y a engrènement des fragments, avec légère saillie du fragment
supérieur en avant. Une longue et large esquille détachée du
fragment inférieur, située à la partie antérieure et externe, descend
presque jusque dans l'articulation tibio- tarsienne ; elle est oblique
de haut en bas et d'avant en arrière. La femme sur laquelle a
été prise cette pièce, est morte trente-six jours après l'accident,
et il existe à peine quelques traces de consolidation, consistant
dans l'épaississement du périoste.
(Professeur Jobert de Lamballe.)

**Nº 220 *b*. — Tibia gauche ; fracture du tiers inférieur de la
diaphyse.**

La fracture siége à l'union du tiers moyen avec le tiers inférieur ; elle est légèrement oblique de dedans en dehors et dentelée. La solution de continuité est récente et sans trace de consolidation.
(M. Lizé, du Mans, 1858.)

**Nº 220 *c*. — Tibia droit ; fracture de la partie inférieure du tiers
moyen.**

La fracture siége à l'union du tiers moyen avec le tiers inférieur ; elle est légèrement oblique de haut en bas et de dehors en
dedans, avec une dentelure externe très-prononcée. La solution
de continuité est récente et sans trace de consolidation.
(Professeur Gosselin.)

**Nº 220 *d*. — Tibia gauche ; fracture par balle du tiers inférieur
du tibia.**

Coup de feu très-simple en apparence ; la balle, comme on

peut le voir sur la portion de peau qui a été perforée et conservée, a pénétré à la partie supérieure du tiers inférieur de la face
interne du tibia. Le chirurgien ne reconnut point d'abord la
lésion osseuse; vers le douzième jour il survint un phlegmon
profond, avec arthrite tibio-tarsienne, fusées purulentes et hémorrhagies consécutives. L'amputation de la jambe a été pratiquée
avec succès : il s'agissait d'un soldat âgé de 28 ans.

On constate et l'on voit aujourd'hui sur la pièce, que le tibia, au
niveau du point où le projectile a porté, présente une fracture comminutive de la face interne, avec de nombreuses esquilles ; de ce
point partent plusieurs fissures qui se prolongent en haut et en
bas, mais la lésion est bornée à la face interne de l'os ; elle n'occupe point toute l'épaisseur ; la continuité du tibia n'est donc point
interrompue.

(Professeur Verneuil, 1871.)


### Nᵒ 221. — Tibia droit ; fissures multiples parallèles à l'axe de l'os, suite de coup de feu.

Ce tibia, qui a appartenu à un homme fort et vigoureux, présente à son bord interne, un peu au-dessous de sa partie moyenne,
une petite excavation, qui a été produite par une balle que l'on
a conservée en place. Il en est résulté cinq fissures qui sont
toutes parallèles à l'axe de l'os ; trois occupent la face interne et
ce sont les moins étendues ; deux autres, beaucoup plus considérables, sont situées à la face externe : l'une a 7 centimètres de
long, l'autre en a quinze. Elles sont toutes sans écartement et
sans trace évidente de cicatrisation, quoique la lésion paraisse
de date ancienne.

(Professeur Marjolin.)


### Nᵒ 221 a. — Portion inférieure du tibia gauche ; fracture de l'épiphyse inférieure par un éclat d'obus.

La fracture, qui est comminutive, articulaire et malléolaire,
siége à l'extrémité inférieure du tibia. Cette lésion a été produite
dans les journées 1848 par un éclat d'obus. On observe sur cet
os une fracture principale qui commence en bas au niveau de la
partie moyenne de la facette articulaire inférieure du tibia,
remonte de bas en haut et de dehors en dedans, pour venir se
terminer par une extrémité pointue à la face postérieure du tibia
9 centimètres environ au-dessus de la surface articulaire. Il en
est résulté une esquille à base inférieure qui, au niveau de la
malléole, est brisée en un très-grand nombre de fragments, dont
quelques-uns ont été perdus.

(M. Mousset, 1848.)

**N° 221** *b*. — **Moitié inférieure du tibia droit et portion du tarse correspondant; fracture comminutive de l'extrémité inférieure du tibia.**

La fracture, qui siége sur le tiers inférieur du tibia, est comminutive. Une première fracture, légèrement oblique de haut en bas et d'arrière en avant, divise le tibia en deux fragments. Cette solution de continuité, par sa partie postérieure, où le fragment inférieur présente une extrémité très-pointue, se rapproche beaucoup des fractures dites en V.

Le fragment astragalien ou inférieur, est divisé en deux moitiés verticales antéro-postérieures, et cela jusque dans l'articulation tibio-tarsienne. Cette division ne s'est point opérée dans le milieu de ce fragment ; elle est plus rapprochée de la partie externe. Il existé donc trois fragments : le supérieur, formé par la plus grande partie du tibia ; les deux inférieurs, qui sont les moins volumineux, ne sont qu'une subdivision du fragment inférieur. Ces deux fragments sont, en outre, distants l'un de l'autre en avant de 1 centimètre 1/2, et l'externe, qui est le moins volumineux, à 1 centimètre environ au-dessus de l'articulation, présente une fracture antéro-postérieure, par conséquent transversale à son axe, mais qui n'intéresse qu'une partie seulement du fragment ; la solution de *continuité est incomplète*. Il n'existe aucun travail de consolidation ; le péroné paraît aussi avoir été fracturé transversalement au niveau de la lésion tibiale.

(M. Nivet.)

**N° 221** *c*. — **Portion inférieure du tibia et du péroné gauche; perforation de l'épiphyse du tibia par une balle.**

Le tibia, dans sa partie spongieuse, 1/2 centimètre au-dessus de la surface articulaire inférieure, a été perforé d'avant en arrière et un peu de dehors en dedans par une balle. L'ouverture antérieure, que je considère comme celle d'entrée, est plus grande, arrondie, tandis que celle située à la face postérieure, plus petite, est irrégulière et a ses bords renversés en dehors. La surface articulaire tibiale inférieure est parcourue par un grand nombre de fissures à directions divergentes, mais sans écartement de leurs bords.

(Professeur Jobert de Lamballe.)

## ORDRE 2.

### Fractures du péroné seul.

Vingt-six pièces sont inscrites sous ce titre de fracture du péroné seul, quoique, pour quelques-unes, la fracture du tibia ne soit pas douteuse. J'ai déjà dit que cette division établie par M. Denonvilliers était un peu arbitraire. Ces pièces sont comprises sous les n°° 222 à 232 inclusivement. Dix-sept portent sur le péroné droit et neuf sur le gauche.

Quant au siége, quatre occupent le tiers supérieur, n°° 222, 222 *a*, 222 *b*, 223, quatre occupent le tiers moyen, n°° 224, 225, 226 *a*; les autres, le tiers inférieur ; et parmi ces dernières, cinq siégent au niveau de la malléole externe même, à savoir : n°° 230, 231 *a*, 231 *i*, 231 *j*, 231 *k*. Sur quatre de ces pièces, où le pied a été également, en grande partie conservé, la malléole interne a été arrachée, n°° 231 *c*, 231 *d*, 231 *h*, 231 *i*.

La direction de ces fractures est des plus variées, ne tenant point compte du siége ; on constate que, tantôt elle est oblique de haut en bas, de dehors en dedans et un peu d'avant en arrière, n°° 222, 231 *d*, 234 *g* ; tantôt elle est oblique de haut en bas et d'avant en arrière, n°° 222 *a*, 226 *a*, 227, 228, 229 *a*, 231 *c*, 232. Tantôt l'obliquité est de haut en bas et d'arrière en avant, n°° 222 *b*, 231 *h*, 231 *k*; de dehors en dedans, n°° 223, 226, 231, 231 *h*, 231 *f*. Quand elle siége au niveau de la malléole externe, elle peut être transversale, n°° 230, 231 *a*, 231 *i*, 231 *j*.

Le déplacement, par suite, peut présenter de nombreuses variétés ; le fragment inférieur peut être placé en avant et un peu en dehors du supérieur, n°° 222, 223, 226, 231, 231 *b*, 231 *d*, 231 *f*, 231 *g*, ou bien directement en avant du supérieur, n°° 222 *a*, 225, 227, 228 ; il peut aussi être placé en arrière, n°° 222 *b*, 229.

Trois fractures sont comminutives, n°° 223, 224, 225, 226 *a*; deux en voie de consolidation, n°° 231 *d*, 232; neuf sans trace de consolidation, nᵒˢ 229 *a*, 230, 231 *a*, 231 *b*, 231 *c*, 231 *h*, 231 *i*, 231 *j*, 231 *k*. Le reste présente une consolidation osseuse plus ou moins régulière. Enfin la pièce nᵒ 231 *e* est un modèle en plâtre de fracture du péroné, avec déformation en coup de hache, et qui servait à Dupuytren pour ses leçons cliniques.


### Nᵒ 222. — Péroné droit ; fracture du tiers supérieur.

La fracture siége au tiers supérieur, à 6 centimètres environ de l'articulation ; elle est oblique de haut en bas de dehors en dedans, et un peu d'avant en arrière. Le chevauchement est peu considérable ; le fragment inférieur est placé en avant et un peu en dehors du supérieur. La consolidation est complète, le cal assez régulier.

(Professur Lassus.)


### Nᵒ 222. *a*. — Péroné droit ; fracture du tiers supérieur.

La fracture, qui est très-élevée, siége à la partie supérieure du péroné près de l'articulation ; elle est oblique de haut en bas et d'avant en arrière. Il existe un chevauchement de 1 centimètre environ et le fragment inférieur est situé directement en avant du supérieur. La consolidation est complète.

(M. Houel.)


### Nᵒ 222 *b*. — Portion supérieure du péroné gauche ; fracture du tiers supérieur.

La fracture siége au tiers supérieur ; elle est oblique de haut en bas, et d'arrière en avant. Les fragments sont restés en contact ; le supérieur est situé en avant de l'inférieur ; la consolidation est complète.

(Professeur Malgaigne.)


### Nᵒ 223. — Péroné droit ; fracture du tiers supérieur.

La fracture qui siége au tiers supérieur, à 4 centimètres de l'extrémité articulaire, est comminutive. Elle paraît avoir été oblique de haut en bas et de dehors en dedans ; il existe un chevauchement assez considérable, et le cal est très-difforme. Le fragment inférieur est situé directement en dehors du supérieur; une esquille volumineuse est englobée dans le cal qui est complet. Les extrémités fracturées se terminent par des pointes osseuses très-saillantes. L'os est très-léger, raréfié et vascularisé dans toute son étendue.

(Professeur Lassus.)

### N° 224. — Péroné gauche; fracture du tiers moyen.

La fracture qui siége à la partie supérieure du tiers moyen, est comminutive; les deux fragments principaux étaient séparés l'un de l'autre par un intervalle qui a été comblé par un cal osseux un peu difforme, qui englobe les esquilles dans son épaisseur. La face externe du péroné présente au niveau de la fracture, une excavation large arrondie, et le bord antérieur est hérissé de petites pointes irrégulières.

(Professeur Lassus.)

### N° 225. — Péroné droit; fracture du tiers moyen de la diaphyse.

La fracture, qui occupe la partie moyenne de la diaphyse, est comminutive. Des deux fragments principaux, le supérieur est placé à la partie postérieure de l'inférieur, qui a légèrement chevauché de bas en haut. Le troisième fragment, véritable esquille longue de 5 à 6 centimètres, est situé en arrière des deux premiers; il est adhérent, et englobé dans le cal par son extrémité supérieure; l'inférieure, très-pointue, est libre. Le cal est très-irrégulier.

(Professeur Lassus.)

### N° 226. — Péroné droit; fracture de la partie moyenne de la diaphyse.

La fracture située à la partie moyenne de l'os, est oblique de haut en bas et de dehors en dedans. Le fragment inférieur qui a légèrement chevauché sur le supérieur, est situé en dehors de ce dernier; les axes des deux fragments se rencontrent dans un angle d'environ 160 degrés, dont l'ouverture est en avant. Le péroné présente donc une courbure anguleuse, saillante en arrière. Au niveau de cette courbure, à la partie interne du péroné, se trouve une saillie du cal, qui formait probablement une pseudarthrose anormale avec le tibia.

(Professeur Lassus.)

**Nᵒ 226 a. — Péroné droit ; fracture de la partie inférieure du tiers
moyen de la diaphyse.**

La fracture qui occupe la partie inférieure du tiers moyen,
paraît avoir été comminutive, et dans son ensemble, obliquement dirigée de haut en bas, d'avant en arrière et de dehors en
dedans. Les fragments sont à peu près restés dans leurs rapports normaux, quoique le péroné soit légèrement infléchi en dedans à ce niveau. Il existe un cal assez régulier avec quelques
aspérités situées à la partie interne, et dues probablement à de
petites esquilles.

**Nᵒ 227. — Péroné gauche ; fracture de la partie supérieure du tiers
inférieur de la diaphyse.**

La fracture siége à la partie supérieure du tiers inférieur du péroné ; elle est oblique de haut en bas et d'avant en arrière. Le
fragment inférieur, qui a chevauché d'environ 3 ou 4 centimètres
sur le supérieur, est situé en avant de ce dernier. Il existe un cal
osseux latéral, solide et assez régulier.

**Nᵒ 228. — Portion inférieure du péroné droit ; fracture de la partie
supérieure du tiers inférieur de la diaphyse.**

La fracture siége à la partie supérieure du tiers inférieur ; elle est
oblique de haut en bas et d'avant en arrière. Le fragment inférieur,
placé en avant du supérieur, a chevauché d'environ 3 centimètres. Il existe un cal osseux assez régulier.
(Ancienne Académie de chirurgie.)

**Nᵒ 229. — Péroné droit ; fracture du tiers inférieur
de la diaphyse.**

La fracture siége à l'union du quart inférieur avec les trois quarts
supérieurs du péroné ; son obliquité est peu considérable. Le fragment inférieur, long de 9 centimètres, est fortement oblique de
bas en haut, d'avant en arrière, et un peu de dehors en dedans,
de sorte que d'une part la malléole externe est portée en dehors ;
et d'une autre part l'extrémité inférieure est passée derrière le
fragment supérieur. Le cal, solide et volumineux, lisse en
dehors, est irrégulier en dedans.
(Professeur Lassus.)

**Nᵒ 229 a. — Portion inférieure du péroné gauche; fracture du tiers inférieur de la diaphyse.**

La fracture siége à la partie supérieure du tiers inférieur du péroné; elle est oblique de haut en bas, d'avant en arrière. Cette obliquité, arrivée aux deux tiers environ du diamètre antéro-postérieur du péroné, cesse, et la solution de continuité prend une direction transversale. Il est probable que cette espèce de saillie a agi à la manière d'un coin sur le fragment inférieur. Les fragments sont restés en rapport, mais on observe à la face externe du fragment inférieur, trois fissures verticales assez longues, dont la moyenne descend jusqu'au sommet de la malléole externe; une seule fissure, également verticale, s'observe à la face interne. Il n'y a point trace de consolidation. L'individu est mort douze jours après son accident.
(Professeur Jobert de Lamballe.)

**Nᵒ 230. — Moitié inférieure du péroné droit; fracture située à 6 centimètres au-dessus de la malléole.**

La fracture siége à 6 centimètres au-dessus de la malléole; elle est presque transversale, avec un certain degré d'obliquité cependant de haut en bas et d'avant en arrière. Les fragments se correspondent sans déplacement bien apparent. La solution de continuité était probablement récente, car les fragments sont séparés, sans trace de consolidation.
(Professeur Desault.)

**Nᵒ 231. — Moitié inférieure du péroné gauche; fracture du tiers inférieur de la diaphyse.**

La fracture siége à l'union du tiers inférieur avec le tiers moyen du péroné; elle est oblique de haut en bas et de dehors en dedans. Le fragment inférieur est placé en dehors du supérieur, qui est refoulé en dedans dans l'espace inter-osseux. La consolidation est complète et régulière.

**Nᵒ 231 a. — Moitié inférieure du tibia et du péroné droit, avec l'astragale et le calcaneum; fracture de la malléole du péroné.**

La fracture siége à la partie moyenne de la malléole du péroné, au niveau du bord supérieur de l'astragale; elle est transversale, avec un certain degré d'obliquité de bas en haut et de dehors en dedans. A sa partie postérieure, le fragment inférieur présente une épine triangulaire longue de 2 centimètres, à base inférieure, adhérente au fragment inférieur. Cette épine donne à l'ensemble de la fracture une obliquité dirigée de haut en bas et d'arrière en avant. Les fragments sont restés en contact. Il n'y a pas trace de consolidation. (*Voir* pl. 30.)

(Professeur Malgaigne.)


**No 231** *b*. — **Moitié inférieure du tibia et du péroné droit, avec l'astragale et le calcaneum ; fracture du tiers inférieur du péroné.**

La fracture siége à 5 centimètres au-dessus de la malléole du péroné ; elle est oblique de haut en bas et de dehors en dedans. Le fragment inférieur, qui est légèrement porté en dehors, se termine par une extrémité pointue. La solution de continuité, comme la précédente, est probablement récente, car il n'existe aucun travail de consolidation.

(Professeur Malgaigne.)


**No 231** *c*. — **Moitié inférieure du tibia et du péroné droit, avec les os du tarse ; fracture de la malléole du péroné.**

La fracture siége à 5 ou 6 centimètres au-dessus du sommet de la malléole ; elle est oblique de haut en bas, un peu d'avant en arrière. Le fragment médian, qui constituait une esquille, a été perdu. La malléole interne a été arrachée transversalement à sa partie moyenne, et elle est restée adhérente par son sommet au ligament qui la fixe à l'astragale. La fracture était de date assez récente. Il n'existe aucun travail de consolidation.

(Professeur Malgaigne.)


**No 231** *d*. — **Portion inférieure du tibia et du péroné gauche, articulés avec l'astragale et le calcaneum ; fracture de la malléole du péroné.**

La fracture siége à 6 centimètres environ du sommet de la malléole externe ; elle est oblique de haut en bas, de dehors en dedans et d'avant en arrière. Les fragments sont maintenus en contact, l'inférieur cependant est légèrement porté en dehors. La solution de continuité datait d'un mois. On observe, au niveau de la fracture, un épaississement du périoste avec des dépôts osseux ; entre les fragments existe un tissu fibreux dense et serré. La malléole interne a été arrachée transversalement à sa base, sans écartement notable des fragments, qui ne présentent aucune trace de consolidation.

(Professeur Jobert de Lamballe.) ·

### Nᵒ 231 e. — Modèle en plâtre d'un pied droit ; fracture de la malléolaire externe.

Dupuytren avait fait mouler cette pièce pour ses cours, et elle lui servait à démontrer la déformation que l'on observe dans les fractures du péroné, avec arrachement de la malléole interne et subluxation du pied en avant, déformation sur laquelle il a beaucoup insisté dans son travail. Sur ce modèle on a un très-bon spécimen de la déformation du péroné dite en *coup de hache*.

(Professeur Dupuytren.)

### Nᵒ 231 f. — Portion inférieure du péroné gauche ; fracture sus-malléolaire.

La fracture siége à 6 centimètres au-dessus du sommet de la malléole ; elle est oblique de haut en bas, de dehors en dedans. Les fragments sont restés à peu près en contact ; le supérieur est situé en dedans de l'inférieur et fait saillie dans l'espace inter-osseux ; au niveau de sa pointe, il présente une surface lisse qui devait former une pseudarthrose avec le tibia. La consolidation est complète, le cal est assez régulier, et le péroné présente à la partie supérieure de la fracture, une apophyse osseuse insérée sur le cal et longue de 3 centimètres, dirigée en avant et en dedans.

### Nᵒ 231 g. — Portion inférieure du tibia et du péroné gauche ; fracture sus-malléolaire.

La fracture du péroné siége à 8 centimètres environ au-dessus du sommet de la malléole externe ; elle est oblique de haut en bas, de dehors en dedans et d'avant en arrière. Le fragment supérieur est situé en arrière et un peu en dedans de l'inférieur. La fracture date de soixante-seize jours ; une couche osseuse sous-périostique enveloppe les fragments, qui sont encore distincts et unis par un tissu fibreux très-dense et serré, au sein duquel existent des éléments osseux. La malléole interne a été arrachée au niveau de sa base, et elle est consolidée ; on distingue seulement à sa face interne une rainure transversale qui indique le point où l'arrachement s'est opéré.

(Professeur Jobert de Lamballe.)

**N° 231 *h*.** — Portion inférieure du tibia et du péroné droit, avec le tarse et le métatarse correspondant ; fracture sus-malléolaire du péroné.

La fracture du péroné, qui est très-oblique de haut en bas et d'arrière en avant, commence en haut et en arrière, à 7 centimètres et demi au-dessus du sommet de la malléole externe, pour se terminer en avant à 3 centimètres au-dessus, par conséquent au niveau de sa base. La fracture est récente ; les fragments sont un peu écartés et sans trace de consolidation. La malléole interne a été arrachée à sa base un peu obliquement de haut en bas et d'avant en arrière ; les ligaments inférieurs ont été conservés. (*Voir* pl. 30.)

(M. Voillemier. 1861.)

**N° 231 *i*.** — Portion inférieure du tibia et du péroné droit, avec l'astragale et le calcaneum ; fracture sus-malléolaire du péroné.

La fracture du péroné siége au niveau de la base de la malléole externe ; elle est par conséquent articulaire et transversale, avec une petite esquille située à la partie postérieure. La malléole interne a été arrachée à sa base et est restée adhérente par ses ligaments. Le bord postérieur du tibia a été détaché obliquement de bas en haut d'avant en arrière et cela dans toute sa longueur ; il est resté adhérent au ligament postérieur. Cette lésion multiple a nécessité l'amputation au tiers inférieur de la jambe. Il n'y a aucune trace de consolidation. (Voir pl. 30.)

(M. Voillemier 1861.)

**N° 231 *j*.** — Moitié inférieure du péroné droit ; fracture de la base de la malléole.

La fracture située à la base de la malléole, immédiatement au-dessus de l'articulation, est transversale et incomplète. La solution de continuité, très-accusée à la face externe avec un léger écartement des fragments, manque à la partie interne. A ce niveau, les fibres osseuses ne sont point interrompues, l'os a plié légèrement en dedans. La lésion était probablement récente, car il n'existe aucune trace de consolidation.

(Professeur Jarjavay. 1868.)

**N° 231 *k*.** — Tibia et péroné droit ; fracture de la malléole externe.

La fracture siége au niveau même de la malléole et est articulaire ; elle est oblique de haut en bas et d'arrière en avant. Le fragment inférieur a légèrement basculé en arrière, d'où résulte un écartement notable des fragments en avant. La solution de continuité est récente et sans trace de travail de consolidation.

(Professeur Jarjavay.)


**Nᵒ 232.** — **Moitié inférieure du tibia et du péroné gauche; fracture sus-malléolaire du péroné.**

La fracture du péroné est oblique de haut en bas et d'avant en arrière ; elle commence à 6 centimètres au-dessus de la malléole externe, et se termine à 6 centimètres de distance du même point. Les fragments, demeurés à une légère distance l'un de l'autre, ne sont pas consolidés, bien que la fracture date de quarante jours. Les traces du travail réparateur consistent dans une couche mince et irrégulière de matière osseuse déposée sur les extrémités des fragments. L'extrémité inférieure de la malléole interne est aussi transversalement arrachée, et sans trace de consolidation.

(M. Pigné.)


## ORDRE 3.


### Fractures des deux os de la jambe.

Il existe dans le Musée quarante pièces de fractures des deux os de la jambe, du nᵒ 233 au nᵒ 244 a inclusivement. Pour cette dernière, il s'agit de la patte postérieure d'un lapin. Je ferai ici la même remarque que pour l'article précédent ; dans deux ou trois pièces, le tibia est seul, mais sa lésion est de nature à faire supposer que le péroné était brisé. Vingt-six de ces fractures s'observent du côté droit, et quatorze du côté gauche.

Dans toutes ces pièces, les deux os ont donc été fracturés, le plus souvent la fracture est unique pour chacun d'eux, mais quelquefois elle a été multiple. C'est ainsi que sur les pièces nᵒˢ 233 et 243 a, la fracture du tibia est double, tandis que celle du péroné est simple. L'inverse s'observe sur les pièces nᵒˢ 236, 237, 238, 238 d, 239 b, 240 a.

Sur les pièces nᵒˢ 238 *h* et 238 *i*, la fracture du tibia est même triple. Ces solutions de continuité peuvent aussi être comminutives pour le tibia seul, nᵒˢ 239, 240, ou pour les deux os à la fois, nᵒ 241.

Dans les fractures des deux os de la jambe, le siége en est aussi plus généralement rapproché de la partie inférieure; on n'en compte que trois dans le Musée pour le tiers supérieur, nᵒˢ 233 *a*, 233 *b*, 234 ; neuf pour le tiers moyen, nᵒˢ 234 *a*, 234 *b*, 234 *c*, 238 *c*, 238 *d*, 239, 239 *a*, 239 *c*, 239 *e*, et vingt-trois pour le tiers inférieur, nᵒˢ 235, 236, 237, 237 *a*, 238, 238 *a*, 238 *b*, 238 *e*, 238 *f*, 238 *g*, 239 *b*, 239 *d*, 240, 240 *a*, 241, 242, 243, 243 *b*, 243 *c*, 243 *d*, 243 *e*, 243 *f*, 254 ; de ce nombre, quatre, nᵒˢ 243 *a*, 243 *c*, 243 *d*, 243 *e*, sont très-rapprochées de l'articulation tibio-tarsienne, et communiquent avec elle; elles sont articulaires.

Quelquefois la fracture des deux os a lieu à la même hauteur, nᵒˢ 235, 238 *b*, 238 *c*, 238 *e*, 239 *d*, 242, 243, 243 *e*; d'autres fois, le péroné est fracturé plus haut que le tibia, nᵒˢ 234, 234 *a*, 234 *c*, 237 *a*, 238 *a*, 238 *g*, 241, 243 *b*, 243 *f*; ce qui est plus rare, le péroné peut être fracturé plus bas que le tibia, nᵒˢ 233 *a*, 233 *b*, 234 *b*, 238 *f*, 239 *a*, 240.

La direction de la fracture du tibia est des plus variées. Je résumerai ici les principales : elle peut avoir lieu de haut en bas, de dedans en dehors et d'arrière en avant, nᵒ 233 *a*; elle peut être transversale et dentelée, nᵒˢ 233 *b*, 238 *d*, 240 *a*, 243 *e*, 243 *f*; être oblique de haut en bas et de dehors en dedans, nᵒˢ 234, 234 *a*, 234 *b*, 234 *c*, 238, 238 *a*, 238 *e*, 244 ; oblique de haut en bas et de dedans en dehors , nᵒˢ 235, 237 *a*, 238 *c*; enfin oblique de haut en bas et d'avant en arrière, nᵒˢ 236, 238 *b*, 238 *f*, 240.

Il résulte de ces différences dans l'obliquité de la fracture que les déplacements sont loin d'être identiques; tantôt le déplacement est peu considérable, presque nul, nᵒˢ 234 *c*, 238 *d*, 238 *e*, 238 *f*; quand il existe, c'est tantôt l'extrémité supérieure du fragment inférieur qui se porte en avant, nᵒˢ 236, 238 *b*, 240 *a*, en dedans, nᵒˢ 233 *a*, 233 *b*, 237 *a*, en dehors, nᵒˢ 233, 234, 234 *a*, 234 *b*, 237, 238, 238 *a*, 241, 242. Les fragments du péroné, sauf quelques exceptions, accompagnent en général les déplacements de place et de direction du tibia.

Un certain nombre de ces fractures sont parfaitement consolidées; chez d'autres, la consolidation est nulle, enfin, six sont en voie de consolidation, n°ˢ 238 *b*, 238 *c*, 238 *d*, 238 *e*, 238 *f*, 243 *a*. Lorsque la consolidation est complète, il peut quelquefois y avoir soudure entre les deux os, n°ˢ 234, 235, 236, 237, 238 *a*. Sur la pièce n° 236, la solution de continuité étant multiple, la soudure est triple.

Quelques pièces méritent encore une mention spéciale; la pièce n° 237 *a* présente une division verticale du fragment inférieur, par un trait qui descend dans l'articulation tibio-tarsienne. La pièce n° 238 *g* est une fracture oblique de la malléole interne, avec subluxation du tibia en dehors et en avant, le péroné était également brisé à sa partie moyenne. Les cinq pièces n°ˢ 239 *a*, 239 *b*, 239 *c*, 239 *d*, 239 *e* sont des exemples remarquables de fractures spiroïdes ou en V du tibia, avec fissure communiquant en arrière dans l'articulation tibio-tarsiennne. A ce niveau, elles détachent de la partie postérieure du tibia, une esquille de forme triangulaire à base inférieure. On peut rapprocher de ces pièces celle déjà décrite précédemment numéro 216, sur laquelle l'esquille tibiale postérieure est consolidée. La régularité avec laquelle se produisent ces fractures leur donne un intérêt particulier, et la difficulté de diagnostiquer le fragment inférieur, qui communique avec l'articulation lui donne une certaine gravité spéciale. Dans la fracture en V du tiers inférieur du tibia, on devra donc toujours rechercher avec soin l'état de l'articulation tibio-tarsienne. Quant à l'esquille, son diagnostic me paraît difficile à établir, puisqu'elle est toujours ou à peu près toujours incomplétement détachée. M. le professeur Gosselin, qui avait reconnu la gravité de ces fractures, l'attribuait au tassement du tissu spongieux du canal médullaire qui était comprimé par le fragment supérieur agissant comme un coin. Enfin, la pièce numéro 240 *a*, donnée par le professeur Verneuil, est très-remarquable à cause des accidents graves qui ont résulté du déplacement; le fragment inférieur en totalité s'est déplacé en se portant en avant du supérieur, il a entraîné dans ce mouvement l'artère tibiale antérieure qui s'est trouvée comprimée sur la crête qu'il présente, et la gangrène du membre en a été la conséquence. Les fragments ont été replacés avec soin, exactement dans la position qu'ils occupaient pendant la vie.

### N° 233. — Moitié supérieure du tibia et du péroné droit ; fracture des deux os.

La fracture du tibia est double : une des solutions de continuité existe au niveau de la partie moyenne de la diaphyse ; elle est oblique de haut en bas, de dehors en dedans et un peu d'arrière en avant ; le fragment supérieur est situé en dedans du fragment inférieur, le chevauchement est peu considérable.

La seconde fracture tibiale, qui est articulaire, siége à la partie supérieure ; elle occupe le condyle interne, qui, dans sa moitié postérieure, est obliquement divisé de haut en bas et d'avant en arrière La fracture se termine en bas à la face postérieure, à 6 centimètres au-dessous de la surface articulaire ; les fragments ont conservé leurs rapports. La fracture du péroné siége à la partie supérieure ; elle est oblique de haut en bas, d'arrière en avant et un peu de dehors en dedans, avec de petites esquilles englobées dans le cal. Cette pièce a été recueillie sur un homme de 49 ans qui est mort trois mois après son accident. Aussi, ces trois factures sont consolidées par un cal osseux. Pour la fracture condylienne, le cal est à peine apparent du côté de la surface articulaire fémoro-tibiale.

(Professeur Jobert de Lamballe, 1852.)

### N° 233 a. — Moitié supérieure du tibia et du péroné gauche; fracture de la partie supérieure des deux os.

La fracture du tibia occupe le tiers supérieur de cet os ; elle est oblique de haut en bas, de dedans en dehors et d'arrière en avant. Elle commence à la partie interne du tibia, 7 centimètres au-dessous de la surface articulaire, et se termine en avant par une pointe aiguë, au niveau du bord antérieur ; 13 centimètres au-dessous de la surface articulaire ; une petite esquille triangulaire s'observe à la face postérieure du fragment supérieur.

La fracture du péroné siége à 10 centimètres au-dessous de l'épine de cet os, elle est transversale avec un chevauchement de 2 centimètres. Le fragment supérieur est placé en arrière et en dehors de l'inférieur. Cette pièce a été recueillie sur un homme

de 38 ans, qui est mort cinquante-trois jours après son accident.
Il n'existe point de trace de consolidation.

**N° 233** *b*. — **Moitié supérieure du tibia et du péroné droit ; fracture des deux os à leur partie supérieure.**

La fracture du tibia siége à la partie inférieure du tiers supérieur, elle est presque transversale et dentelée ; elle est cependant légèrement oblique de haut en bas et d'avant en arrière. Les deux fragments sont presque en rapport ; l'inférieur est un peu porté en dedans. La fracture du péroné siége au tiers moyen de cet os : elle est transversale, dentelée et sans déplacement. L'individu est mort quarante jours après son accident. Le travail de consolidation qui est peu avancé, ne consiste guère que dans un épaississement fibreux du périoste qui réunit les fragments, et cela pour les deux os, dont les surfaces de fracture sont à peu près telles qu'elles étaient au moment de l'accident.
(Professeur Jobert de Lamballe.)

**N° 234.** — **Tibia et péroné droit ; fracture des deux os.**

La fracture du tibia siége à l'union du tiers supérieur avec le tiers moyen ; elle est oblique de haut en bas et de dehors en dedans. Le fragment inférieur, qui a légèrement chevauché, est placé en dehors du supérieur, de sorte qu'il y a dans ce point rétrécissement de l'espace inter-osseux ; une languette osseuse assez mince, longue de 3 centimètres, réunit la face interne du péroné avec le cal qui est solide et régulier.
La fracture du péroné siége à la partie supérieure de cet os ; elle est, comme celle du tibia, oblique de haut en bas et de dehors en dedans ; elle commence en dehors à 3 centimètres au-dessous de la tête du péroné. Le cal est solide, assez régulier ; le fragment inférieur est situé en dehors du supérieur, sur lequel il a chevauché de 2 centimètres environ.

**N° 234** *a*. — **Tibia et péroné droit ; fracture des deux os.**

La fracture du tibia siége à l'union du tiers moyen avec le tiers inférieur ; elle est oblique de haut en bas de dehors en dedans, avec un chevauchement d'environ 3 centimètres. Le fragment inférieur, situé en dehors, rétrécit l'espace inter-osseux ; le supérieur fait à la face interne du tibia une saillie notable de plus de 1 centimètre, et se termine par une extrémité pointue.

Un cal osseux, solide, réunit les deux fragments, et englobe dans
son centre une petite esquille.

Le péroné, devenu trop long par suite du raccourcissement du
tibia, s'est un peu incurvé en dedans, et présente à l'union de son
tiers supérieur avec le tiers moyen une fracture consolidée sans
chevauchement notable des fragments. Mais le fragment supérieur présente à sa face postérieure une longue esquille qui se
termine en haut par une extrémité pointue et libre, tandis que,
dans le reste de son étendue, elle est consolidée. Le fragment inférieur s'est interposé entre cette esquille et le fragment supérieur. Il semble, à la coupe qui a été pratiquée, qu'il y ait eu
pénétration du fragment inférieur.

(Professeur Verneuil. 1856.)


### Nº 234 b. — Portion inférieure du tibia et du péroné gauche ; fracture des deux os.


La fracture du tibia siége à l'union du tiers moyen avec le
tiers inférieur ; elle paraît avoir été oblique du haut en bas, d'a-
vant en arrière et de dehors en dedans. Le fragment inférieur est
situé en avant et en dehors du supérieur. Le cal est solide et
régulier.

La fracture du péroné siége 5 à 6 centimètres au-dessous de
celle du tibia. Elle est oblique de haut en bas et d'avant en arrière ;
l'extrémité des deux fragments est dirigée du côté de l'espace
inter-osseux, et le cal qui unit les fragments, les a aussi soudés
au tibia dans une longueur de 2 centimètres.


### N. 234 c. — Tibia et péroné gauche ; fracture des deux os.


La fracture du tibia siége à l'union du tiers moyen avec le
tiers inférieur ; elle est oblique de haut en bas et de dehors en
dedans. Les fragments ont à peu près conservé leurs rapports
normaux, et sont consolidés par un cal assez régulier, creusé à
la surface de nombreux trous vasculaires. Le fragment supérieur
est situé un peu en dedans de l'inférieur.

La fracture du péroné est très-élevée ; elle siége à la partie
moyenne du tiers supérieur ; elle est oblique de haut en bas et
de dedans en dehors. Le fragment supérieur présente à son côté
externe une longue esquille soudée à ses deux extrémités, et
interceptant dans son milieu une fente longue de 5 centimètres et
large de 5 millimètres.

### N° 235. — Tibia et partie inférieure du péroné droit ; fracture des deux os.

Le tibia et le péroné ont probablement été fracturés à la même hauteur ; la partie supérieure du péroné a été perdue. La fracture du tibia siége à l'union de son tiers inférieur avec le tiers moyen ; elle est oblique de haut en bas et de dedans en dehors. Les deux fragments se sont soudés dans une position telle, qu'ils forment par leur rencontre un angle d'environ 160 degrés saillant en dehors. Le sommet de l'angle est uni au péroné par un prolongement osseux de 1 centimètre d'épaisseur sur 2 de hauteur. Le cal est traversé d'avant en arrière par une ouverture arrondie.

Une ankylose existe à l'articulation péronéo-tibiale inférieure ; les prolongements osseux à l'aide desquels s'est établie l'ankylose, reproduisent exactement la disposition des fibres du ligament tibio-péronien ; il est probable que ce sont elles qui se sont ossifiées

(Professeur Desault.)

### N° 236. — Moitié inférieure du tibia et du péroné gauche ; fracture des deux os.

La fracture du tibia siége à l'union du tiers inférieur avec le tiers moyen ; elle est oblique de haut en bas et d'avant en arrière. Les fragments ont chevauché d'environ 6 centimètres ; l'inférieur est placé en avant du supérieur, où il forme une saillie considérable. Ils sont unis par un cal osseux solide.

La fracture du péroné est double : l'une est située au-dessus de la fracture du tibia, vers le milieu de la diaphyse du péroné ; l'autre est située au-dessous, à 8 centimètres au-dessus du sommet de la malléole externe. Cette dernière fracture est consolidée régulièrement sans grand déplacement. L'autre est consolidée également, mais avec un chevauchement assez considérable des fragments, dont le supérieur est placé en dehors de l'inférieur.

Les deux os de la jambe sont soudés entre eux, dans les trois points qui correspondent à la triple fracture. La soudure moyenne qui correspond à la solution de continuité du tibia, est la plus considérable ; elle n'a pas moins de 5 centimètres d'étendue verticale. L'inférieure est la moins étendue.

### N° 237. — Tibia et péroné gauche ; fracture des deux os.

La fracture du tibia siége à l'union du tiers inférieur avec le tiers moyen ; l'obliquité paraît avoir été peu considérable ; il existe un chevauchement d'environ 3 centimètres. Le fragment inférieur porté directement en dedans y fait une saillie considérable, tandis que le supérieur est porté dans l'espace inter-osseux qu'il rétrécit. De plus, il est uni au péroné par une jetée osseuse. Le cal est latéral et solide, percé d'un trou d'arrière en avant. Le fragment supérieur, à sa face postérieure, paraît avoir subi un éclatement, par suite duquel a été détachée une esquille de 4 centimètres de longueur qui s'est soudée à l'os.

La fracture du péroné est double; l'une est située au quart supérieur, l'autre à l'inférieur. Dans ces deux fractures, il existe un léger chevauchement avec cal solide, et les deux fragments inférieurs sont portés en avant des supérieurs.

(Professeur Desault.)


**N° 237a. — Tibia péroné et pied (droit; fracture des deux os de la jambe à leur partie inférieure.**

La fracture du tibia siége à la partie inférieure; elle est très-rapprochée de l'articulation tibio-tarsienne. Elle commence à la face interne du tibia, à 8 centimètres du sommet de la malléole interne; elle est oblique de haut en bas, de dedans en dehors et se termine à 1 centimère 1/2 au-dessus de la surface tibiale articulaire. Le fragment inférieur est, en outre, verticalement divisé en deux fragments latéraux par un trait de fracture antéro-postérieure qui communique dans l'articulation tibio-tarsienne. Le fragment supérieur est placé en dehors et en avant de l'inférieur. La mortaise tibiale a été élargie par le trait de fracture qui divise le tibia dans son milieu, et le pied se trouve légèrement renversé en dehors. La marche et la station, se faisaient sur son bord externe. Malgré l'étendue des désordres, la consolidation est complète et assez régulière.

Le péroné a été fracturé à 8 centimètres au-dessus du sommet de la malléole, la fracture a été légèrement oblique de haut en bas, d'arrière en avant. Le chevauchement est d'environ 3 centimètres. Le fragment supérieur est placé en avant de l'inférieur. Le cal est complet et latéral.

(M. Bouvier. 1871.)


**N° 238. — Tibia et péroné droit; fracture des deux os.**

La fracture du tibia siége à l'union du tiers inférieur avec le tiers moyen; elle est oblique de haut en bas et de dehors en dedans, les fragments ont chevauché de 4 centimètres environ. L'inférieur est situé en dehors du supérieur qui fait une saillie assez considérable à la face interne du tibia, où il se termine par une extrémité libre et pointue. L'espace inter-osseux est considérablement diminué au-dessous de la fracture. La consolidation est complète.

La fracture du péroné est double : la supérieure est placé à 5 ou 6 centimètres de l'articulation péronéo-tibiale supérieure; elle est simple et consolidée d'une façon régulière. La seconde, située plus bas, à la partie supérieure du tiers moyen, est comminutive. On y distingue trois fragments : le supérieur est placé en arrière, l'inférieur en avant, et le fragment moyen, véritable esquille, est situé en dehors, et est intimement uni aux deux fragments principaux par un cal solide. Par suite de cette double fracture, la direction du péroné est très-anguleuse.

(Professeur Desault.)

**N° 238** *a*. — Tibia et péroné droit; fracture des deux os.

La fracture du tibia qui siége au quart inférieur de cet os, est oblique de haut en bas et de dehors en dedans. Le chevauchement est peu considérable, et le déplacement est surtout latéral; le fragment supérieur est légèrement porté en dedans, et l'inférieur en dehors dans l'espace inter-osseux. Un cal solide et spongieux réunit ces fragments. Le sommet du fragment inférieur présente sur son côté externe, un petit pont osseux qui le soude au péroné.

La fracture du péroné, plus élevée que celle du tibia, siége à la partie moyenne de la diaphyse, elle est comminutive; outre les deux fragments principaux elle présente deux esquilles, l'une interne, l'autre externe. Ces quatre fragments sont soudés par un cal solide, circonscrivant entre eux une fente longue de 2 centimètres, large de 5 millimètres.

(Professeur Malgaigne.)

**N° 238** *b*. — Tibia et péroné droit; fracture des deux os.

La fracture du tibia siége à la partie inférieure du tiers moyen; elle paraît avoir été oblique de haut en bas, d'avant en arrière. Le fragment inférieur qui est placé en avant, a conservé sa direction normale, mais le supérieur s'est incliné en dehors et en arrière. Ces deux fragments, par leur rencontre, forment donc un angle saillant en avant et en dedans, la consolidation est complète, et le cal lisse et régulier.

Le péroné a été fracturé au même niveau que le tibia; sa solution de continuité paraît avoir été oblique de haut en bas, de dedans en dehors et un peu d'avant en arrière; les deux fragments se rencontrent sous le même angle que ceux du tibia, ils sont

consolidés dans cette position vicieuse. Toute la moitié supérieure de la jambe semble s'être inclinée en dehors et un peu en arrière, il existe un léger mouvement de rotation sur l'axe d'avant en arrière et de dedans en dehors.
(Professeur Malgaigne.)


### Nº 238 c. — Portion du tibia et du péroné gauche; fracture des deux os.

La fracture des deux os a eu lieu à peu près à la même hauteur, à la partie moyenne de la diaphyse; la fracture du péroné est cependant inférieure d'environ 2 centimètres. La fracture du tibia paraît avoir été légèrement oblique de haut en bas, de dedans en dehors et un peu d'avant en arrière. Celle du péroné est sans déplacement bien évident. Le blessé a été traité pendant trente-trois jours par M. Jobert de Lamballe par son appareil à extension et à découvert, mais une lésion de l'articulation fémorotibiale l'a obligé à pratiquer l'amputation de la cuisse. On constate sur cette pièce un gonflement considérable du périoste au niveau de la fracture, avec développement considérable de tissu fibreux qui envahit même l'espace inter-osseux.
(Professeur Jobert de Lamballe.)


### Nº 238 d. — Portion du tibia et du péroné droit; fracture des deux os.

La fracture du tibia siége environ au niveau de la partie moyenne de la diaphyse; elle est transversale et sans déplacement notable. Le péroné présente une double fracture; la supérieure est placée un peu au-dessus de celle du tibia, et l'inférieure un peu au-dessous à peu près à égale distance. Les deux fractures du péroné sont sans déplacement, et séparées l'une de l'autre par un intervalle d'environ 10 centimètres. Cette pièce a été recueillies sur une femme de 66 ans, qui est morte soixante-trois jours après son accident. Il existe pour ces trois fractures une consolidation assez avancée; le périoste a produit un cal osseux poreux, vasculaire, périphérique, et entre les bouts des fragments et dans le canal médullaire, se trouvent en grande quantité des tissus fibreux incrustés de noyaux osseux. Le périoste hypertrophié est très-adhérent au cal périphérique.
(Professeur Jobert de Lamballe.)


### Nº 238 e. — Moitié inférieure du tibia et du péroné droit; fracture des deux os.

La fracture du tibia siége à l'union du tiers inférieur avec le

tiers moyen; elle est oblique de haut en bas et de dehors en dedans. Le fragment inférieur présente à sa face postérieure une
esquille spiroïde assez considérable, il n'existe point de déplacement notable.

La fracture du péroné est simple, et siége à peu près à la même
hauteur que celle du tibia; elle est transversale et dentelée, sans
déplacement. Cette pièce a été recueillie sur un homme de 29 ans
qui est mort un mois après son accident. Le travail de consolidation est à peu près nul pour les deux fractures, l'esquille du
tibia seule présente un commencement de consolidation fibreuse,
avec le fragment inférieur.

(Professeur Jobert de Lamballe.)

### N° 238 *f*. — Moitié inférieure du tibia et du péroné droit; fracture des deux os.

La fracture du tibia occupe la partie supérieure du tiers inférieur; elle est oblique de haut en bas et d'avant en arrière. Le
déplacement est à peu près nul, les fragments sont restés en
contact.

La fracture du péroné, qui est simple, siége à 8 centimètres
au-dessus de la base de la malléole; elle est oblique de haut en
bas, d'arrière en avant. Le fragment supérieur est placé en avant
de l'inférieur. L'individu est mort quarante jours après son accident. Le périoste est hypertrophié au niveau des solutions de
continuité, mais il n'existe point de consolidation entre les fragments.

(Professeur Jobert de Lamballe.)

### N° 238 *g*. — Tibia et péroné droit avec l'astragale et le calcanéum; fracture des deux os de la jambe et subluxation du tibia en dehors et en avant.

La fracture du tibia, très-limitée, a détaché complétement la
malléole interne, qui reste adhérente au tarse. La solution de
continuité, qui commence un peu en dehors de la malléole interne, se porte obliquement de bas en haut et de dehors en dedans, pour se terminer sur la face interne du tibia, qui a éprouvé
un mouvement de rotation sur son axe de dehors en dedans et
d'arrière en avant; d'où est résulté une luxation de l'articulation
péronéo-tibiale, et en même temps la portion articulaire interne
du tibia abandonnant l'astragale, s'est portée en avant, où on la
voit faire saillie, au-dessus du col de l'astragale.

Le péroné a été fracturé à la partie inférieure de son tiers
moyen; la solution de continuité est dentelée, sans engrènement;
les deux fragments se rencontrent en avant sous un angle assez

saillant. Cette pièce a été recueillie sur un homme de 60 ans qui est mort quarante-six jours après son accident, sans présenter de trace de travail de consolidation.

(Professeur Jobert de Lamballe.)


### N° 238 *h*. — Tibia et péroné gauche; fractures multiples des deux os.

Cette pièce a été prise sur un homme qui a succombé quarante jours après son accident. Le tibia présente trois fractures : la supérieure, située presque immédiatement au-dessous du plateau tibial, est fortement dentelée et oblique de haut en bas, de dehors en dedans et un peu d'arrière en avant. Le fragment inférieur, subissant probablement l'action du supérieur, présente à sa face interne une volumineuse esquille, qui a elle-même été verticalement divisée au niveau de la partie moyenne de la face interne du tibia. Cette esquille n'a subi aucun déplacement.

La seconde fracture tibiale siége à la partie moyenne de la diaphyse ; elle est transversale et dentelée ; le fragment inférieur s'est porté en totalité en dehors et en avant, et il présente une fissure incomplète oblique de dedans en dehors, ce qui fait que cette esquille n'est point détachée en totalité. La troisième fracture du tibia, également transversale et dentelée, est avec engrènement des fragments, qui ont à peu près conservé leurs rapports. Elle est située à environ 7 centimètres au-dessus de la surface articulaire inférieure du tibia.

Des deux fractures du péroné, la supérieure, oblique de haut en bas, de dedans en dehors, est située à la partie inférieure du tiers supérieur. Le fragment inférieur est situé en dehors du supérieur. La fracture inférieure, située à la partie inférieure du tiers moyen, est dentelée, sans déplacement notable. Les fragments principaux de ces fractures multiples, ne présentent point de trace de consolidation.

(Professeur Jobert de Lamballe.)


### N° 238 *i*. — Tibia gauche; fracture triple.

La fracture est triple : la supérieure siége à l'union du tiers supérieur avec le tiers moyen; elle est transversale et dentelée. On observe deux fissures sur le fragment supérieur : l'une à la face externe du tibia, l'autre à la face postérieure. La fracture moyenne siége à la partie moyenne de la diaphyse ; elle est également transversale et dentelée, avec engrènement des fragments. Il existe une fissure à la face interne du fragment supérieur et inférieur. La troisième fracture siége à l'union du tiers moyen avec l'inférieur ; elle est également dentelée, en même temps que légèrement oblique de haut en bas et d'arrière en avant. Il n'existe point de trace de consolidation.

(M. Lizé, du Mans. 1858.)

### N⁰ **239**. — Tibia et péroné droit; fracture des deux os.

La fracture du tibia est située un peu au-dessous de la partie moyenne de cet os; on y distingue quatre fragments. L'inférieur est situé en dehors du supérieur. Les deux esquilles, assez volumineuses, sont situées : l'une en avant, elle est longue de 9 centimètres et affecte la direction de la crête du tibia. La seconde, située en dehors, longue de 8 centimètres, est oblique de haut en bas, de dedans en dehors et d'arrière en avant, de manière à parcourir très-obliquement l'espace inter-osseux. Il en résulte que le fragment inférieur est presque intercalé entre les deux esquilles. Le cal est volumineux et difforme, l espace inter-osseux a en grande partie disparu.

La fracture du péroné, située à peu près à la même hauteur que celle du tibia, est oblique de haut en bas et de dehors en dedans. Le fragment inférieur est situé en dehors du supérieur, tandis que l'extrémité malléollaire s'est portée en avant avec le tibia.

(Professeur Desault.)

### N⁰ **239** a. — Tibia et péroné droit; fractures multiples des deux os.

La fracture du tibia présente une disposition intéressante ; elle est à la fois en V et spiroïde; elle occupe toute la moitié inférieure du tibia ; sa direction est multiple, c'est-à-dire que dans son trajet elle se décompose. Elle commence en haut, à la partie supérieure du tiers moyen au niveau du bord externe ; elle se porte obliquement de haut en bas, de dehors en dedans et un peu d'arrière en avant, pour se terminer d'une manière abrupte au bord antérieur du tibia, 10 centimètres environ au-dessous du point de départ. Dans ce trajet elle présente plusieurs embranchements : un premier se remarque au moment où la fracture croise le bord interne du tibia. Cette première ramification s'incline un peu en arrière, et arrivée à la face postérieure, elle descend verticalement sous forme de fente linéaire qui arrive près de l'articulation tibiale inférieure. Dans son trajet au niveau du tiers inférieur de cet os, cette ligne de fracture se décompose, et la ligne de bifurcation contournant obliquement la partie externe de la face postérieure arrive au bord externe, qu'elle coupe, parcourt la face interne, pour venir se terminer sous forme de fissure à la partie antérieure de la malléole interne, qui a été en grande partie détachée et perdue. Au moment où la fracture prémière spiroïde, croise la face interne du tibia, elle donne lieu à une fracture verticale qui descend sur le milieu de cette face, pour venir se terminer à la base de la malléole, à peu de distance de l'embranchement précédent.

Le péroné est fracturé au niveau de son quart inférieur; la fracture est oblique de haut en bas et d'arrière en avant. Il est probable qu'une esquille osseuse a été perdue. Il n'existe point de consolidation.

(Professeur Malgaigne.)

### N° **239** b. — Tibia et péroné droit ; fracture des deux os.

Ces fractures sont survenues dans les circonstances suivantes. Un homme se trouvant debout devant une table, interpellé en arrière par l'un de ses camarades, il se retourne brusquement et avec vivacité; dans ce mouvement, le pied du membre droit se trouve fixé entre la table et un tabouret. Immobilisée dans cette position, la jambe ne peut suivre les mouvements de rotation du corps, elle se brise, et le blessé retombe assis sur son siége ; il a succombé à une infection purulente.

La fracture du tibia siége à l'union du tiers inférieur avec le tiers moyen; elle est oblique de haut en bas et de dehors en dedans. Comme l'os est triangulaire, cela lui donne l'aspect d'un double V ou un double triangle opposé par la base ; la pointe du V inférieure siége au milieu de la face interne du tibia. De ce sommet, part une fissure qui n'est que la véritable continuation de cette fracture, qui s'est décomposée à ce niveau, fissure qui se dirige aussitôt en bas, en arrière, traverse en spirale le bord interne du tibia, ainsi que sa face postérieure et arrive sur le milieu de la surface triangulaire de l'extrémité inférieure qui s'articule avec le péroné. De là cette fissure se prolonge sur la surface articulaire du tibia qui répond à l'astragale, en divisant le cartilage d'incrustation, et se dirige transversalement vers le bord postérieur de la malléole interne, puis en dernier lieu elle se réfléchit sur la face postérieure du tibia de bas en haut et de dedans en dehors, remonte sur cette face dans l'étendue de 5 à 6 centimètres, et rejoint la branche supérieure de la fissure, en détachant une esquille triangulaire à base inférieure.

Le péroné présente une double fracture : la supérieure est située un peu au-dessous de la fracture du tibia, vers le quart inférieur; elle est oblique de haut en bas et d'arrière en avant. La seconde fracture du péroné détache la malléole externe obliquement à sa base de haut en bas et d'arrière en avant. Le fragment intermédiaire est lui-même divisé verticalement en plusieurs fragments. Il n'existe point de consolidation. (*Voir* pl. 29.)

(M. Chassaignac, *Bull. de la Soc. de chirurgie*, t. VI, p. 259. 1856.)

### Nᵒ **239** c. — Tibia droit; fracture spiroïde ou en V.

La fracture siége à la partie moyenne de la diaphyse ; elle est oblique de haut en bas, d'arrière en avant, et le fragment supérieur se termine par une pointe très-aiguë au niveau de la face interne de cet os. C'est un bel exemple de la fracture dite en V .ou en coin. Du sommet inférieur du V inférieur, part une fissure spiroïde qui descend obliquement de haut en bas et d'avant en arrière, en contournant la face et le bord interne, puis la face postérieure du tibia. Cette fissure arrive ainsi à la partie postérieure de l'articulation tibio-péronière inférieure. A ce niveau, la fissure parcourt transversalement de dehors en dedans la partie postérieure de l'articulation tibio-tarsienne, arrive au bord postérieur de la malléole interne et remonte ensuite obliquement de bas en haut, de dedans en dehors, pour rejoindre la fissure principale. Il en résulte, à la face postérieure du tibia, une esquille triangulaire à base inférieure, en tout identique à celle de la pièce précédente. Il n'existe point de consolidation. (*Voir* pl. 29.) (Professeur Gosselin.)

### Nᵒ **239** d. — Moitié inférieure du tibia et du péroné droit; fracture des deux os.

Cette fracture a été produite dans une chute, et les deux extrémités des fragments du tibia sortaient à travers une plaie, qui existait au niveau de la solution de continuité osseuse. On a pratiqué la résection du fragment inférieur, et il fut alors possible de reconnaître qu'il existait plusieurs des fêlures qui compliquent ordinairement ces fractures. Des accidents inflammatoires graves se manifestèrent et M. Deguise fut obligé de pratiquer l'amputation de la cuisse.

Sur cette pièce on constate qu'à l'union du tiers inférieur avec le tiers moyen du tibia, il existe une fracture de cet os ; elle est oblique de haut en bas, de dehors en dedans, et un peu d'avant en arrière; elle se termine à la face interne du tibia par une pointe très-aiguë. Cette fracture, comme toutes celles dites en V ou en coin, présente la disposition de deux V opposés par leur base. Du sommet inférieur du V inférieur, part une fissure qui est la véritable continuation de la fracture principale spiroïde, qui se porte de haut en bas, d'avant en arrière et de dedans en dehors. Elle contourne le bord interne et la face postérieure du tibia, pour venir aboutir à la partie postérieure de la surface articulaire péronéo-tibiale ; à ce niveau, elle s'infléchit de dehors en dedans pour dessiner, comme dans les pièces précédentes, mais sans la détacher, la petite esquille triangulaire que l'on observe

à la face postérieure du tibia. L'articulation tibio-tarsienne renfermait une mince couche de sang coagulé.

La fracture du péroné est transversale, et siége au niveau
même de la fracture du tibia, le fragment supérieur a été perdu.
Il n'existe point de consolidation ; la fracture est récente.

(M. Deguise, *Bull. de la Soc. de chirurgie*, t. XVIII, p. 585,
1858.)

### No **239** e. — Moitié inférieure du tibia et du péroné droit; fracture en V ou en coin du tibia.

La fracture siége à la partie inférieure du tiers moyen; elle
est oblique de haut en bas, d'arrière en avant et un peu de dehors
en dedans ; elle se termine par une pointe très-aiguë à la face
interne du tibia, cette pointe a été elle-même brisée. Du sommet
de l'angle rentrant inférieur part, comme dans les pièces précédentes, une fissure qui se porte obliquement de haut en bas,
d'avant en arrière et de dedans en dehors. Cette fissure, véritable continuation de la fracture principale, contourne la face et le
bord interne du tibia ainsi que sa face postérieure, arrive au
milieu de l'articulation péronéo-tibiale inférieure, se reporte
transversalement en dedans pour rejoindre le bord postérieur de
la malléole interne. A ce niveau elle se réfléchit de bas en haut
et de dedans en dehors, pour aller à la rencontre du trait de fissure descendant, et détache, comme dans les pièces précédentes
de la face postérieure du tibia, une esquille triangulaire à base
inférieure. Il n'existe point de consolidation.

(M. Chassaignac, *Bull. de la Soc. de chirurgie*, t. VIII, p. 333.
1858.)

### No **240**. — Tibia et péroné gauche ; fracture des deux os.

La fracture du tibia est comminutive et siége à l'union du tiers
inférieur avec le tiers moyen; elle est oblique de haut en bas et
d'avant en arrière. Il existe trois fragments : les deux principaux
sont le supérieur et l'inférieur ; ce dernier est situé en avant du
fragment supérieur qui est en même temps dirigé en dehors.

Le troisième fragment, véritable esquille d'environ 8 centimètres de long, est situé au bord interne du tibia, il est oblique
de bas en haut et d'avant en arrière. Son extrémité supérieure
est très-pointue et libre, elle devait être plongée au milieu des
parties molles. Le cal, volumineux, très-irrégulier, présente de
nombreuses cavités, surtout à sa partie postérieure ; une d'elles
communique avec le canal médullaire du fragment supérieur.
L'espace inter-osseux, au niveau de la fracture, est comblé dans
une hauteur de 6 centimètres par l'exubérance du cal.

La fracture du péroné, très-rapprochée de l'extrémité inférieure, est oblique de haut en bas, d'avant en arrière et de dedans
en dehors. Les deux fragments qui ont chevauché sont consolidés dans une position vicieuse, l'inférieur est placé en avant et
en dedans du supérieur.

(Professeur Lassus.)


**Nº 240** a. — **Portion inférieure du tibia et du péroné droit avec
les os du tarse et du métatarse ; fracture des deux os de la jambe.**

Cette pièce a été recueillie sur un homme de 48 ans, artil-
leur ; il fut renversé par la roue de l'affût d'un canon qui lui
passa sur la jambe. La fracture du tibia siége à l'union du tiers
inférieur avec le tiers moyen, elle est transversale, sans dentelures évidentes. Le fragment supérieur est directement placé en
avant de l'inférieur, où il fait une saillie considérable avec un
chevauchement d'environ 3 centimètres. Quoique le membre ait
été placé dans une gouttière, il survint une gangrène du pied. On
peut voir sur cette pièce, dont les rapports ont été exactement
conservés, que l'artère tibiale antérieure a quitté sa gouttière et
qu'elle est comprimée par le bord saillant du fragment supérieur
qui en effaçait complétement le calibre. L'amputation a été nécessaire et le blessé est mort de pyohémie. La malléole interne a
été arrachée à sa base.

La fracture du péroné est double : la supérieure également
transversale est située à la même hauteur que celle du tibia ; le
chevauchement est d'environ 5 millimètres, et le fragment inférieur est placé en avant du supérieur. La seconde fracture, également transversale, est située à la base de la malléole ; le déplacement est peu considérable, le fragment supérieur a un peu
reculé en arrière. Il n'existe point de consolidation.

(Professeur Verneuil, *Soc. anat.*, 2ᵉ série, t. XVII, p. 277. 1872.)


**Nº 241.** — **Portion inférieure du tibia et du péroné droit ;
fracture comminutive des deux os.**

La fracture du tibia, qui siége à l'union du tiers inférieur avec
le tiers moyen, a une grande étendue verticale ; elle est oblique
de haut en bas et de dehors en dedans. Le fragment supérieur,
qui se termine par une extrémité mousse, forme un relief à la
partie interne de l'inférieur, à 4 centimètres au-dessus de la base
de la malléole tibiale. L'inférieur, situé en dehors, remplit complétement l'espace inter-osseux ; il se trouve en contact avec le
péroné sans avoir contracté d'union avec lui. Le troisième fragment, situé au bord interne, est une longue esquille d'environ

12 centimètres. Un cal solide, assez lisse et régulier englobe ces fragments.

La fracture du péroné occupe à peu près la partie moyenne de cet os ; il existe quatre fragments parfaitement consolidés, et le péroné dans ce point a acquis un diamètre antéro-postérieur de 3 centimètres.

### N° 242. — Tibia et portion inférieure du péroné gauche ; fracture des deux os.

La fracture du tibia est très-rapprochée de l'articulation tibio-tarsienne ; elle est oblique de haut en bas et de dehors en dedans. Le fragment inférieur placé en dehors du supérieur est très-volumineux ; il a basculé, de telle sorte que son extrémité articulaire est portée en avant. Un cal volumineux et criblé de trous réunit les fragments ; il proémine dans l'espace inter-osseux.

La fracture du péroné siége à la même hauteur que celle du tibia ; le fragment supérieur a été perdu et l'inférieur est réuni au cal du tibia par une jetée osseuse.

(Professeur Desault.)

### N° 243. — Tibia et péroné droit avec l'astragale ; fracture des deux os de la jambe.

La fracture du tibia siége à la partie inférieure ; elle est oblique de haut en bas et de dehors en dedans. Celle du péroné, qui a eu lieu au même niveau, est oblique de haut en bas et de dedans en dehors. Le fragment inférieur du tibia est complétement soudé à l'astragale ; il a été refoulé en haut et poussé violemment entre les deux os de la jambe, d'où en résulte : 1° le raccourcissement de la jambe ; 2° l'écartement du tibia et du péroné avec agrandissement de l'espace inter-osseux. Il existe en outre plusieurs esquilles, dont une, plus étendue, est située à la partie postérieure ; elle figure une plaque par ses angles.

Le cal est difforme, volumineux. Le tibia et le péroné, dans toute leur longueur, sont hypertrophiés, rugueux, inégaux. Ces aspérités tiennent à des secrétions périostiques. Ces os sont, en outre, criblés d'une multitude de trous dont les uns sont considérables. Malgré cette extrême vascularisation des deux os, ils sont encore pesants, leur tissu compact abondant.

(Professeur Desault.)

### N° 243 a. — Moitié inférieure du tibia et du péroné gauche ; fracture des deux os.

Le tibia présente une double fracture ; l'une, située à la base de

la malléole interne, est transversale, incomplète ; la seconde
divise obliquement de bas en haut la partie postérieure et externe
de la surface articulaire tibiale, et ce fragment est un peu pro·
jeté en arrière.

La fracture du péroné siége à la partie supérieure du tiers
inférieur, elle est oblique de haut en bas et de dedans en dehors. Le fragment supérieur est situé en dehors de l'inférieur,
qui présente à son extrémité supérieure plusieurs esquilles englobées dans un cal fibreux. Les fragments du tibia sont aussi
maintenus en contact par des éléments fibreux périphériques, et
interposés entre les surfaces de fracture. L'individu est mort
trente-cinq jours après son accident.

(Professeur Jobert de Lamballe.)

### Nᵒ 243 b. — Portion inférieure du tibia et du péroné droit; fracture des deux os.

Le tibia, 6 centimètres au-dessus de sa surface articulaire tarsienne, présente une fracture anguleuse irrégulière ; le fragment
supérieur manque, mais l'inférieur présente trois fissures verticales, deux en dehors et une troisième en dedans, qui se prolongent assez loin sur ce fragment. La fissure interne contourne la
base de la malléole interne en arrière, presque jusqu'à la surface
articulaire. Cette dernière est, elle-même, parcourue transversalement par une fissure qui comprend le cartilage et une portion
de l'os qui le supporte ; de son milieu part une fissure verticale
qui remonte à la partie antérieure, à 3 centimètres environ au-
dessus de la surface articulaire.

Le péroné est obliquement fracturé de haut en bas et d'avant
en arrière à l'union de son tiers inférieur avec le tiers moyen;
le fragment supérieur manque également.

(Professeur Jobert de Lamballe.)

### Nᵒ 243 c. — Portion inférieure du tibia et du péroné gauche; fracture des deux os.

Le tibia, au niveau de sa surface articulaire tarsienne, présente
une double fracture, circonscrivant, l'une et l'autre, une esquille
triangulaire à base inférieure. L'esquille antérieure, longue de
5 centimètres, divise transversalement la partie antérieure de
l'articulation, et remonte de bas en haut et d'arrière en avant, et
détache ainsi une portion osseuse triangulaire. La seconde fracture comprend la malléole interne qui est aussi détachée de bas
en haut et de dedans en dehors. Le péroné a été arraché au niveau de la base de la malléole externe qui est infléchie en dedans,

d'où résulte un écartement des fragments. Il n'existe point de trace de consolidation.

(Professeur Jobert de Lamballe.)


### Nº **243** d. — Portion inférieure du tibia et du péroné droit ; fracture des deux os.


La partie inférieure et antérieure du tibia présente une double fracture ; toutes deux intéressent l'articulation tibio-tarsienne, et circonscrivent en arrière une partie de la surface articulaire. L'esquille antérieure et externe divise transversalement la partie antérieure de l'articulation, et le trait de fracture remonte de bas en haut et d'arrière en avant, pour détacher de la partie antérieure de l'articulation une portion osseuse triangulaire à base inférieure. La seconde fracture est une véritable esquille produite par la malléole interne, qui est détachée de bas en haut et de dehors en dedans. Une portion quadrilatère, large de 1 centimètre, de la surface articulaire tibiale est enfoncée dans le tissu spongieux de l'épiphyse du tibia.

La fracture du péroné siége à la base de la malléole et, par conséquent, est articulaire ; elle est transversale, un peu oblique cependant, de bas en haut et de dehors en dedans. Ces fractures sont probablement récentes, car il n'existe aucune trace de consolidation.

(Professeur Malgaigne.)


### Nº **243** e. — Portion inférieure du tibia et du péroné gauche ; fracture des deux os.


La fracture du tibia existe immédiatement au-dessus de l'épiphyse ; elle est transversale et dentelée. Le fragment inférieur a été divisé verticalement en trois. Une première fissure verticale sépare perpendiculairement la malléole interne ; une seconde fissure tombe perpendiculairement sur cette première et divise, dans le sens transversal de dedans en dehors, la surface articulaire et produit deux fragments, l'un antérieur, l'autre postérieur. Ces fragments sont sans écartement notable, tandis que, dans la première fracture sus-épiphysaire, il a dû exister de nombreuses esquilles dont quelques-unes manquent. Il n'existe aucun travail de consolidation.

Le péroné a été fracturé transversalement à 5 centimètres au-dessus du sommet de la malléole. La fracture est transversale, sans déplacement et avec engrènement réciproque des fragments.

(Professeur Jobert de Lamballe.)

**N° 243** *f*. — **Portion inférieure du tibia et du péroné gauche ;
fracture des deux os.**

La fracture du tibia siége à la base de la malléole interne,
elle est transversale et sans déplacement. La fracture du péroné
siége à 6 centimètres au-dessus du sommet de la malléole ; elle
est légèrement oblique de haut en bas, de dedans en dehors et
d'arrière en avant. Cette pièce a été recueillie sur un homme de
58 ans qui est mort deux ans et sept mois après son accident.
La consolidation est complète, osseuse et sans difformité bien
sensible.

(Professeur Jobert de Lamballe.)


**N° 244.** — **Tibia droit ; fracture non consolidée.**

La solution de continuité qui siége à l'union du tiers inférieur
avec le tiers moyen du tibia, est oblique de haut en bas et de
dehors en dedans. Les deux surfaces fracturées sont légèrement
arrondies et revêtues d'un tissu compact et lisse. L'os, devenu
très-vasculaire, est parcouru par de nombreux sillons, et il est
criblé de trous.

Il est probable que le péroné était fracturé à la même hauteur.


**N° 244** *a*. — **Jambe postérieure droite d'un lapin ;
fracture des deux os.**

Le tibia et le péroné ont été fracturés à leur tiers inférieur
par un grain de plomb. Les fragments supérieurs des deux os
ont été fortement portés en dedans, et sont consolidés dans cette
position vicieuse par un cal stalactiforme, solide, volumineux,
latéral, et creusé de nombreuses et grandes cavités.

(M. Lambron. 1873.)


SECTION 4.

# Fractures des os du pied

Les fractures des os du tarse sont assez rares ; le musée
Dupuytren eu possède neuf : huit sont relatives aux fractures
du calcanéum et par écrasement, n°ˢ 245, 245 *b*, 245 *c*,

245 *d*, 245 *e*, 246, 247 le n° 247 *a* est un exemple de fracture de la tête de l'astragale.

**N° 245.** — Portion inférieure du tibia et du péroné gauche, avec le calcanéum, l'astragale et le scaphoïde correspondant; fracture du calcanéum.

Cette pièce a été recueillie sur un jeune homme qui s'est précipité d'un second étage, et est tombé sur les pieds. Le pied gauche présentait la déformation suivante : les deux malléoles paraissaient écartées, la voûte et la face plantaire avaient perdu leur caractère habituel ; de convexe et de concave qu'elles sont, elles étaient devenues planes. Deux ecchymoses existaient au niveau des deux malléoles, et une vaste plaie existait à la partie interne du pied. Des accidents graves nécessitèrent l'amputation de la jambe au bout de deux mois.

On constate sur cette pièce que le calcanéum a subi un écrasement vertical qui peut être évalué à au moins 2 centimètres; le tissu spongieux a en grande partie disparu, et la partie inférieure du calcanéum a éprouvé une triple fracture.

Il existe deux fragments latéraux et un médian, d'où est résulté un élargissement notable du calcanéum. Ces fragments sont soudés entre eux par un cal osseux et solide, et la surface articulaire de l'astragale avec le cuboïde, présente à considérer plusieurs fissures consolidées. L'apophyse articulaire du caléaneum qui s'articule avec l'astragale a été fracturée à sa base, et projetée un peu en dedans; elle est consolidée dans cette position vicieuse. (*Voir* pl. 31).

(M. Demarquay, *Bul. de la Soc. de chir.*, t. IV, p. 483. 1854.)

**N° 245 *a*.** — Calcanéum gauche; fracture par écrasement.

Les fractures sont multiples et ont eu lieu par écrasement de haut en bas du calcanéum, qui a subi un affaissement vertical et un élargissement transversal notable, qui a fait disparaître la voûte plantaire.

La fracture, qui est comminutive, a porté sur tous les points de l'os; outre les nombreuses esquilles que l'on observe à sa partie antérieure, on distingue notablement trois fragments principaux, un médian et deux latéraux, qui se sont portés l'un en dedans, l'autre en dehors. La partie postérieure du calcanéum a aussi été divisée transversalement. Tous ces fragments sont restés engrenés avec leurs nombreuses esquilles, et sont consolidés dans cette position par un cal osseux et solide. Les surfaces articulaires de l'astragale et du cuboïde présentent aussi chacune une fissure. (*Voir* pl. 31.)

(Professeur Malgaigne.)

**N° 245 *b*. — Astragale et calcanéum droit; fracture du calcaneum.**

Cette pièce a été recueillie sur un homme de 40 ans, qui avait fait une chute sur les pieds d'un troisième étage. Outre le gonflement il existait une ecchymose considérable, qui occupait la face interne du cou de pied, et remontait à plusieurs centimètres au-dessus de la malléole interne, mais qui avait son maximum d'intensité au-dessous de la malléole. La voûte du pied était affaissée, la concavité plantaire et la saillie postérieure du talon avaient disparu. Le diamètre transversal du pied au niveau des malléoles était considérablement accru. Le blessé a succombé près de trois mois après son accident.

Le calcanéum a été écrasé; on y distingue trois fragments, un moyen, deux latéraux qui se sont légèrement écartés. Le diamètre transversal du calcaneum est presque doublé, tandis que l'antéropostérieur a diminué, de sorte que cet os présente une forme cubique au lieu d'être allongée. La facette astragalienne antérieure a été divisée transversalement en deux par un trait de fracture, et la postérieure en trois fragments : un moyen qui a été refoulé en bas par l'astragale, un externe qui fait une saillie convexe en dehors; un interne plus considérable qui comprend la gouttière des tendons, a glissé en bas en dedans et en arrière, il a fait disparaître la concavité de la face interne du calcanéum. Ce fragment, de forme triangulaire, se termine inférieurement par deux arêtes vives. Tous ces fragments sont vicieusement consolidés par un cal osseux, et l'astragale s'était enfoncé comme un coin entre les deux facettes articulaires du calcanéum.

(Professeur Laugier, *Bul. Soc. anat.* 2° *série*, t. VII, p. 250. 1862.)

**N° 245 *c*. — Calcanéum gauche; fracture par écrasement.**

Un grand nombre de fragments ont été perdus, mais on en distingue encore un certain nombre à la partie externe, engrénés les uns dans les autres, qui témoignent de la nature de la lésion et de l'affaissement vertical de l'astragale. Il n'existe point de consolidation évidente.

(Professeur Jarjavay. 1868.)

**N° 245 *d*. — Calcanéum droit; fracture par écrasement.**

Il est probable que cette pièce a été recueillie sur le même individu que le calcanéum précédent. Une grande partie des fragments internes et antérieurs du calcanéum ont été perdus. Mais on constate encore facilement que la lésion a eu lieu par écrasement, et le peu de fragments qui restent sont engrenés les uns dans les autres, mais sans trace évidente de consolidation.

(Professeur Jarjavay. 1868.)

**N° 245 e. — Calcanéum droit; fracture par écrasement.**

Le calcanéum a été écrasé verticalement; aussi est-il notablement élargi; son diamètre transversal a, dans sa partie moyenne, 6 centimètres, tandis que son diamètre antéro-postérieur paraît raccourci, il est de 8 cent. 1/2. Si on examine cet os par sa face inférieure, on y distingue trois fragments principaux, un moyen et deux latéraux; ces deux derniers se sont légèrement écartés, l'un en dedans, l'autre en dehors. Par sa face supérieure, on trouve un très-grand nombre de fragments irréguliers, qui occupent tous les points de l'os. La facette articulaire astragalienne antérieure présente trois traits de fracture : la postérieure, un seul dirigé d'arrière en avant, et le fragment externe est profondément enfoncé dans le tissu spongieux. Tous ces fragments sont écartés les-uns des autres, dans certains points engrenés, dans d'autres ils sont écartés et consolidés dans cette position vicieuse.

(Professeur Malgaigne.)

**N° 246. — Pied droit; fracture du calcanéum par écrasement.**

Le calcanéum est fracassé de telle sorte, que la grande et la petite apophyse de cet os, sont les seules parties qui aient conservé leurs rapports et leurs articulations naturelles, la première avec le cuboïde, la seconde avec l'astragale. Le reste de l'os est partagé par une solution de continuité oblique de haut en bas et d'arrière en avant, en deux fragments principaux, autour desquels se trouvent plusieurs esquilles de diverses grosseurs, entièrement séparées, et tenant seulement au moyen des ligaments ou du périoste conservé. L'astragale ne paraît point fracturé, mais sa facette articulaire inférieure et postérieure est libre, les liens qui l'unissent au calcanéum ayant été rompus, et ce dernier os ayant été repoussé en arrière et en dedans. La moitié supérieure de sa tête fait saillie au-dessus du niveau du scaphoïde, c'est-à-dire qu'il y a luxation astragalo-scaphoïdienne incomplète. Le ligament astragalo-scaphoïdien supérieur est seul déchiré; tous les autres sont demeurés intacts. Les articulations tibio-astragaliennes et péronéo-tibiales ne sont aucunement endommagées. Il n'existe aucune trace de consolidation. Cet individu a fait une chute d'un lieu élevé, il est tombé debout sur les talons. (*Voir* pl. 31).

(Professeur Ph. Berard.)

### N° **247**. — Pied gauche du même sujet que le précédent; fracture par écrasement.

Les désordres sont ici beaucoup plus considérables que dans le cas précédent. Le tibia, le péroné et l'articulation de ces deux os entre eux sont intacts, mais l'articulation tibio-astragalienne est largement ouverte, les ligaments antérieurs et latéraux ayant été rompus. Les deux os de la jambe ayant été jetés fortement en arrière, cette disposition permet d'apercevoir parfaitement les lésions plus profondes.

L'astragale, repoussé en haut et complétement luxé, ne tient plus que par quelques débris du ligament calcanéo-astragalien, et l'on aperçoit, privées de leurs rapports naturels, toutes ces surfaces articulaires, calcanienne, scaphoïdienne, tibiale et péronière; en outre, son angle postérieur a été détaché, et divisé en plusieurs petits fragments qui ont été repoussés en arrière, et la tête est elle-même partagée en deux morceaux. Le calcanéum est brisé, réduit en quatre ou cinq fragments principaux et en un très-grand nombre d'esquilles. Ce qu'il y a de remarquable, c'est que la partie postérieure de cet os est fortement inclinée d'avant en arrière et de haut en bas, de sorte qu'elle fait, avec la partie antérieure, un angle saillant en haut. Sa petite apophyse est entièrement broyée, sa grande apophyse, fracturée aussi, est, en outre, luxée sur le cuboïde, et fait au-dessus du niveau de cet os une saillie d'eeviron 1 centimètre. Le puissant ligament calcanéo-cuboïdien a été conservé, et c'est lui seul qui retient les deux rangées du tarse. Les autres os ont conservé leurs rapports; mais les ligaments supérieurs des articulations scaphoïdo-cuniénnes ayant été déchirés, ces articulations sont entr'ouvertes. Il en est de même de l'articulation du quatrième métatarsien avec le cuboïde; et enfin, le cinquième métatarsien est fracturé près de son extrémité postérieure.

(Professeur Ph. Bérard.)


### N° **247** a. — Portion inférieure du tibia et du pied gauche avec les os du tarse; fracture du col de l'astragale.

Cet individu avait en même temps une fracture compliquée des deux os de la jambe. Le col de l'astragale, au niveau de la partie antérieure de la poulie articulaire, a été obliquement fracturé de haut en bas et d'avant en arrière. La tête de l'astragale a conservé ses rapports normaux avec le scaphoïde, maintenue qu'elle est par ses ligaments. Il n'existe aucune trace de consolidation, l'individu ayant succombé rapidement.

(M. Rondeau, *Bull. Soc. anat.*, 2ᵉ série, t. IX, p. 303.)

# CHAPITRE II

## Cicatrices des os après les amputations.


Dix-sept pièces nous montrent le résultat de la cicatrice des os après les amputations. Deux, nᵒˢ 248, 249, sont relatives à l'humérus, deux autres, nᵒˢ 250 et 250 *a*, aux os de l'avant-bras. Dix, nᵒˢ 251, 251 *a*, 251 *b*, 251 *c*, 251 *d*, 251 *e*, 251 *f*, 251 *g*, 251 *h*, 251 *i*, sont consécutives à des amputations du fémur ; enfin trois pièces, nᵒˢ 252, 252 *a*, 252 *b*, à celles de la jambe.

Les extrémités osseuses peuvent se cicatriser dans deux conditions essentiellement différentes : ou bien l'os diminue légèrement de volume dans le point correspondant à la cicatrice seulement, nᵒˢ 248, 249. Cette diminution peut quelquefois s'étendre assez loin et donner lieu à une véritable conicité, nᵒˢ 251 *d*, 251 *h*. D'autres fois, au contraire, l'os augmente de volume, il se termine même par une espèce de champignon, nᵒˢ 251 *a*, 251 *f*. Dans une amputation pratiquée sur un membre à deux os, l'un peut avoir diminué de volume, tandis que l'autre est augmenté, nᵒ 250 *a*.

La cicatrice sur presque toutes ces pièces, nᵒˢ 248, 249, 250, 250 *a*, 251, 251 *a*, 251 *b*, 251 *c*, 251 *d*, 251 *f*, 251 *h*, 251 *i*, 252, s'est opérée par une lamelle de tissu compacte. Cette lamelle très-mince ne dépasse point généralement un demi-millimètre d'épaisseur, quelquefois même, nᵒˢ 249, 251 *b*, 251 *c*, elle est percée à son centre, ce qui établit une communication avec le canal médullaire. Cette lamelle est très-variable dans sa forme ; quelquefois elle est lisse, d'autrefois irrégulière.

Lorsque l'amputation porte sur une partie du membre où il existe deux os, n°ˢ 250, 252, il peut arriver qu'une lamelle osseuse les réunisse. Ces réunions sont secondaires, c'est-à-dire consécutives à une suppuration plus ou moins abondante, et par conséquent les os ont été plus ou moins vivement et longuement enflammés. Aussi, sur ces pièces, trouve-t-on les caractères à des degrés divers, qui sont assignés à l'inflammation du tissu osseux. Sur la pièce n° 250, il existe en même temps une ankylose de l'articulation radio-cubitale supérieure, due probablement à l'immobilité.

Un point important à constater dans l'histoire générale des cicatrices osseuses, c'est que, dans toutes ces pièces, le canal médullaire est conservé en entier; il n'est fermé à la partie inférieure que par une mince lamelle, qui est quelquefois perforée.

### N° 248. — Portion supérieure de l'humérus gauche longue de 16 centimètres; cicatrice après amputation.

La cicatrice est un peu rugueuse, inégale, mais sans augmentation de volume de l'os, qui est plutôt diminué. Le canal médullaire est complétement fermé par une mince lamelle de tissu compact, qui est criblée de trous vasculaires, ainsi que la portion osseuse voisine. Au-dessus le canal médullaire est plutôt agrandi que rétréci.

(Professeur Lassus.)

### N° 249. — Portion supérieure de l'humérus droit; cicatrice après amputation.

Cet os, qui a été amputé au niveau de son tiers inférieur, offre la disposition suivante : le canal médullaire est fermé par une lame mince de tissu compact, qui est placée perpendiculairement à l'axe vertical de l'os; d'où résulte une cicatrice plane et en forme de champignon. Le volume de l'humérus, au-dessus de la cicatrice, est diminué dans une hauteur de 2 centimètres; l'os offre dans ce point, seulement les deux tiers de son volume ordinaire. Au niveau de la partie rétrécie, le canal médullaire n'est point oblitéré ; les parois osseuses semblent seulement s'être rapprochées de la partie centrale de l'os. (Louis a fait graver le dessin de cette pièce dans les *Mémoires de l'Académie de chirurgie*, pl. XVI, fig. 1.)

Une remarque importante et qui s'applique également à la pièce numéro 248, c'est que cette portion d'humérus est très-légère, disposition qui est due à l'agrandissement des cellules du tissu spongieux ; mais surtout à ce que le tissu compact est raréfié, et qu'il est lui-même creusé de cellules dans son épaisseur. Sa surface externe est criblée de trous vasculaires assez larges, qui témoignent qu'à une certaine époque il a été assez vivement enflammé.

(Ancienne Académie de chirurgie.)

### N° 250. — Portion supérieure des deux os de l'avant-bras gauche ; cicatrice après amputation.

L'amputation a été faite un peu au-dessous de la partie moyenne de l'humérus. La cicatrice oblitère le canal médullaire des deux os ; la lamelle osseuse qui la constitue est rugueuse, inégale, d'aspect celluleux. Les deux extrémités osseuses sont soudées entre elles, mais à distance, de telle sorte que l'espace inter-osseux a conservé ses dimensions normales. La tête du radius est aussi soudée avec la cavité sigmoïde du cubitus, dans la position qu'elle occupe quand la main est placée entre la pronation et la supination.

(Professeur Lassus.)

### N° 250 a. — Moitié inférieure de l'humérus droit, avec la partie supérieure des deux os de l'avant-bras ; cicatrice après amputation.

Ces os paraissent avoir appartenu à un enfant. L'amputation a été pratiquée à la partie supérieure de l'avant-bras, presque immédiatement au-dessous de la tubérosité bicipitale du radius. La section des os ne paraît point avoir eu lieu exactement à la même hauteur ; celle du cubitus est un peu plus élevée que celle du radius. La cicatrice à l'extrémité des deux os, qui s'est faite par une lamelle osseuse perpendiculaire à leur axe, est complète, lisse et régulière. Ces os ne sont point soudés l'un à l'autre, mais ils ont subi chacun une modification de volume inverse ; l'extrémité sectionnée du radius est un peu renflée, tandis que celle du cubitus paraît avoir diminué de volume.

(M. Barth.)

### N° 251. — Portion supérieure du fémur droit ; cicatrice après amputation.

L'amputation a été pratiquée à l'union du tiers moyen avec le tiers inférieur. La cicatrice est parfaitement régulière et présente la forme d'un cône, dont la surface est lisse, et dont le sommet arrondi est percé de plusieurs ouvertures par lesquelles un stylet très-fin peut être poussé dans le canal médullaire, tandis que la base, confondue avec le reste de l'os, s'en distingue par un petit rebord osseux tranchant. La section verticale de l'os permet de constater que le canal médullaire est comme à l'état normal rempli par du tissu aréolaire; que son orifice de section est fermé par une lamelle osseuse compacte, épaisse de 1 millimètre, continue aux parois de l'os, et doublée d'une couche de tissu celluleux de plusieurs millimètres d'épaisseur. (Louis a fait graver cette pièce dans les *Mémoires de l'Académie de chirurgie*, pl. XVI, fig. 2.)

(Ancienne Acad. de chirurgie, Mém. in-8°, 1819, t. II, p. 188.)

### N° 251 *a*. — Portion supérieure du fémur droit; cicatrice après amputation.

L'amputation a été pratiquée un peu au-dessous de la partie moyenne de la diaphyse du fémur. L'extrémité de l'os sectionnée est un peu renflée; elle présente une cicatrice plate avec de nombreuses végétations, surtout en dedans et en arrière, ou elles s'étendent le long de la ligne âpre à une hauteur de 5 centimètres. La lame de tissu compact qui oblitère le canal médullaire est très-mince, criblée de trous, qui se remarquent également dans toute l'étendue de la diaphyse, qui est rugueuse à sa surface et canaliculée. Une section de l'os, permet de constater que le tissu compact est moins dense que dans l'état normal, et il est creusé de nombreuses cellules. (Cette pièce a été gravée dans les *Mémoires de l'Académie de chirurgie*, pl. XVII, fig. 1.)

(Ancienne Académie de chirurgie.)

### N° 251 *b*. — Portion supérieure du fémur droit; cicatrice après amputation.

L'amputation a été pratiquée environ au niveau de la partie moyenne du fémur. La cicatrice forme un plan perpendiculaire à l'axe de l'os; elle est assez régulière et constituée par une lame osseuse, qui s'amincit de la circonférence au centre; il reste dans son milieu une ouverture de 5 à 6 millimètres de diamètre, à bords tranchants, par laquelle on pénètre dans le canal médullaire. A la paroi postérieure, dans le point qui correspond à la ligne âpre, se trouvent des végétations osseuses, dont une très-considérable a près de 2 centimètres. Toute la surface de la diaphyse, le grand trochanter, le col et la tête du fémur, sont

parcourus par de nombreux sillons qui aboutissent à des orifices très-dilatés. L'os est donc très-vasculaire ; il est, en outre, léger et friable, ce qui résulte de ce que la lame de tissu compact est très-mince ; dans certains points même, elle a disparu et les cellules apparaissent à l'extérieur.
(Professeur Lassus.)

### N° 251 c. — Portion supérieure du fémur droit ; cicatrice après amputation.

Cet os appartient à un jeune enfant ; les épiphyses supérieures ne sont point encore soudées. L'amputation a été pratiquée au niveau environ de la petite moyenne de la diaphyse du fémur. La surface de section est un peu oblique de haut en bas et d'avant en arrière. La cicatrice est constituée par une lamelle mince de tissu osseux, perforée à son centre. Un stylet introduit par cet orifice, pénètre dans le canal médullaire qui n'est point oblitéré.

### N° 251 d. — Portion de fémur ; amputation de la cuisse.

Cette pièce provient d'une jeune fille de 26 ans qui est morte quatre mois après l'amputation. L'extrémité de section du fémur est un peu conique, et en grande partie fermée par une mince lamelle osseuse de nouvelle formation. Le périoste qui avoisine la section est notablement hypertrophié.
(Professeur Jobert de Lamballe.)

### N° 251 e. — Portion du fémur ; commencement de cicatrice après amputation.

La section de l'os et du canal médullaire est nette, sans trace évidente de travail de cicatrisation. Le périoste était épaissi et la moelle infiltrée de produits, les uns fusiformes, les autres ovoïdes. L'individu est mort trois semaines après l'amputation.
(Professeur Jobert de Lamballe.)

### N° 251 f. — Portion supérieure du fémur gauche ; cicatrice après amputation.

Cet os appartient à un jeune sujet, car la tête du fémur et les trochanters ne sont point encore soudés. L'amputation a été pratiquée un peu au-dessous de la partie moyenne de la diaphyse. La cicatrice est irrégulière, et formée par des végétations osseuses exubérantes, représentant dans leur ensemble un cône, dont le sommet correspond au point même ou la scie a porté sur le fémur ; tandis que la base élargie, s'élève beaucoup au-dessus de la surface du fémur, principalement en arrière, ou elle fait au moins 1 centimètre de saillie.

Le tissu de cette masse cicatricielle est spongieux, aréolaire et à mailles très-fines. Sa partie renflée présente de larges ouvertures dirigées en haut. Son sommet offre une surface plane, arrondie, dont la forme est exactement celle qui résulterait de la coupe du canal médullaire, et qui est limitée par un cercle de matière osseuse, compacte et blanche. Ce cercle est rempli par du tissu spongieux interrompu par plusieurs lacunes dirigées verticalement en haut, et laissant passer un stylet jusque dans le canal médullaire.

Le canal médullaire est conservé ; il est oblitéré, au niveau de la section, par un bouchon celluleux qui n'a que 1 centimètre au plus d'épaisseur.

(Professeur Lassus.)


### N° 251 *g*. — Portion du fémur ; amputation de la cuisse.

Cette pièce provient d'un individu qui a été amputé de la cuisse six ans avant sa mort. La cicatrice est assez régulière; sa surface un peu oblique et arrondie est rugueuse et présente, à son pourtour, un léger bourrelet. L'os, rétréci immédiatement au-dessus, dans l'étendue de 2 à 3 centimètres, paraît, au contraire, gonflé ou hypertrophié un peu plus haut, et dans le point correspondant à cette hypertrophie, on aperçoit à l'extérieur, sous le périoste, des excavations petites et rapprochées, interrompues par des saillies osseuses irrégulières. Le canal médullaire est fermé, en bas, par une lamelle osseuse.

(M. Pigné.)


### N° 251 *h*. — Portion de fémur ; cicatrice après amputation.

L'extrémité de fémur amputée est conique, et la surface de section, qui paraît oblique d'avant en arrière, est cicatrisée par une lamelle osseuse qui oblitère complétement le canal médullaire. Au-dessus, en arrière, se trouve une plaque osseuse oblongue, adhérant à la ligne âpre du fémur.

(M. Jobert de Lamballe.)


### N° 251 *i*. — Portion supérieure du fémur gauche ; cicatrice après amputation.

Cette pièce a été prise sur un enfant qui a été amputé par la méthode à lambeau antérieur, au niveau du tiers inférieur de la cuisse. Après avoir présenté les meilleures conditions, on vit tout à coup les chairs se rétracter, la cicatrice se perforer et l'os faire une saillie d'environ 3 centimètres. Une membrane de cica-

trice se prolongea de proche en proche à la surface de l'os, qui
finit par se rouvrir entièrement. L'enfant mourut au bout de
quelques mois.

On constate qu'une lamelle osseuse à contours arrondis, obstrue
complétement le canal médullaire. Une couche osseuse nouvelle,
assez épaisse en certains points, constituée par un tissu spongieux, forme une gaîne incomplète sous-périostée autour de l'os
ancien; elle se prolonge, dans certains points, jusque près des
trochanters. Un petit séquestre, en forme d'aiguille et long d'environ 2 centimètres, est emprisonné sous l'os nouveau.

(Professeur Verneuil, *Bull. de la Soc. de chirurgie*, 1858,
t. VIII, p. 377.)

### N° **252**. — Portion supérieure du tibia droit ;
### cicatrice après amputation.

L'amputation a été pratiquée 5 centimètres au-dessous de la
tubérosité. La cicatrice est très-lisse, régulière, sans hypertrophie ni trace de dépôts sous-périostiques. Elle est formée par
une lamelle fort mince de tissu compact, se continuant sans ligne
de démarcation avec la couche périphérique. Le tissu spongieux
n'a subi aucune altération.

(Professeur Lannec.)

### N° **252** *a*. — Portion supérieure du tibia droit ;
### cicatrice après amputation.

L'amputation a été pratiquée 3 centimètres au-dessous de la
tubérosité rotulienne. La cicatrice est lisse, régulièrement arrondie. Les surfaces articulaires tibiales sont déformées.
(Ancienne Académie de chirurgie.)

### N° **252** *b*. — Portion supérieure du tibia et du péroné droit ;
### cicatrice après amputation.

L'amputation de la jambe a eu lieu environ au tiers inférieur.
Les deux os présentent une cicatrice plate et régulière ; ils sont,
en outre, soudés ensemble par une lamelle osseuse, qui a conservé le diamètre de l'espace inter-osseux qui sépare les deux os
à ce niveau. La surface extérieure du tibia et du péroné est creusée de nombreux sillons, qui aboutissent à des canalicules vasculaires. Le tissu compact du tibia particulièrement est friable, très-
mince et considérablement raréfié.
(M. Follin.)

# CHAPITRE III

## Expériences de M. Flourens sur la régénération des os et leur développement.

Cette collection de pièces très-intéressantes, au nombre de cent onze, a été donnée à la Faculté, pour être déposée dans le musée Dupuytren, par M. le professeur Vulpian ; elle a été choisie parmi les pièces les plus démonstratives qu'avait conservées Flourens, et qui ont servi à établir son Mémoire.

Les pièces de Flourens se rapportent à plusieurs ordres d'expériences distinctes, à savoir :

1° Reproduction de l'os après resection avec conservation du périoste ;

2° Plaques métalliques introduites sous le périoste des os longs ;

3° Anneaux métalliques placés sous le périoste et entourant le corps des os longs ;

4° Introduction d'une canule dans le corps des os.

ARTICLE PREMIER

### RESECTIONS SOUS-PÉRIOSTIQUES

Cinquante et une pièces se rapportent à cet ordre d'expériences, du n° 253 au n° 254 *t* inclusivement. Trente de ces pièces sont relatives à des resections de côtes, vingt-six sur des chiens et quatre sur des lapins ; sept resections sont relatives à des humérus de chien ; quatre à des radius de chien ; deux à des humérus de chevreau ; une à un cubitus de lapin ; trois à des olécrânes de chien ; un à un tibia de chien et quatre à des resections du péroné.

L'étendue de la partie resequée a été, en moyenne, de 2 centimètres, plus souvent au-dessous, rarement au-dessus. L'époque à laquelle a été sacrifié l'animal a varié de trois jours à deux mois ; une seule fois, n° 254 *t*, l'animal a été sacrifié quatre mois après l'opération, il s'agit d'un tibia de chien. Deux fois, n°⁵ 253 *n* et 253 *q*, la resection a porté à la fois sur les côtes et le cartilage. La reproduction à l'état fibreux ou osseux, suivant l'époque à laquelle l'animal a été sacrifié, a été la règle dans toutes ces expériences.

### N° 253. — Resection d'une côte de chien.

La côte a été resequée dans une étendue de 2 centimètres. L'animal a été tué trois jours après l'opération. On constate qu'il existe entre les deux bouts du fragment un cal fibreux.
(M. Flourens, pièce déposée par le professeur Vulpian. 1870.)

### N° 253 *a*. — Resection d'une côte de chien.

M. Flourens, le 16 janvier 1844 a pratiqué la resection d'une portion de l'une des côtes sternales du côté droit sur un chien adulte ; le périoste a été conservé.

L'animal est mort six jours après l'opération, et l'on constate qu'il existe un cal fibreux, qui réunit les deux bouts.
(M. Flourens, pièce déposée par le professeur Vulpian. 1870.)

### N° 253 *b*. — Resection d'une côte de chien.

M. Flourens, le 16 janvier 1844, a pratiqué la resection de l'une des côtes sternales droites d'un chien adulte ; le périoste a été conservé.

L'animal est mort sept jours après l'opération. On voit, entre les bouts des fragments distants de 15 millimètres, un cal fibreux qui les réunit.
(M. Flourens, pièce déposée par le professeur Vulpian. 1870.)

### N° 253 *c*. — Resection d'une côte de chien.

Cette côte de chien a été resequée à sa partie moyenne, dans une étendue de 18 millimètres. L'animal a été tué sept jours après le début de l'expérience. Il existe un dépôt de matière organisable qui remplace la portion d'os enlevée.

(M. Flourens, pièce déposée par le professeur Vulpian. 1870.)


### N° 253 d. — Resection d'une côte de chien.

Le 27 décembre 1843, M. Flourens a pratiqué sur un jeune chien âgé de moins de 6 mois, la resection de l'une des côtes sternales, en laissant le périoste en place. La portion d'os resequée est longue de 22 millimètres.

L'animal a été sacrifié huit jours après l'opération, et l'on constate, entre les deux bouts des fragments, un dépôt fibrineux considérable, qui les réunit. La côte a été divisée en deux moitiés latérales.

Le segment enlevé est placé entre les deux moitiés de la côte divisée.

(M. Flourens, pièce déposée par le professeur Vulpian. 1870.)


### N° 253 e. — Resection d'une côte de chien.

M. Flourens, le 16 janvier 1843, a pratiqué, sur un chien adulte, la resection de l'une des côtes sternales du côté droit, en laissant le périoste en place.

L'animal est mort huit jours après l'expérience. Un cal fibreux volumineux, long de 15 millimètres, réunit les deux bouts de la solution de continuité.

(M. Flourens, pièce déposée par le professeur Vulpian. 1870.


### N° 253 f. — Resection d'une côte de chien.

Cette côte a été resequée dans sa partie moyenne, dans une étendue en longueur de 2 centimètres. L'animal a été sacrifié, huit jours après le début de l'expérience ; l'os est divisé en deux. On constate l'épaississement du périoste avec un dépôt plastique. A côté est la côte opposée comme point de comparaison.

(M. Flourens, pièce déposée par le professeur Vulpian. 1870.)


### N° 253 g. — Resection d'une cote de chien.

Le 18 décembre 1843, M. Flourens, sur un jeune chien, a pratiqué la resection d'une des côtes du côté droit dans une longueur de 10 millimètres.

L'animal a été sacrifié neuf jours après l'opération; entre les deux fragments existe un cal fibreux qui les réunit.
(M. Flourens, pièce déposée par le professeur Vulpian. 1870.)


### Nº **253** *h*. — Resection d'une côte de chien.

M. Flourens, le 16 janvier 1844, a pratiqué la resection d'une côte sternale droite sur un chien adulte; le périoste a été laissé en place.
L'animal est mort neuf jours après l'opération, et l'on constate qu'il existe entre les deux os un cal fibreux complet.
(M. Flourens, pièce déposée par le professeur Vulpian, 1870.)


### Nº **253** *i*. — Resection d'une côte de chien.

M. Flourens, le 27 décembre 1843, a pratiqué la resection d'une côte sternale du côté droit chez un jeune chien, âgé de moins de 6 mois; le périoste a été laissé en place.
L'animal est mort dix jours après l'opération; le segment de côte enlevé est placé entre les deux moitiés de la côte sciée. Il est long de 15 millimètres, et un cal fibreux réunit les deux moitiés de la côte divisée.
(M. Flourens, pièce déposée par le professeur Vulpian. 1870.)


### Nº **253** *j*. — Resection d'une côte de chien.

M. Flourens, le 27 décembre 1843, a pratiqué la resection d'une partie de l'une des côtes sternales droites d'un jeune chien, âgé de moins de 6 mois. Le périoste a été conservé.
L'animal est mort douze jours après l'opération; le segment de côte enlevé est placé entre les deux moitiés de la côte sciée; il est long de 10 millimètres, et un cal fibreux réunit les deux parties de côté divisée.
(M. Flourens, pièce déposée par le professeur Vulpian. 1870.)


### Nº **253** *k*. — Resection d'une côte de lapin.

M. Flourens, le 24 novembre 1843, sur un lapin âgé de 6 mois, a pratiqué l'ablation d'une partie de l'une des côtes sternales du côté droit. La portion de côte excisée avait une longueur de 12 millimètres. L'expérience a été faite de façon que la portion de périoste contiguë à la plèvre soit laissée intacte.
Le lapin a ensuite été mis au régime de la garance. L'animal

est mort treize jours après l'expérience, et l'on constate que les deux bouts de la côte sont réunis par un cal fibreux.

(M. Flourens, piece déposée par le professeur Vulpian. 1870.)


### N° **253** *l*. — Resection d'une côte de lapin.

Côte de lapin, resection dans une étendue de 12 millimètres; l'animal a été sacrifié treize jours après l'expérience. Il existe un commencement de consolidation. A côté se trouve la côte opposée.

(M. Flourens, pièce déposée par le professeur Vulpian. 1870.)


### N° **253** *m*. — Resection d'une côte de chien.

Le 24 novembre 1843, M. Flourens, sur une chienne adulte, a pratiqué la resection d'une des côtes sternales du côté droit dans une longueur de 2 centimètres.

L'animal a été tué le 11 décembre 1843, quatorze jours après l'expérience. Il existe un cal fibreux très-volumineux, avec dépôts osseux qui réunit les deux bouts de la côte, qui a été sciée en long en deux moitiés latérales. A côté existe la côte correspondante du côté opposé.

(M. Flourens, pièce déposée par le professeur Vulpian. 1870.)


### N° **253** *n*. — Resection d'une côte de chien.

M. Flourens, le 8 janvier 1844, a pratiqué, sur un chien adulte, la resection de l'une des côtes sternales droites, le périoste, laissé en place de manière à ce que la resection comprenne non-seulement l'extrémité de la côte, mais une certaine portion de l'os et une partie du cartilage.

L'animal est mort quatorze jours après et l'on constate qu'il existe un cal fibreux qui réunit les deux bouts des fragments.

(M. Flourens, pièce déposée par le professeur Vulpian. 1870.)


### N° **253** *o*. — Resection d'une côte de chien.

Côte de chien qui a été resequée dans une étendue de 2 centimètres. L'animal est mort quatorze jours après l'opération, et l'on constate qu'il existe, entre les deux bouts des fragments, un cal fibreux au milieu duquel on trouve des noyaux osseux.

(M. Flourens, pièce déposée par le professeur Vulpian. 1870.)

### N° **253** *p*. — Resection d'une côte de chien.

Côte de chien ; resection d'une partie de la région moyenne de
la côte. Le résultat représenté dans le livre de M. Flourens est
indiqué comme datant de quatorze jours (pl. 1, fig. n° 5). On
constate qu'il existe, entre les deux bouts du fragment, un cal
moitié osseux, moitié fibreux.
(M. Flourens, pièce déposée par le professeur Vulpian. 1870.)


### N° **253** *q*. — Resection des côtes d'un chien.

M. Flourens, le 8 janvier 1844, a pratiqué, sur un chien adulte,
la resection des côtes sternales du côté droit, en conservant le
périoste intact. La resection a été pratiquée de manière à ce
qu'elle comprenne non-seulement l'extrémité de la côte, mais une
certaine portion de la côte et une partie du cartilage.
L'animal a été sacrifié quinze jours après l'expérience, et un
tissu fibreux, mélangé de noyaux osseux, réunit les deux bouts
des fragments.
(M. Flourens, pièce déposée par le professeur Vulpian. 1870.)


### N° **253** *r*. — Resection d'une côte de chien.

Côte de chien ; resection de la partie moyenne. Le résultat,
dans le livre de M. Flourens (pl. 1, fig. 67), est indiqué comme
datant de seize jours ; l'on constate que le cal est en grande partie
osseux. Il n'existe plus que des îlots de tissu fibreux.
(M. Flourens, pièce déposée par le professeur Vulpian. 1870.)


### N° **253** *s*. — Resection d'une côte de chien.

Côte de chien ; resection de la partie moyenne dans une longueur de 12 millimètres. L'animal a été sacrifié vingt et un jours
après le début de l'expérience ; une masse fibreuse, reproduisant
la forme de la côte, est interposée entre les deux bouts resequés.
(M. Flourens, pièce déposée par le professeur Vulpian.
1870.)


### N° **253** *t*. — Resection d'une côte de chien.

Côte de chien qui a été resequée dans une étendue de 2 centimètres. L'animal est mort vingt-sept jours après l'opération : on

constate qu'il existe, entre les deux bouts des fragments un cal
moitié fibreux, moitié osseux.

(M. Flourens, pièce déposée par le professeur Vulpian. 1870.)


### Nº 253 u. — Resection d'une côte de chien.

Côte de chien; resection dans une étendue de 4 centimètres.
L'animal est mort trente-quatre jours après l'opération, et l'on
constate qu'il existe, entre les deux bouts des fragments, un cal
qui est ossifié en presque totalité.

(M. Flourens, pièce déposée par le professeur Vulpian. 1870.)


### Nº 253 v. — Resection d'une côte de lapin.

M. Flourens, le 24 novembre 1843, sur un lapin âgé de 6 mois,
a pratiqué l'ablation de l'une des côtes sternales du côté droit.
La portion de côte excisée avait une longueur de 12 millimètres;
l'expérience a été faite de façon que la portion de périoste contiguë à la plèvre soit laissée intacte.

Le lapin a ensuite été mis au régime de la garance ; l'animal
est mort trente-six jours après l'expérience, et l'on constate qu'il
existe un cal osseux qui réunit les deux bouts des fragments.

(M. Flourens, pièce déposée par le professeur Vulpian. 1870.)


### Nº 253 x. — Resection d'une côte de chien.

Côte de chien, qui a été resequée dans une étendue de 3 centimètres. L'animal est mort quarante jours après l'opération, et
l'on constate qu'il existe, entre les deux bouts des fragments, un
cal osseux fragmenté en parties isolées les unes des autres.

(M. Flourens, pièce déposée par le professeur Vulpian. 1870.)


### Nº 253 y. — Resection d'une côte de lapin.

M. Flourens, le 24 novembre 1843, sur un lapin âgé de 6 mois,
a pratiqué l'ablation de l'une des côtes sternales du côté droit.
La portion de côte excisée avait une longueur de 12 millimètres ; l'expérience a été faite de façon à ce que la portion de
périoste contiguë à la plèvre soit laissée intacte. Le lapin a été
mis au régime de la garance et l'animal est mort quarante et un
jours après l'expérience ; l'on constate qu'il existe un cal osseux.

(M. Flourens, pièce déposée par le professeur Vulpian. 1870.)

### Nº 253 *z*. — Resection d'une côte de chien.

Côte de chien, qui a été resequée dans une étendue de 2 centimètres. L'animal est mort quarante-sept jours après l'opération. On constate qu'il existe, entre les deux bouts des fragments, un cal complétement osseux.

(M. Flourens, pièce déposée par le professeur Vulpian. 1870.)

### Nº 253 *aa*. — Resection d'une côte de chien.

M. Flourens, sur une jeune chienne, a pratiqué l'ablation d'une portion de l'une des côtes du côté gauche, longue de 20 à 25 millimètres. Cette resection a été faite avec un grand soin pour éviter de pénétrer dans la cavité thoracique. Afin d'y parvenir, on a incisé le périoste sur la face externe de la côte et, passant entre l'os et lui un élévateur, on a pratiqué les deux incisions de la côte. Aucune portion de côte ne reste en place, elle est détachée du reste de l'os. Quelques points de suture ont fermé la plaie extérieure.

L'animal a été sacrifié cinquante jours après l'opération et l'on constate que la perte de substance est réparée par un cal osseux.

(M. Flourens, pièce déposée par le professeur Vulpian. 1870.)

### Nº 253 *bb*. — Resection d'une côte de chien.

Côte de chien qui a été resequée dans une étendue de 2 centimètres. L'animal est mort cinquante jours après l'opération, et l'on constate qu'il existe un cal presque en totalité osseux et qui a été cassé dans un point.

(M. Flourens, pièce déposée par le professeur Vulpian. 1870.)

### Nº 253 *cc*. — Resection d'une côte de chien.

Côte de chien qui a été resequée dans une étendue de 2 centimètres. L'animal est mort deux mois après l'opération. On constate qu'il existe, entre les deux bouts des fragments, un cal osseux.

(M. Flourens, pièce déposée par le professeur Vulpian. 1870.)

### N° 254. — Resection de l'humérus d'un chien.

Humérus de chien ; resection de l'extrémité supérieure de cet os dénudée de son périoste. L'animal est mort onze jours après le début de l'expérience ; il existe une pseudarthrose.

(M. Flourens, pièce déposée par le professeur Vulpian. 1870.)

### N° 254 a. — Resection de l'humérus d'un chien.

Humérus de chien ; resection de l'extrémité articulaire supérieure dénudée de son périoste. L'animal a été sacrifié dix-huit jours après le début de l'expérience. A côté se trouve la portion d'os resequée ; il existe une pseudarthrose.

(M. Flourens, pièce déposee par le professeur Vulpian. 1870.)

### N° 254 b. Resection de l'humérus d'un chien.

Humérus de chien. Resection de l'extrémité supérieure dans une étendue de 3 centimètres avec conservation du périoste. L'animal a été sacrifié un mois après. Il existe une pseudarthrose.

(M. Flourens, pièce déposée par le professeur Vulpian. 1870.)

### N° 254 c. — Resection de l'humérus d'un chevreau.

Membre supérieur d'un jeune chevreau, sur lequel on a pratiqué la resection de l'extrémite superieure de l'humérus en conservant le périoste. L'animal a été sacrifié vingt-quatre jours après l'opération. On constate qu'un tissu fibreux, dense, serré, constituant une pseudarthrose, remplace la tête osseuse enlevée. A côté existe l'humérus du côté opposé qui est normal.

(M. Flourens, pièce déposée par le professeur Vulpian. 1870.)

### N° 254 d. — Resection de la tête de l'humérus d'un chien.

Humérus de chien. Resection de la tête de cet os et du corps dans une étendue de 3 centimètres 1/2. A côté est la portion d'os resequée.

L'animal a été sacrifié six semaines après l'opération. Il existe une pseudarthrose.

(M. Flourens, pièce déposée par le professeur Vulpian 1870.)

**N° 254 e. — Resection de l'extrémité supérieure de l'humérus
d'un chevreau.**

Membre supérieur d'un jeune chevreau, sur lequel on a pratiqué la resection de l'extrémité supérieure de l'humérus, avec
ablation du périoste. L'animal a été sacrifié quarante-quatre
jours après l'opération. Une pseudarthrose avec ossification de
voisinage a remplacé la tête osseuse.

(M. Flourens, pièce déposée par le professeur Vulpian. 1870.)


**N° 254 f. — Resection de l'humérus d'un chien.**

Humérus de chien. Resection de l'extrémité supérieure avec
son périoste dans une étendue de 2 centimètres.

L'animal a été sacrifié quarante-six jours après l'opération. A
côté est la portion resequée.

(M. Flourens, pièce déposée par le professeur Vulpian. 1870.)


**N° 254 g. — Resection de l'extrémité supérieure de l'humérus
d'un chien.**

Humérus de chien dont l'extrémité articulaire supérieure, dépourvue de son périoste, a été resequée dans une étendue de
3 centimètres environ. Il existe une nouvelle pseudarthrose articulaire. A côté existe la portion d'os resequée.

(M. Flourens, pièce déposée par le professeur Vulpian. 1870.)


**N° 254 h. — Resection de l'extrémité supérieure de l'humérus
d'un chien.**

Humérus de chien. Resection de la partie supérieure de cet os
avec conservation du périoste. La portion resequée est conservée a côté; elle est longue de 2 centimètres 1/2.

(M. Flourens, pièce déposée par le professeur Vulpian. 1870.)


**N° 254 i. — Resection du radius d'un chien.**

Resection de la partie moyenne du corps du radius d'un
chien, dans une longueur de 1 centimètre avec le périoste. L'animal a été sacrifié dix-huit jours après, le 24 mars 1860. Il existe
un cal en grande partie osseux. A côté existent les deux cubitus
normaux.

(M. Flourens, pièce déposée par le professeur Vulpian. 1870.)

### N° **254** *j*. — Resection d'un cubitus de lapin.

Avant-bras de lapin. Extirpation d'une partie du cubitus. L'animal a été sacrifié dix-huit jours après le début de l'expérience. Il existe un cal moitié fibreux, moitié osseux.

(M. Flourens, pièce déposée par le professeur Vulpian. 1870.)

### N° **254** *k*. — Resection d'un radius de chien.

Radius de chienne. Resection et ablation sous-périostique d'une portion longue de 20 à 25 millimètres. L'animal a été sacrifié vingt-cinq jours après. On constate l'existence d'une masse ostéofibreuse qui occupe la portion d'os enlevée.

(M. Flourens, pièce déposée par le professeur Vulpian. 1870.)

### N° **254** *l*. — Resection d'un radius de chien.

Radius de chien. Resection, le 6 mars 1860, de la partie moyenne du radius avec son périoste dans une étendue de 1 centimètre. L'animal a été sacrifié le 15 avril, c'est-à-dire quarante jours après.

(M. Flourens, pièce déposée par le professeur Vulpian. 1870.)

### N° **254** *m*. — Resection d'un cubitus de chien.

Cubitus de chien âgé de 2 mois. Resection de l'olecrâne. L'animal a été tué au bout d'un mois. La partie resequée a été en grande partie reproduite avec sa forme primitive. A côté se trouve le cubitus opposé.

(M. Flourens, pièce déposée par le professeur Vulpian. 1870.)

### N° **254** *n*. — Resection d'un cubitus de chien.

Cubitus de chien âgé de 2 mois. Extirpation de l'olecrâne. L'animal a été sacrifié au bout de deux mois. L'olecrâne est en grande partie reproduit. A côté se trouve le membre opposé.

(M. Flourens, pièce déposée par le professeur Vulpian. 1870.)

### N° **254** *o*. — Resection d'un cubitus de chien.

Cubitus de chien âgé de 2 mois. Resection de l'olecrâne. L'animal a été sacrifié six mois après. La portion resequée a été en grande partie reproduite. A côté se trouve le membre opposé.

(M. Flourens, pièce déposée par le professeur Vulpian. 1870.)


### N° 254 *p*. — Resection d'un péroné de chien.

Tibia et péroné de chien âgé de 2 mois. Le péroné a été extirpé dans sa partie supérieure dans une longueur de 3 centimètres.

L'animal a été sacrifié dix-sept jours après le début de l'expérience, et l'os est reproduit par un cordon moitié fibreux moitié osseux. A côté on voit la portion d'os qui a été resequée.

(M. Flourens, pièce déposée par le professeur Vulpian. 1870.)


### N° 254 *q*. — Resection d'un péroné de chien.

Tibia et péroné de chien âgé de 2 mois. Extirpation de la partie supérieure du péroné dans une étendue de 2 centimètres 1/2. L'animal a été sacrifié dix-huit jours après. La portion d'os extirpée est à côté, et l'on voit qu'elle s'est reproduite dans toute la longueur.

(M. Flourens, pièce déposée par le professeur Vulpian. 1870.)


### N° 254 *r*. — Resection d'un péroné de chien.

Tibia et péroné de chien âgé de 2 mois. Le péroné a été extirpé dans toute sa moité supérieure. Sa reproduction est complète. L'animal a été sacrifié quarante jours après le début de l'expérience. A côté se trouve la portion d'os enlevée, et le membre opposé qui peut servir de point de comparaison.

(M. Flourens, pièce déposée par le professeur Vulpian. 1870.)


### N° 254 *s*. — Resection du péroné d'un chien.

Tibia et péroné de chien âgé de 2 mois. Resection de la moité supérieure du péroné qui est en grande partie reproduit par un nouvel os. La portion resequée est à côté.

(M. Flourens, pièce déposée par le professeur Vulpian. 1870.)


### N° 254 *t*. — Resection du péroné d'un chien.

Tibia et péroné de chien. Une section a été pratiquée dans la partie moyenne du corps du péroné. L'animal a été sacrifié quatre mois après le début de l'expérience. Il existe un cal osseux qui réunit les deux bouts des fragments.

(M. Flourens, pièce déposée par le professeur Vulpian. 1870.)

## ARTICLE 2.

## PLAQUES MÉTALLIQUES INTRODUITES SOUS LE PÉRIOSTE

Vingt-quatre pieces se rapportent à cet ordre d'expérience; elles sont inscrites sous les numéros de 255 à 255 *x* inclusivement. Ce sont des chiens qui ont servi à toutes ces expériences, et l'os choisi par M. Flourens a été le tibia. La plaque métallique a été introduite avec précaution sous le périoste seul, ou recouvert d'une mince lamelle osseuse, et les animaux ont été sacrifiés depuis le premier jour, jusque soixante-dix-sept jours après le début de l'expérience.

Il résulte de l'examen de ces pièces qu'au bout d'un temps relativement assez court, la plaque métallique a déjà pénétré assez profondément dans le corps de l'os ; ainsi sur la pièce n° 255 *b* et les suivantes, l'animal ayant été sacrifié au bout de dix jours, la plaque est déjà arrivée à la partie moyenne de l'épaisseur du tissu compacte de l'os; elle paraît conserver cette position assez longtemps. Enfin, sur la pièce n° 255 *e*, l'animal ayant été sacrifié vingt et un jours après le début de l'expérience, la plaque n'est plus séparée du canal médullaire que par une légère couche de tissu osseux en partie de formation nouvelle. Cette même disposition se retrouve à peu de chose près lorsque l'animal a été sacrifié tardivement, car sur la pièce n° 255 *v*, la mort n'ayant eu lieu que soixante-dix-sept jours après le début de l'expérience, la plaque métallique n'est point libre dans le canal médullaire; elle en est encore séparée par une mince lamelle de tissu osseux. Sur aucune de ces pièces elle n'est complétement libre dans le canal médullaire.

**Nº 255.** — Plaque métallique placée sous le périoste du tibia d'un chien.

Tibia droit d'un chien. Plaque métallique introduite sous le périoste. L'animal a été sacrifié le jour même.

(M. Flourens, pièce déposée par le professeur Vulpian.)

**Nᵒ 255 a. — Plaque métallique placée sous le périoste du tibia
d'un chien.'**

Tibia droit de chien. Plaque métallique introduite sous le périoste ; elle est recouverte par une mince lamelle de tissu osseux
qui est transparente. L'animal a été sacrifié trois jours après
le début de l'expérience.
(M. Flourens, pièce déposée par le professeur Vulpian. 1870.)


**Nᵒ 255 b. — Plaque métallique placée sous le périoste du tibia
d'un chien.**

Tibias droits de chien. Plaques métalliques introduites sous le
périoste, et arrivées déjà à la moitié de l'épaisseur du tissu
compacte. L'animal a été sacrifié dix jours après l'expérience.
(M. Flourens, pièce déposée par le professeur Vulpian.)


**Nᵒ 255 c. — Plaque métallique placée sous le tibia d'un chien. .**

Tibia droit de chien. Plaque métallique introduite sous le périoste. Le canal médullaire, à ce niveau, est rétréci, et la plaque
est située au milieu environ de la couche osseuse. L'animal a
été sacrifié treize jours après l'expérience.
(M. Flourens, pièce déposée par le professeur Vulpian. 1870.)


**Nᵒ 255 d. — Plaque métallique introduite sous le périoste du tibia
. d'un chien.**

Tibia de chien. Plaque métallique introduite sous le périoste ;
l'os est hypertrophié. Le canal médullaire est très-rétréci, et la
plaque métallique occupe le milieu environ de la lame de tissu
compact. L'animal a été sacrifié vingt jours après le début de
l'expérience.
(M. Flourens, pièce déposée par le professeur Vulpian. 1870.)


**Nᵒ 255 e. — Plaque métallique placée sous le périoste du tibia
d'un chien.**

Tibia de chien. Plaque métallique introduite sous le périoste ;
elle n'est plus séparée du canal médullaire que par une légère
couche de tissu osseux, en partie de formation nouvelle. L'animal
a été sacrifié vingt et un jours après l'expérience.
(M. Flourens, pièce déposée par le professeur Vulpian. 1870.)

**N° 255 *f*. — Plaque métallique placée sous le périoste du tibia
d'un chien.**

Tibia droit de chien. Plaque métallique qui a été introduite
sous le périoste, et est recouverte d'une mince couche de tissu
osseux de nouvelle formation. L'animal a été sacrifié vingt-six
jours après l'expérience.
(M. Flourens, pièce déposée par le professeur Vulpian. 1870.)


**N° 255 *g*. — Plaque métallique placée sous le périoste du tibia
d'un chien.**

Tibia de chien. Plaque métallique introduite sous le périoste;
elle n'est plus séparée du canal médullaire que par une légère
couche de tissu osseux. L'animal a été sacrifié vingt-sept jours
après l'expérience.
(M. Flourens, pièce déposée par le professeur Vulpian. 1870.)


**N° 255 *h*. — Plaque métallique placée sous le périoste du tibia
d'un chien.**

Tibia de chien. Plaque métallique introduite sous le périoste;
elle n'est séparée du canal médullaire que par une légère couche
de tissu osseux, dont la plus grande épaisseur est de formation
nouvelle. L'animal a été sacrifié trente-trois jours après l'expérience.
(M. Flourens, pièce déposée par le professeur Vulpian. 1870.)


**N° 255 *i*. — Plaque métallique placée sous le périoste du tibia
d'un chien.**

Tibia de chien. Plaque métallique introduite sous le périoste,
et qui est très-rapprochée du canal médullaire, dont elle n'est
séparée que par une mince lamelle de tissu osseux. L'animal a
été sacrifié trente-quatre jours après le début de l'expérience.
(M. Flourens, pièce déposée par le professeur Vulpian. 1870.)


**N° 255 *j*. — Plaque métallique placée sous le périoste du tibia
d'un chien.**

Tibia de chien. Plaque métallique introduite sous le périoste.
L'animal a été sacrifié trente-cinq jours après. La plaque, dans
certains points, est devenue libre dans le canal médullaire.
(M. Flourens, pièce déposée par le professeur Vulpian. 1870.)

**N° 255 *k*. — Plaque métallique placée sous le périoste du tibia d'un chien.**

Tibia de chien. Plaque métallique introduite sous le périoste; elle n'est plus séparée du canal médullaire que par une mince couche de tissu osseux. Le canal, à ce niveau, s'est un peu hypertrophié, et la plaque est emprisonnée dans ce tissu nouveau. L'animal a été sacrifié trente-six jours après l'expérience.

(M. Flourens, pièce déposée par le professeur Vulpian.)

**N° 255 *l*. — Plaque métallique placée sous le périoste du tibia d'un chien.**

Tibia droit de chien. Plaque métallique introduite sous le périoste, et qui n'est plus séparée du canal médullaire que par une légère couche de tissu osseux. L'os, à ce niveau, a subi une hypertrophie notable. L'animal a été sacrifié trente-six jours après l'expérience.

(M. Flourens, pièce déposée par le professeur Vulpian. 1870.)

**N° 255 *m*. — Plaque métallique placée sous le périoste du tibia d'un chien.**

Tibia de chien. Plaque métallique qui a été introduite sous le périoste, et qui n'est plus séparée du canal médullaire que par une mince couche osseuse ; l'os a été scié verticalement. L'animal a été sacrifié trente-six jours après le début de l'expérience.

(M. Flourens, pièce déposée par le professeur Vulpian. 1870.)

**N° 255 *n*. — Plaque métallique placée sous le périoste du tibia d'un chien.**

Deux tibias de chien. Plaques métalliques introduites sous le périoste, et recouvertes d'une légère couche de tissu osseux de nouvelle formation. L'animal a été tué trente-huit jours après l'expérience.

(M. Flourens, pièce déposée par le professeur Vulpian. 1870.

**N° 255 *o*. — Plaque métallique placée sous le périoste du tibia d'un chien.**

Tibia de chien. Plaque métallique introduite sous le périoste, et qui n'est plus séparée du canal médullaire que par une légère couche de tissu osseux. L'animal a été sacrifié quarante jours après l'expérience.

(M. Flourens, pièce déposée par le professeur Vulpian. 1870.)

### N° 255 p. — Plaque métallique placée sous le périoste du tibia d'un chien.

Tibia de chien. Plaque métallique introduite sous le périoste et qui n'est séparée du canal médullaire que par une mince couche de tissu osseux, en grande partie de formation nouvelle. L'animal a été sacrifié quarante jours après le début de l'expérience.

(M. Flourens, pièce déposée par le professeur Vulpian. 1870.)

### N° 255 q. — Plaque métallique placée sous le périoste du tibia d'un chien.

Tibia de chien. Plaque métallique introduite sous le périoste. L'animal a été sacrifié quarante jours après le début de l'expérience.

(M. Flourens, pièce déposée par le professeur Vulpian. 1870.)

### N° 255 r. — Plaque métallique placée sous le périoste du tibia d'un chien.

Tibia droit de chien. Plaque métallique introduite sous le périoste, et qui n'est plus séparée du canal médullaire que par une légère couche de tissu osseux. L'animal a été sacrifié quarante-trois jours après le début de l'expérience.

(M. Flourens, pièce déposée par le professeur Vulpian. 1870.)

### N° 255 s. — Plaque métallique placée sous le périoste du tibia d'un chien.

Tibia gauche de chien. Plaque métallique introduite sous le périoste, et qui est arrivée jusque dans le canal médullaire, où elle est presque libre. L'animal a été sacrifié quarante-quatre jours après le début de l'expérience.

(M. Flourens, pièce déposée par le professeur Vulpian. 1870.)

### N° 255 t. — Plaque métallique placée sous le périoste du tibia d'un chien.

Tibia gauche de chien. Plaque métallique introduite sous le

périoste, et arrivée à peu de distance du canal médullaire. L'animal a été sacrifié quarante-huit jours après le début de l'expérience.

(M. Flourens, pièce déposée par le professeur Vulpian. 1870. )

### Nº 255 *u*. — Plaque métallique placée sous le périoste du tibia d'un chien.

Tibia de chien. Plaque métallique introduite sous le périoste, et qui n'est séparée du canal médullaire que par une légère couche de tissu osseux, en grande partie de formation nouvelle. L'animal a été sacrifié soixante-quatorze jours après le début de l'expérience.

(M. Flourens, pièce déposée par le professeur Vulpian. 1870.)

### Nº 255 *v*. — Plaque métallique placée sous le périoste du tibia d'un chien.

Tibia de chien. Plaque métallique introduite sous le périoste et située très-près du canal médullaire, dont elle n'est séparée que par une lamelle de tissu osseux. L'animal a été sacrifié soixante-dix-sept jours après le début de l'expérience.

(M. Flourens, pièce déposée par le professeur Vulpian. 1870.)

### Nº 255 *x*. — Plaque métallique placée sous le périoste du tibia d'un chien.

Tibia de chien. Plaque métallique située sous le périoste, et recouverte d'une légère couche de tissu osseux.

(M. Flourens, pièce déposée par le professeur Vulpian. 1870.)

---

## ARTICLE 3.

# ANNEAUX MÉTALLIQUES PLACÉS AUTOUR OU SOUS LE PÉRIOSTE DES OS LONGS

Vingt-deux pièces se rapportent à cet ordre d'expérience ; onze ont été pratiquées sur des tibias de chien, huit sur des tibias de lapin, deux de porc et un de cochon d'Inde. L'époque à laquelle l'animal a été sacrifié, varie depuis le quatorzième jour jusqu'à neuf mois et cinq jours (n° 256 *u*).

Tantôt l'anneau de platine a été appliqué à nu sur l'os dépourvu de son périoste, tantôt au contraire le périoste a été conservé ; l'on s'est assuré seulement avec soin, qu'il n'existait aucune partie molle interposée entre l'anse métallique et la surface périostique.

L'expérience, dans tous les cas, a présenté de grandes variations ; il est de remarque, cependant, que sur les pièces sur lesquelles l'anse métallique a été appliquée sur l'os dépourvu de son périoste comme sur la pièce n° 256 *c*, on a constaté qu'au bout de trente-deux jours le fil métallique était arrivé au contact du canal médullaire.

Sur un tibia de chien, n° 256 *e*, le fil étant placé sous le périoste, au bout de trente-huit jours, il a été trouvé à l'intérieur du canal médullaire, où il est presque à nu, tandis que si le fil métallique n° 256 *d*, est placé à la surface du périoste, sa pénétration est retardée. Ainsi sur la pièce n° 256 *a*, au bout de vingt-huit jours, il a été trouvé sous le périoste recouvert d'une mince couche osseuse. Sur la pièce n° 256 *d*, examinée trente-huit jours après l'expérience, l'anneau n'est encore que sous le périoste entouré d'une mince couche de tissu osseux. Sur la pièce n° 256 *f*, quarante-trois jours après l'expérience, le fil est trouvé au niveau de la partie moyenne de la diaphyse du tibia d'un lapin.

Au bout de six semaines à deux mois, quand le fil métallique de platine a été placé sous le périoste, il arrive au contact du canal médullaire ; il peut même y faire saillie, y être libre par un point de sa circonférence. Mais quelle que soit l'époque de la durée de l'expérience, comme pour les plaques métalliques, on ne le trouve jamais complétement libre dans le canal médullaire.

Une grande difficulté se présente à signaler, d'après ces pièces, dans l'application des anses métalliques : c'est de faire qu'elles pressent également sur tous les points de la circonférence de l'os ; presque toujours leur application, malgré l'habileté de l'opérateur, est irrégulière et la pression inégale (n°ˢ 256 *k*, 256 *s*).

**N⁰ 256. — Anneau métallique placé sous le périoste d'un tibia de lapin.**

Tibia de lapin qui a été entouré sous le périoste d'un anneau métallique. L'animal a été sacrifié quatorze jours après le début de l'expérience, et l'anneau encore superficiel est dans certains points recouvert par une mince couche osseuse.

(M. Flourens, pièce déposée par le professeur Vulpian. 1870.)

**N⁰ 256 a. — Anneau métallique placé autour d'un tibia de lapin.**

Le 28 mai 1842, M. Flourens pratique sur un jeune lapin de six semaines à deux mois l'expérience suivante : Le tibia droit vers la moitié de sa longueur, est entouré par un fil de platine que l'on serre fortement sur l'os, en contournant sur elles-mêmes les deux extrémités du fil, de manière à former un anneau. On s'assure qu'aucune partie molle n'est comprise entre le fil et l'os. Les lèvres de la plaie sont rapprochées par quelques points de suture. Le fil avait été mis autour de l'os encore revêtu de son périoste. Vingt-huit jours après l'expérience on pratique l'amputation dans l'articulation fémoro-tibiale du membre entouré de l'anneau métallique, et l'on constate que le fil est maintenant sous le périoste entouré d'une mince couche osseuse.

(M. Flourens, pièce déposée par le professeur Vulpian. 1870.)

**N⁰ 256 b. — Anneau métallique placé autour d'un tibia de porc.**

Tibia de porc, anneau de fil de platine entourant cet os. Destruction de la membrane médullaire. L'animal a été tué trente jours après le début de l'expérience. L'os est fortement hyperostosé et le fil métallique n'est plus qu'à 2 millimètres environ du canal médullaire.

(M. Flourens, pièce déposée par le professeur Vulpian. 1870.)

**N⁰ 256 c. — Anneau métallique placé au-dessous du périoste d'un tibia de chien.**

Tibia de chien qui a été entouré d'un anneau métallique placé sous le périoste. L'animal a été sacrifié trente-deux jours après le début de l'expérience. L'os scié perpendiculairement à son axe, au niveau du fil métallique, permet de constater que ce dernier est arrivé au contact du canal médullaire.

(M. Flourens, pièce déposée par le professeur Vulpian. 1870.)

**N° 256** *d.* — **Anneau métallique placé autour du tibia d'un lapin.**

Le 28 mai 1842, M. Flourens pratique sur un jeune lapin de six semaines à deux mois, l'expérience suivante : le tibia droit dans son tiers inférieur est entouré par un fil de platine que l'on serre fortement sur l'os, en contournant sur elles-mêmes les deux extrémités du fil de manière à former un anneau. On s'assure qu'aucune partie molle n'est comprise entre le fil et l'os. Les lèvres de la plaie sont rapprochées par quelques points de suture. Le fil avait été mis autour de l'os encore recouvert de son périoste. Trente-huit jours après l'expérience l'animal fut sacrifié, et l'on constate que le fil métallique est maintenant sous le périoste, entouré d'une mince couche osseuse.

(M. Flourens, pièce déposée par le professeur Vulpian. 1870.)

**N° 256** *e.* — **Anneau métallique placé au-dessous du périoste du tibia d'un chien.**

Tibia de chien qui a été entouré sous le périoste d'un anneau métallique. L'animal a été sacrifié trente-huit jours après l'expérience. Une section verticale de l'os, permet de constater que l'anse métallique est arrivée à l'intérieur du canal médullaire, où elle est presque à nu.

(M. Flourens, pièce déposée par le professeur Vulpian. 1870.)

**N° 256** *f.* — **Anneau métallique placé autour du tibia d'un lapin.**

Le 28 mai 1842, M. Flourens pratiqua sur un jeune lapin de six semaines à deux mois l'expérience suivante : le tibia, dans sa partie moyenne, est entouré d'un fil métallique qui fut fortement serré sur l'os, en contournant sur elles-mêmes les extrémités du fil, de manière à former un anneau. On s'assura qu'aucune partie molle n'était comprise entre le fil et l'os. Les lèvres de la plaie furent rapprochées par quelques points de suture. Le fil avait été mis autour de l'os encore recouvert de son périoste. Quarante-trois jours après le début de l'expérience, l'animal fut sacrifié, et une section verticale de l'os permet de constater que le fil est situé au niveau de la partie moyenne de l'épaisseur de la diaphyse.

(M. Flourens, pièce déposée par le professeur Vulpian. 1870.)

**N° 256** *g.* — **Anneau métallique placé sous le périoste du tibia d'un chien.**

Tibia de chien qui a été entouré d'un anneau métallique placé sous le périoste. L'animal a été sacrifié quarante-quatre jours après l'expérience. Une section perpendiculaire à l'axe de cet os, au niveau du fil métallique, permet de constater qu'il est arrivé au contact du canal médullaire.

(M. Flourens, pièce déposée par le professeur Vulpian. 1870.)


**N° 256 *h*. — Anneau métallique placé autour du tibia d'un chien.**

Tibia de chien qui a été entouré d'un anneau métallique. L'animal a été sacrifié quarante-quatre jours après le début de l'expérience, et l'anneau est presque libre à l'intérieur du canal médullaire.

(M. Flourens, pièce déposée par le professeur Vulpian. 1870.)


**N° 256 *i*. — Anneau métallique placé sous le périoste du tibia d'un chien.**

Le 12 juillet 1844, M. Flourens, sur un chien de quatre jours, a entouré le tibia d'un anneau de fil métallique, entre l'os et le périoste qu'on a préalablement détaché au niveau du point entouré. L'animal a été sacrifié quarante-neuf jours après l'expérience. L'anneau métallique se trouve très-rapproché du canal médullaire.

(M. Flourens, pièce déposée par le professeur Vulpian. 1870.)


**N° 256 *j*. — Anneau métallique placé sous le périoste du tibia d'un chien.**

Le 24 juillet 1844, M Flourens, sur un chien âgé de quelques jours, a entouré le tibia d'un anneau de fil métallique entre l'os et le périoste, que l'on a préalablement détaché au niveau du point entouré. L'animal a été sacrifié cinquante-deux jours après l'expérience. L'anneau métallique a pénétré la diaphyse de l'os et est presque au contact du canal médullaire.

(M. Flourens, pièce déposée par le professeur Vulpian. 1870.)


**N° 256 *k*. — Anneau métallique placé autour du tibia d'un lapin.**

Le 28 mai 1842, M. Flourens pratiqua sur un jeune lapin de six semaines à deux mois l'expérience suivante : le tibia dans sa partie moyenne fut entouré d'un fil métallique qui fut fortement serré sur l'os, en contournant sur elles-mêmes les extrémités du fil de manière à former un anneau ; les lèvres de la plaie furent rapprochées par quelques points de suture. Le fil avait été mis autour de l'os encore couvert de son périoste. L'animal fut sacrifié cinquante-trois jours après le début de l'expérience, et l'on constate que dans un point l'anse du fil est encore à la surface de l'os à ce niveau; il est probable que cette anse n'avait point été assez serrée; dans le reste, une section verticale permet de voir qu'elle occupe la partie moyenne de l'épaisseur de la diaphyse.

(M. Flourens, pièce déposée par le professeur Vulpian. 1870.)

### Nº 556 l. — Anneau métallique placé sous le périoste du tibia d'un chien.

Le 12 juillet 1844, M. Flourens, sur un chien âgé de 4 jours, entoura le tibia d'un anneau de fil métallique, placé entre l'os et le périoste que l'on a préalablement détaché dans tout le pourtour au niveau du point entouré. L'animal a été sacrifié cinquante-quatre jours après l'expérience, et l'anneau métallique, recouvert d'une couche osseuse périphérique, est très-rapproché du canal médullaire. Il occupe environ le tiers interne de l'épaisseur de l'os.

(M. Flourens, pièce déposée par le professeur Vulpian. 1870.)

### Nº 256 m. — Anneau métallique placé sous le périoste d'un tibia de porc.

Tibia droit de porc qui a été entouré dans sa partie moyenne d'un fil métallique situé sous le périoste. L'animal a été sacrifié cinquante-quatre jours après l'expérience, et le fil métallique est arrivé au contact de la membrane du canal médullaire.

(M. Flourens, pièce déposée par le professeur Vulpian. 1870.)

### Nº 256 n. — Anneau métallique placé sous le périoste du tibia d'un chien.

Le 12 juillet 1844, M. Flourens, sur un chien de 4 jours, a entouré le tibia d'un anneau de fil métallique entre l'os et le périoste, qu'on a préalablement détaché au niveau du point entouré. L'animal a été sacrifié cinquants-six jours après l'expérience. L'anneau métallique est arrivé au contact du canal médullaire.

(M. Flourens, pièce déposée par le professeur Vulpian. 1870.)

### Nº 256 o. — Anneau métallique placé sous le périoste du tibia d'un chien.

Le 24 juillet 1844, M. Flourens, sur un chien âgé de quelques jours, a entouré le tibia d'un anneau de fil métallique entre l'os et le périoste, que l'on a préalablement détaché au niveau du point entouré. L'animal a été sacrifié soixante et un jours après l'expérience. L'anneau métallique est au contact du canal médullaire dans lequel il fait un léger relief.

(M. Flourens, pièce déposée par le professeur Vulpian, 1870.)

### N° 256 p. — Anneau métallique placé sous le périoste du tibia d'un chien.

Le 12 juillet 1844, M. Flourens, sur un jeune chien de 4 jours, a entouré le tibia d'un anneau de fil métallique entre l'os et le périoste, qu'on a préalablement détaché au niveau du point entouré. L'animal a été sacrifié soixante-seize jours après l'expérience. L'anneau métallique est dans certains points arrivé au contact du canal médullaire.

(M. Flourens, pièce déposée par M. le professeur Vulpian. 1870.)

### N° 256 q. — Anneau métallique placé sous le périoste du tibia d'un chien.

Le 12 juillet 1844, M. Flourens, sur un jeune chien de 4 jours, a entouré le tibia d'un anneau de fil métallique, entre l'os et le périoste, que l'on a préalablement détaché au niveau du point entouré. L'animal a été sacrifié cent dix jours après le début de l'expérience, et l'os scié perpendiculairement à son axe, au niveau du fil métallique, permet de constater qu'il est arrivé au contact du canal médullaire.

(M. Flourens, pièce déposée par le professeur Vulpian. 1870.)

### N° 256 r. — Anneau métallique placé sous le tibia d'un lapin.

Tibia droit de lapin qui a été entouré dans son tiers inférieur d'un fil métallique. L'animal a été sacrifié quatre mois et demi après l'expérience, et le fil métallique est placé au niveau de la partie moyenne de l'épaisseur de la diaphyse de cet os. A côté existe le tibia gauche qui a été amputé au moment de l'expérience.

(M. Flourens, pièce déposée par le professeur Vulpian. 1870.)

### N° 256 s. — Anneau métallique placé sur le tibia d'un lapin.

Le 29 juin 1842, M. Flourens, sur un jeune lapin, a placé autour du tibia droit un fil de platine qu'il a serré fortement autour de l'os, après en avoir croisé les bouts de manière à former un anneau. Il s'est assuré ensuite qu'aucune partie molle n'a été comprise entre l'os et l'anneau. Les lèvres de la plaie ont été rapprochées par quelques points de suture. Pour constater l'accroissement qu'a pu acquérir l'os sur lequel a été placé l'anneau, on a amputé dans l'articulation fémoro-tibiale le tibia du côté opposé. L'animal a été sacrifié six mois et demi après l'expérience.

Le tibia sur lequel l'anneau a été appliqué est plus long que le tibia amputé, de 15 millimètres; il a été scié en deux moitiés latérales, et l'on constate que le fil métallique occupe environ le milieu de l'épaisseur de la diaphyse, excepté dans un point de la circonférence, où le fil ne paraît point avoir été appliqué à la surface de l'os. L'anse métallique, à ce niveau, fait une saillie extérieure.

(M. Flourens, pièce déposée par le professeur Vulpian. 1870.)


### N° 256 *t*. — Anneau métallique placé sous le périoste du tibia d'un cochon d'Inde.

Le 6 juillet 1842, M. Flourens a entouré le tibia d'un jeune cochon d'Inde d'un anneau de fil métallique, entre l'os et le périoste, qui a été préalablement détaché au niveau du point entouré. L'animal a été sacrifié sept mois après l'expérience; l'os est scié en deux et l'on voit que le fil métallique est situé dans l'épaisseur de la diaphyse, et rapproché du canal médullaire, dont il n'est plus séparé que par une mince couche osseuse.

(M. Flourens, pièce déposée par le professur Vulpian. 1870.)


### N° 256 *u*. — Anneau métallique placé sur le tibia d'un lapin.

Le 29 juin 1842, M. Flourens, sur un jeune lapin, a placé autour du tibia un fil de platine qu'il a serré fortement autour de l'os, après en avoir croisé les bouts de manière à former un anneau. Il s'est assuré ensuite qu'aucune partie molle n'a été comprise entre l'os et l'anneau. Les lèvres de la plaie ont été rapprochées par quelques points de suture. Pour constater l'accroissement qu'a pu acquérir l'os sur lequel a été placé l'anneau, on a amputé dans l'articulation fémoro-tibiale le tibia du côté opposé. L'animal a été sacrifié neuf mois et cinq jours après l'expérience.

Le tibia sur lequel l'anneau a été appliqué, est plus long que le tibia amputé de 4 centimètres; il a été scié en deux moitiés latérales et l'on constate que le fil métallique occupe environ le milieu de l'épaisseur de la diaphyse; il est un peu plus rapproché cependant du canal médullaire.

(M. Flourens, pièce déposée par le professeur Vulpian. 1870.)

## Article 4.

## CANULES INTRODUITES DANS LA DIAPHYSE DES OS LONGS

Les pièces relatives à ces expériences sont au nombre de seize, du n° 257 au n° 257 o inclusivement. Toutes ces expériences, à l'exception d'une qui a été faite sur un tibia de lapin, l'ont été sur des tibias de chien. Tous ces animaux ont été sacrifiés dans une période comprise entre quatre jours après le début de l'expérience et cinquante jours après.

**N° 257. — Canule introduite dans le tibia d'un chien.**

Tibia droit de chien, perforation et canule introduite dans la diaphyse. L'animal a été tué quatre jours après l'expérience.
(M. Flourens, pièce déposée par le professeur Vulpian. 1870.)

**N° 257 a. — Canule introduite dans le tibia d'un chien.**

Tibia de chien, perforation et canule introduite dans la diaphyse. L'animal a été tué quatre jours après l'expérience.
(M. Flourens, pièce déposée par le professeur Vulpian. 1870.)

**N° 257 b. — Canule introduite dans le tibia d'un chien.**

Tibia de chien, canule introduite dans la diaphyse. L'animal a été tué quatre jours après le début de l'expérience.
(M. Flourens, pièce déposée par le professeur Vulpian. 1870.)

**N° 257 c. — Canule introduite dans le tibia d'un chien.**

Tibia de chien, perforation et canule introduite dans la diaphyse. L'animal a été tué cinq jours après le début de l'expérience.
(M. Flourens, pièce déposée par le professeur Vulpian. 1870.)

**N° 257 d. — Canule introduite dans le tibia d'un chien.**

Tibia de chien; une canule traverse la diaphyse. L'animal a été tué six jours après le début de l'expérience.
(M. Flourens, pièce déposée par le professeur Vulpian. 1870.)

**N° 257 e. — Canule introduite dans le tibia d'un chien.**

Tibia de chien, perforation et canule introduite dans la diaphyse. L'animal a été tué six jours après le début de l'expérience.
(M. Flourens, pièce déposée par le professeur Vulpian. 1870.)

**N° 257 f. — Canule introduite dans le tibia d'un chien.**

Tibia gauche de chien; une canule traverse toute l'épaisseur de l'os qui a été perforé. L'animal a été sacrifié sept jours après l'opération. Une moitié de la longueur de la canule est remplie d'une masse fongueuse.
(M. Flourens, pièce déposée par le professeur Vulpian. 1870.)

**N° 257 g. — Canule introduite dans le tibia d'un chien.**

Tibia de chien, canule introduite dans la diaphyse. L'animal a été tué huit jours après le début de l'expérience.
(M. Flourens, pièce déposée par le professeur Vulpian. 1870.

**N° 257 h. — Canule introduite dans le tibia d'un chien.**

Tibia de chien, perforation et canule introduite dans la diaphyse; l'animal a été tué onze jours après le début de l'expérience.
(M. Flourens, pièce déposée par le professeur Vulpian. 1870.)

**N° 257 i. — Canule introduite dans le tibia d'un chien.**

Tibia de chien, perforation et canule introduite dans la diaphyse; l'animal a été tué douze jours après le début de l'expérience.
(M. Flourens, pièce déposée par le professeur Vulpian. 1870.)

**N° 257 j. — Canule introduite dans le tibia d'un chien.**

Tibia de chien, perforation et canule introduite dans la diaphyse; l'animal a été tué vingt jours après l'expérience.
(M. Flourens, pièce déposée par le professeur Vulpian. 1870.)

**N° 257 *k*. — Destruction de la membrane médullaire d'un tibia
de lapin.**

Tibia droit de lapin, destruction de la membrane médullaire
par un trou ; l'animal a été tué vingt et un jours après l'opération.

(M. Flourens, pièce déposée par le professeur Vulpian. 1870.)


**N° 257 *l*. — Canule introduite dans le tibia d'un chien.**

Tibia de chien, perforation et canule introduite dans la diaphyse;
l'animal a été tué vingt-sept jours après le début de l'expérience.

(M. Flourens, pièce déposée par le professeur Vulpian. 1870.)


**N° 257 *m*. — Canule introduite dans le tibia d'un chien.**

Tibia de chien, perforation et canule introduite dans la diaphyse,
l'animal a été tué trente-cinq jours après le début de l'expérience.

(M. Flourens, pièce déposée par le professeur Vulpian. 1870.)


**N° 257 *n*. — Canule introduite sous le périoste du tibia
d'un chien.**

Tibia droit de chien, canule d'argent introduite sous le périoste
dans l'os ; l'animal a été tué trente-six jours après le début de
l'expérience.

(M. Flourens, pièce déposée par le professeur Vulpian. 1870.)


**N° 257 *o*. — Canule introduite dans le tibia d'un chien.**

Tibia de chien, perforation et canule introduite dans la diaphyse ;
l'animal a été tué cinquante jours après le début de l'expérience.

(M. Flourens, pièce déposée par le professeur Vulpian, 1870.)

---

# CHAPITRE IV

## Expériences sur les greffes animales

Toutes ces pièces sont relatives à des expériences sur des animaux. Pour quatre, n⁰ˢ 257 *p*, 257 *q*, 257 *r*, 257 *s*, il s'agit de diverses portions de lambeaux de périoste complétement détachées, et reportées sous la peau. Dans ces quatre observations, le périoste transplanté a produit de l'os.

Pour huit autres pièces, n⁰ˢ 257 *t* et 257 *u*, ce dernier numéro comprend sept tibias de lapins ; le périoste, détaché et renversé sur place, a produit une ossification qui se présente sous forme d'exostoses de formes diverses, et dont le volume est aussi très-variable.

#### N⁰ **257** *p*. — Greffe du périoste sous la peau d'un lapin.

Portion de peau de lapin sous laquelle a été greffé un lambeau périostique. L'animal a été sacrifié trente jours après, et l'on constate qu'à ce niveau, il s'est produit un petit os long d'environ 1 centimètre 1/2 sur 2 ou 3 millimètres de largeur. Les ostéoplastes sont très-évidents.

(M. Philipeaux, 1871.)

#### N⁰ **257** *q*. — Greffe du périoste sous la peau d'un lapin.

Portion de peau de lapin sous laquelle a été greffé un lambeau périostique du même animal, qui a été sacrifié cinquante jours après. On constate qu'à ce niveau, il s'est développé une petite ossification longue de 2 à 3 centimètres sur 2 millimètres environ de diamètre.

(M. Philipeaux, 1871.)

### N° **257** *r*. — Greffe du périoste sous la peau d'un lapin.

Portion de peau de lapin sous laquelle a été greffé un lambeau
périostique du même animal, qui a été sacrifié soixante-dix jours
après. On constate qu'à ce niveau, il s'est développé une ossification longue de 2 centimètres 1/2 environ sur 2 millimètres de
diamètre. Cette ossification est moins considérable que la précédente, quoique la greffe soit plus ancienne ; elle paraît en voie
de régression.
(M  Philipeaux, 1871.)


### N° **257** *s*.— Greffe du périoste sous la peau d'un lapin.

Portion de peau de lapin sous laquelle a été greffé un lambeau
périostique du même animal; il a été sacrifié quatre-vingt-dix jours
après. On ne trouve plus qu'une petite plaque osseuse ronde et
aplatie de la dimension d'une lentille.
(M. Philipeaux, 1871.)


### N° **257** *t*. — Renversement du périoste; ossification.

Tibia et péroné gauche d'un lapin, le périoste de la face interne du tibia a été détaché et renversé. L'animal a été sacrifié
vingt-cinq jours après. On constate qu'il existe à ce niveau, une
exostose pyramidale  à base adhérente au tibia et longue d'environ 1 centimètre, par le fait même du renversement périostique ;
elle est disposée en crochet ; cette exostose a à sa base, un diamètre d'environ 5 millimètres.
(M. Philipeaux, 1871.)

### N° **257** *u*. — Renversement du périoste sur sept tibias;
### ossification.

Sept pièces de tibias de lapin, sur lesquelles on a pratiqué, à la
face interne du tibia, le renversement d'un lambeau périostique
variable en longueur et en étendue. Les animaux ont été sacrifiés à des époques variables quelques mois après. Sur toutes, on
constate une ossification plus ou moins avancée et plus ou moins
étendue du lambeau périostique renversé. Quelques-unes de ces
pièces présentent même une exostose au niveau de la base de la
greffe, ou du point de l'os où elle a été détachée.
(M. Philipeaux, 1871.)

# CHAPITRE V

## Inflammations, caries et tubercules des os.


N'ayant point voulu changer l'ordre établi dans la classification des pièces du Musée, avec M. Denonvilliers, je dé-
crirai dans un même chapitre, confondus ensemble, un grand
nombre d'altérations diverses du système osseux, à savoir :
l'ostéite, la carie et l'affection tuberculeuses. Je suis d'autant
plus autorisé à agir ainsi, que la plupart des pièces man-
quant de renseignements, ou bien remontant à une époque
très-éloignée, il me serait bien difficile de me prononcer sur
la nature exacte de la lésion. Les auteurs eux-mêmes ne
s'entendent pas toujours d'une manière positive, sur les caractères anatomiques assignés à chacune de ces lésions.

L'inflammation du tissu osseux, l'ostéite, avait été regardée,
jusqu'au commencement de ce siècle, comme une affection
très-rare, à cause, disait-on, du peu de vitalité des os ; mais
des recherches ont démontré, de la manière la plus évidente,
l'erreur commise par les anciens. Il est aujourd'hui admis que
ce qu'ils ont décrit sous le nom de vermoulures des os, n'é-
tait que le résultat de l'inflammation. Aussi cette lésion est
regardée aujourd'hui comme très-commune ; elle complique
la plupart des autres affections du squelette. Nous avons eu
déjà l'occasion, en parlant des fractures et principalement des
cicatrices des os, de décrire une partie des lésions pathologiques de l'ostéite. .

Je diviserai en trois articles distincts les nombreuses pièces comprises dans ce chapitre, à savoir :

ARTICLE PREMIER. — Carie des os du tronc.

ART. 2. — Carie des os de la tête.

ART. 3. — Carie des os des membres.

## ARTICLE PREMIER.

### CARIE DES OS DU TRONC.

Le nombre des pièces relatives aux caries des os du tronc est de quarante-deux, du n° 258 au n° 268 inclusivement. Cinq de ces pièces, n°ˢ 258 *k*, 258 *l*, 258 *m*, 258 *n*, 258 *o*, sont des modèles en plâtre des déformations de la colonne vertébrale, consécutives au mal de Pott. Sur trois pièces, n°ˢ 264, 266 et 267 *b*, la lésion s'est étendue de la colonne vertébrale au sacrum. Sur une pièce, n° 267 *c*, elle occupe l'articulation sacro-iliaque gauche ; enfin, sur la pièce n° 268, l'altération réside sur le sternum.

### N° 258. — Première vertèbre cervicale ; carie.

La moitié droite de l'arc postérieur de l'atlas manque, ainsi que la racine postérieure de l'apophyse du même côté. Ces différentes parties ont probablement été détruites par la carie. La facette condylienne est érodée ; la lame de tissu compacte manque, de sorte que les cellules du tissu spongieux sont à découvert ; la même disposition s'observe à la facette articulaire inférieure, excepté cependant à la partie interne où l'on trouve encore une petite portion de la lame compacte. Tout l'arc antérieur porte des marques non équivoques d'ostéite, c'est-à-dire que les trous qui donnent passage normalement aux vaisseaux, sont considérablement agrandis.

### N° 258 *a*. — Colonne vertébrale d'enfant, carie de la dernière vertèbre cervicale et des premières dorsales.

La partie antérieure du corps de la cinquième et sixième vertèbre cervicale est érodée et un peu excavée ; l'érosion est superficielle et elle est limitée à la lame du tissu compacte, tandis que les corps vertébraux de la septième cervicale, de la première, de la deuxième, de la troisième, de la quatrième et de la cinquième vertèbre dorsale, sont détruits presque jusqu'au niveau des trous de conjugaison. La face antérieure du corps de la sixième est légèrement érodée.

Il résulte de cette disposition que la colonne vertébrale s'est infléchie à angle droit, et le corps de la sixième vertèbre cervicale, est venu en contact avec la face antérieure de celui de la sixième dorsale. La partie supérieure de la région cervicale s'est un peu relevée en haut et représente une courbe à concavité postérieure. Une coupe pratiquée sur les lames vertébrales, au niveau de la courbure anguleuse, permet de voir la saillie que fait à ce niveau, dans le canal rachidien, le bord postérieur du corps de la sixième vertèbre dorsale. Il n'existe aucune trace de réparation. La moelle devait être légèrement comprimée, et les trous de conjugaison sont plutôt agrandis que diminués.

(M. Bouvier, 1861.)


**N° 258 *b*. — Bassin d'enfant avec la colonne vertébrale; carie des corps vertébraux des premières vertèbres dorsales.**


Les os du bassin ne sont point encore soudés. Tous portent la trace d'une inflammation assez intense : leur tissu compacte mince, est criblé de trous vasculaires, qui sont plus larges qu'à l'état normal. Sur certains points, au niveau de l'éminence ilio-pectinée, à droite, la lame de tissu compacte a été resorbée, la branche ascendante de l'ischion manque sur cette pièce.

Mais la lésion principale pour laquelle la pièce a été deposée dans le Musée, est bornée à la région dorsale, et occupe la troisième, quatrième, cinquième, sixième, septième et huitième vertèbre dorsale. Les corps des quatre premières sont à peu près complétement détruits ; ceux de la septième et de la huitième, moins profondément altérés, sont érodés dans leur partie antérieure, où se remarquent des destructions partielles; une portion des fibro-cartilages maintient encore leurs corps en contact. Il résulte de cette destruction à peu près complète, du corps de quatre vertèbres, une inflexion de la colonne vertébrale en avant ; cette inflexion ne paraît pas avoir été très-considérable ; malheureusement, cette pièce manque absolument de renseignements. Il existe, entre le corps de la deuxième vertèbre dorsale et celui de la septième un espace vide, au fond duquel apparaît le canal rachidien ouvert en avant. En arrière, les apophyses épineuses des vertèbres détruites, font une saillie peu considérable.

**N° 258 c.** — Tronçon de colonne  vertébrale d'adulte, composé des
cinq dernières vertèbres cervicales, des douze dorsales et des trois
premières vertèbres lombaires, avec la moitié postérieure des cotes
de chaque coté ; carie.


Les corps vertébraux  de la deuxième, troisième, quatrième,
cinquième, sixième et septième vertèbre dorsale, ont été complétement détruits ; la colonne vertébrale s'est fortement infléchie
en avant, elle a  dépassé l'angle droit.  La tête portée dans la
même direction devait avoir la face tournée vers la terre. Le corps
de la première vertèbre dorsale est venu se mettre en contact
avec celui de la huitième ; ils se sont soudés ensemble : de sorte
qu'au niveau de l'angle rentrant, formé par la flexion, existe une
gouttière transversale, d'un aspect assez lisse, produit par le tissu
osseux cicatriciel qui unit les deux corps vertébraux. En arrière,
les apophyses épineuses ont décrit un arc de cercle considérable,
en même temps que le sommet des quatrième, cinquième,
sixième et septième s'est un peu incliné latéralement à droite.
Les côtes, très-rapprochées au niveau de leur tête, se touchent
et sont soudées entre elles. Les trous de conjugaison, reportés
un peu en arrière, sont, pour quelques-uns, notablement rétrécis,
et les nerfs devaient être comprimés. Le travail de réparation est
aussi complet que possible, et il est probable que l'individu a
vécu encore longtemps après sa guérison, si l'on en juge par l'é-
tat du squelette.
(M. Bouvier, 1861.)


**N° 258 d.** — Portion  de squelette d'adulte composée des cinq dernières vertèbres  cervicales, des vertèbres dorsales et lombaires,
du bassin, de la moitié supérieure  des deux  fémurs, des douze
côtés de chaque côte ; carie.


Les corps vertébraux des deuxième, troisième, quatrième, cinquième, sixième, septième vertèbres dorsales sont complétement
détruits ; la colonne vertébrale s'est fortement infléchie en avant,
de manière à former avec sa partie inférieure un angle droit. Le
corps de la première vertèbre dorsale est venu se mettre en contact avec la partie supérieure et antérieure de celui de la huitième, qui est assez profondément altéré et usé de haut en bas et
d'arrière en avant. Les vertèbres sont solidement fixées dans
cette position par des liens fibreux, et par des ossifications, qui
témoignent d'une guérison radicale dans cette position vicieuse,
quoique l'ossification réparatrice soit moins complète que sur la
pièce précédente. Les apophyses épineuses décrivent une courbe
à convexité postérieure, et les lames paraissent s'être un peu

hypertrophiées et élargies, pour compléter la fermeture du canal rachidien, dont la cavité ne paraît point sensiblement diminuée de calibre à ce niveau, malgré la courbure très-anguleuse que présente la colonne vertébrale. La partie inférieure de la région dorsale, ainsi que la région lombaire, au lieu d'avoir leur direction normale, présentent une courbe à convexité antérieure, dont le centre de courbure est entre la deuxième et la troisième lombaire. C'est une courbure de compensation, mais qui, sur cette pièce, est très-prononcée. Les trous de conjugaison, un peu rétrécis au niveau de la lésion, sont reportés en arrière. Les côtes, rapprochées les unes des autres, ne présentent presque plus d'angle de torsion ; elles sont très-abaissées, au point que les dernières fausses côtes viennent presque à toucher le bord supérieur de l'os iliaque. Le sternum, très-abaissé, correspond, par sa fourchette, à la face antérieure du corps de la dixième dorsale, et l'appendice xyphoïde à la face antérieure du corps de la quatrième vertèbre lombaire. L'espace, qui sépare en haut la face postérieure du corps du sternum des corps vertébraux, est de 4 centimètres, et de 5 1/2 au niveau de l'appendice xyphoïde. Transversalement, la poitrine, au niveau de son plus grand diamètre, a 15 centimètres. On voit le peu d'espace qui était réservé aux organes thoraciques et abdominaux.

Le bassin présente aussi quelques modifications, non de forme, mais de structure, qui sont en rapport avec les modifications que l'altération de la colonne vertébrale apportait à la station et à la marche. Comme c'est par la partie postérieure du bassin que le poids du corps se transmettait aux fémurs, la partie postérieure de ces os et le sacrum sont un peu hypertrophiés, tandis que la partie antérieure des os iliaques, mais surtout le pubis et ses branches, sont notablement diminuées de volume. Il existe dans ces points une atrophie notable.

(M. Bouvier, 1861.)

**N° 258** *e.* — **Colonne vertébrale d'adulte, constituée par toutes les vertèbres, moins l'atlas ; le sacrum existe ; carie.**

Les corps vertébraux de la neuvième, dixième, onzième, douzième vertèbre dorsale, ont été en grande partie détruits ; la destruction est plus complète sur le côté gauche qu'à droite. Il est résulté de cette altération, au niveau de la lésion, une inflexion assez prononcée en avant et sur le côté gauche de la colonne vertébrale. La destruction a porté surtout sur la partie antérieure des corps vertébraux, à gauche, sur le côté le plus profondément altéré ; on reconnaît encore les portions triangulaires à base postérieure des corps vertébraux, donnant attaches aux côtes correspondantes. Une ossification périphérique, mais surtout à droite,

a consolidé la colonne vertébrale dans cette position vicieuse.
Les trous de conjugaison ont conservé leur position et leur dimension normale.

Au niveau de la lésion, en même temps qu'il existe, comme
cela a déjà été indiqué, une inflexion en avant et sur le côté gauche, la colonne vertébrale a, en outre, éprouvé un léger mouvement de rotation sur son axe; mais il est peu prononcé.
La courbure principale pathologique, a nécessairement donné
lieu à deux autres courbures dites de compensation. La supérieure occupe la partie supérieure de la région dorsale, et présente en avant une courbe à convexité antérieure assez prononcée; la seconde courbure de compensation inférieure, plus courte,
occupe la région lombaire; elle est également avec convexité
antérieure; mais il existe en même temps un mouvement de torsion, qui porte les corps vertébraux de gauche à droite. Les
vertèbres présentent, en outre, sur ce dernier côté, des ossifications périphériques assez prononcées, se continuant avec celles
que l'on remarque au niveau de la lésion principale. Le corps de
la seconde vertèbre lombaire présente une disposition assez
curieuse; il semble avoir disparu dans sa partie moyenne, tandis
que, de chaque côté, il est représenté par une portion triangulaire, à laquelle adhèrent les apophyses transverses qui ont leur
disposition normale.

(M. Bouvier, 1861.)


**N° 258** *f*. — **Tronçon de colonne vertébrale, composé des trois dernières vertèbres cervicales, des douze dorsales avec la moitié
postérieure des dix cotes supérieures, et des cinq vertèbres lombaires; carie.**


Les corps des neuvième, dixième, onzième et douzième vertèbres dorsales sont en grande partie détruits, et la face inférieure du corps de la huitième vertèbre dorsale, est venue se mettre
en contact avec la partie supérieure et antérieure du corps de
la première vertèbre lombaire. Il résulte de ce déplacement que
la colonne vertébrale, dans la région dorsale, est infléchie en
avant, à angle droit sur les vertèbres lombaires. Les vertèbres
détruites sont, en quelque sorte, réduites à leurs masses apophysaires, et les trous de conjugaison ont notablement diminué
de volume; ils ne représentent plus que de minces fentes à travers lesquelles, les nerfs devaient être comprimés à leur sortie
du canal rachidien. Le canal rachidien, malgré la flexion anguleuse, n'a point diminué notablement de capacité.

La colonne vertébrale est maintenue dans cette position vicieuse
par une ossification périphérique, très-prononcée de la face
antérieure des corps vertébraux au niveau de la flexion angu-

leuse; la face antérieure de la colonne présente une gouttière transversale qui correspond à l'angle du sinus. L'inflexion s'étant produite à la partie inférieure de la région dorsale, les côtes n'ont point subi dans leur direction de modifications notables, surtout pour les supérieures ; seulement, la gouttière que l'on observe à leur bord inférieur pour le passage des vaisseaux, est de beaucoup exagérée. La lèvre externe s'est allongée et est tranchante. La colonne lombaire présente une légère courbure de compensation à convexité antérieure.

(M. Bouvier, 1861.)


**N° 258** *g*. — **Tronçon de colonne vertébrale, composé des dix dernières vertèbres dorsales et des cinq lombaires ; carie.**


Les corps de la douzième vertèbre dorsale, de la première et de la deuxième lombaire, ont subi des altérations profondes : celui de la douzième dorsale est à peu près complétement détruit dans sa moitié latérale droite ; la portion gauche, moins profondément altérée, a été reportée dans cette direction avec la partie supérieure de la colonne vertébrale. Le corps des deux premières vertèbres lombaires est en grande partie détruit, et la face supérieure de celui de la troisième est fortement érodé. En même temps que la partie supérieure de la colonne vertébrale s'est portée à gauche, elle s'est fortement infléchie en avant, et le corps de la onzième vertèbre dorsale est presque venu en contact avec la face supérieure de celui de la troisième lombaire.

Des productions osseuses nouvelles et solides, et dont quelques-unes sont sous forme de stalactites, maintiennent les vertèbres dans cette position anormale. En arrière, les lames vertébrales, un peu élargies, sont ankylosées entre elles par l'ossification du ligament jaune, et le canal rachidien, malgré la déviation de la colonne vertébrale, n'a point à ce niveau diminué sensiblement de calibre. Les trous de conjugaison ont aussi leurs dimensions ordinaires.

Tous les corps vertébraux de la région dorsale, et ceux de la région lombaire, sont plus ou moins usés, altérés à leur surface, et creusés de cavités irrégulières qui devaient contenir un produit morbide, probablement de la matière tuberculeuse. Les cellules spongieuses des corps vertébraux, sont aussi traversées par des travées de tissu compacte qui donnent de la solidité à la charpente osseuse si profondément altérée par place ; on observe même de petits séquestres de tissu spongieux, qui ont acquis une très-grande dureté, véritables séquestres de carie dure de Gerdy.

(M. Bouvier, 1861.)

**N° 258** *h*. — **Colonne vertébrale et sacrum d'un jeune homme,
l'atlas manque ; carie des vertèbres.**

Les corps de la neuvième, de la dixième, de la onzième et de
la douzième vertèbre dorsale sont presque détruits en totalité.
Ceux des trois premières vertèbres lombaires sont également
profondément creusés en gouttière sur leur face antérieure, qui
reçoit dans la cavité qui en résulte, la face antérieure des vertèbres dorsales qui sont infléchies en avant presque à angle droit.
Les vertèbres lombaires se sont aussi fortement inclinées en
arrière, et de la combinaison de ces deux courbures, il résulte que
la partie supérieure de la colonne vertébrale, paraît avoir conservé sa direction et sa position normale, malgré l'énorme
saillie postérieure que présente la région lombaire. Seulement
la région dorsale, au lieu de présenter une concavité en avant,
offre au contraire une convexité peu accentuée.

La face antérieure du corps de la cinquième vertèbre lombaire
est profondément excavée, et dans ces cavités devaient exister des
productions pathologiques, probablement de nature tuberculeuse ;
des excavations analogues se retrouvent également sur la face
antérieure de certaines vertèbres dorsales, surtout à droite. Les
trous de conjugaison ont conservé à peu près la dimension normale, excepté les deux qui se trouvent au niveau de l'angle de
courbure, qui sont un peu rétrécis. Les lames vertébrales, à ce
niveau, sont également soudées entre elles par l'ossification des
ligaments jaunes.

(M. Bouvier, 1861.)


**N° 258** *i*. — **Tronçon de colonne vertébrale, composé des neuf
dernières vertèbres dorsales, et des trois premières vertèbres
lombaires ; carie.**

Les corps vertébraux de la quatrième, cinquième et sixième
vertèbre dorsale sont encore assez bien conservés, quoique sur
leur côté gauche, il existe de vastes et profondes excavations
cratériformes, qui étaient remplies par des produits pathologiques, probablement de nature tuberculeuse. Les corps vertébraux des septième, huitième, neuvième, dixième, onzième et
douzième vertèbres dorsales, sont profondément détruits, et leur
ossification réparatrice ne constitue plus qu'une masse informe,
au niveau de laquelle, la colonne vertébrale s'est infléchie à angle
droit sur la première lombaire ; donc la face supérieure du
corps est déformée, et à ce niveau existe une ankylose de cette
vertèbre, avec la masse informe représentant la moitié inférieure
de la région dorsale. Le canal rachidien est plutôt agrandi au

niveau de la courbure que rétréci; les trous de conjugaison eux-mêmes sont profondément déformés, mais ils présentent en général une augmentation dans leur diamètre. Les apophyses épineuses ainsi que les lames, au niveau de la courbure, sont hypertrophiés, et certains ligaments jaunes se sont ossifiés. Quelques côtes, au niveau de la courbure, sont ankylosées avec les corps des vertèbres, et même les apophyses transverses, tandis que d'autres ont conservé leur mobilité.

(M. Bouvier, 1861.)

**N° 258** *j.* — **Tronçon de colonne vertébrale, composé des cinq dernières vertèbres dorsales et des deux premières lombaires; carie.**

Les corps vertébraux des trois dernières dorsales sont profondément altérés et érodés, et se sont infléchis à angle droit sur celui de la première vertèbre lombaire, dont la face supérieure est aussi altérée; ils sont ankylosés entre eux dans cette position. Ces corps vertébraux, soudés entre eux, ils constituent une masse informe, sans que le canal rachidien ait diminué de capacité; il est même peut-être agrandi au niveau de l'angle d'inflexion. Les trous de conjugaison sont conservés avec leurs dimensions. Certaines apophyses épineuses et lames sont ankylosées entre elles.

(M. Bouvier, 1861.)

**N° 258** *k.* — **Modèle en plâtre d'une déviation de la colonne vertébrale; cyphose très-prononcée.**

La déviation est située à la partie supérieure de la région dorsale; elle résulte d'un mal vertébral de Pott.

(M. Bouvier, 1861.)

**N° 258** *l.* — **Modèle en plâtre d'une déviation de la colonne vertébrale; cyphose prononcée.**

La déviation est située à la partie inférieure de la région dorsale, et la cyphose, qui est très-prononcée, est accompagnée d'un certain degré de scoliose. Cette lésion est la suite d'un mal vertébral de Pott.

(M. Bouvier, 1861.)

**N° 258** *m.* — **Modèle en plâtre d'une déviation de la colonne vertébrale; cyphose prononcée.**

La déviation de la colonne vertébrale siége environ au milieu

de la région dorsale. La cyphose est très-prononcée et résulte d'un mal vertébral de Pott.
(M. Bouvier, 1861.)


### N° 258 *n*. -- Modèle en plâtre d'une déviation de la colonne vertébrale, cyphose très-prononcée.

La déviation de la colonne vertébrale siége à la partie inférieure de la région dorsale, et consiste dans une cyphose très-prononcée, suite de mal vertébral de Pott.
(M. Bouvier, 1861.)


### N° 258 *o*. — Modèle en plâtre d'une déviation de la colonne vertébrale ; cyphose.

La déviation de la colonne vertébrale siége à la partie inférieure de la région dorsale, et consiste dans une cyphose qui est la suite de mal vertébral de Pott.
(M. Bouvier, 1861.)


### N° 259. — Débris de deux vertèbres lombaires ; carie.

La vertèbre supérieure est réduite à l'apophyse épineuse, aux lames et aux apophyses articulaires ; les inférieures sont ankylosées avec celles de la vertèbre qui leur correspond. La vertèbre inférieure a son corps en grande partie détruit ; il n'en reste que la partie postérieure, qui est coupée obliquement en biseau de haut en bas et d'arrière en avant. Cette portion est rugueuse, inégale et constituée par du tissu spongieux, dont les cellules sont agrandies, et les parois ont acquis une dureté considérable. Les portions d'os les moins altérées, sont criblées de trous vasculaires.
(Professeur Blandin.)


### N° 260. — Tronçon de colonne vertébrale composé des cinq dernières vertèbres dorsales ; carie.

Les deux vertèbres inférieures sont seules malades ; la face antérieure du corps de la onzième présente une excavation d'environ 1 centimètre de profondeur, en forme de demi-lune assez régulière, dont la base repose sur l'espace intervertébral ; la douzième a perdu la moitié antérieure de son corps, qui est creusé d'une large excavation avec plusieurs enfoncements secondaires. Le fond de ces ulcérations, qui étaient remplies par un produit morbide, est constitué par du tissu celluleux dont la trame paraît hypertrophiée et durcie.


**N° 260 *a*. — Tronçon de colonne vertébrale composé des deux dernières dorsales et des cinq lombaires ; carie.**

La lésion occupe principalement le corps des vertèbres, et surtout la douzième dorsale et les deux premières vertèbres lombaires. On remarque de chaque côté, sur le corps de ces vertèbres, des végétations osseuses irrégulières, et qui sont surajoutées aux os. Ces végétations interceptent entre elles des cavités de grandeur différente, qùi contenaient des produits pathologiques. Le corps de ces vertèbres diverses, très-vasculaire, est criblé de trous assez spacieux. Sur les trois dernières lombaires, la dernière principalement, on retrouve bien encore quelques-unes de ses productions osseuses nouvelles, mais elles sont moins développées.


**N° 260 *b*. — Colonne vertébrale et bassin, avec les douze côtes et le sternum ; carie des vertèbres.**

Cette pièce provient d'un jeune homme. En procédant de haut en bas, on constate une érosion légère de la face antérieure du corps de la huitième vertèbre dorsale, qui a mis les cellules du tissu spongieux à nu, tandis que les corps vertébraux de la neuvième et dixième sont profondément altérés, érodés, surtout celui de la dixième qui, obliquement usé de haut en bas et d'avant en arrière, est réduit à une petite portion de l'épaisseur de son corps. Les corps des onzième et douzième vertèbres dorsales et première lombaire sont complétement détruits. Ce dernier est encore représenté cependant par une mince lamelle ; à ce niveau, la colonne vertébrale n'est plus représentée que par l'arc postérieur des vertèbres ; le canal rachidien est largement ouvert en avant, et la dernière fausse côte gauche au niveau de sa tête ne présente plus d'articulation ; la droite a été perdue. Il est très-probable que la colonne vertébrale était fortement infléchie en avant et que les neuvième et dixième vertèbres dorsales étaient venues au contact de la deuxième lombaire, mais sans consolidation dans cette position vicieuse.


**N° 260 *c*. — Tronçon de colonne vertébrale, composé de la sixième et septième cervicale, des douze vertèbres dorsales et de la première lombaire ; polyarthrite vertébrale probable.**

Cette pièce a été prise sur une femme de 27 ans, couturière.

Pendant deux années consécutives, elle avait éprouvé des douleurs dans la colonne vertébrale, auxquelles succédèrent des abcès situés sur les deux côtés de la région dorsale, un peu au-dessus des articulations sacro-iliaques.

A l'autopsie, on constata dans le poumon gauche, à son sommet, quelques tubercules ramollis, et une petite caverne pouvant loger une noisette. Les autres organes étaient sains. Deux trajets fistuleux avec large décollement, ouverts un peu au-dessus et en avant des articulations sacro-iliaques, allaient rejoindre les articulations costo-vertébrales des deux dernières côtes, et donnaient issue au pus. Ce pus s'écoulait d'une vaste poche, qui s'étendait depuis la première vertèbre dorsale inclusivement jusqu'à la première lombaire. Cette poche, peu développée en largeur, et dont on trouve les vestiges sur la pièce, enveloppait tous les corps des vertèbres dorsales, y compris la plupart des articulations costo-vertébrales.

On constate sur cette pièce, que les corps des douze vertèbres dorsales sont dénudés et érodés superficiellement ; la première et la dernière vertèbre ne sont atteintes qu'en partie ; neuf articulations des corps entre eux sont détruites. Les cartilages intervertébraux ont entièrement disparu, et sont remplacés par une bouillie blanchâtre qui contenait une matière sableuse, provenant du frottement des os entre eux. Le neuvième cartilage inter-articulaire, était remplacé par une soudure osseuse qui a été rompue. Les vertèbres sont donc complétement indépendantes les unes des autres, du moins quant à leur corps.

La plupart des articulations costo-vertébrales sont distinctes, et leurs surfaces articulaires érodées. Deux demi-corps des vertèbres ont été enlevés par un trait de scie; leur tissu spongieux était rouge, mais il n'a été constaté aucun tubercule. Cette pièce a été considérée comme un exemple rare de polyarthrite vertébrale.

(M. Azam, *Bull. de la Soc. de chir.* 2ᵉ série, t. V. p. 100, 1864.)

**Nº 261.** — Tronçon de colonne vertébrale composé de sept vertèbres, dont les quatre supérieures appartiennent à la région dorsale, et les trois inférieures à la région lombaire ; carie tuberculeuse.

C'est principalement sur la onzième, la douzième dorsale et la première lombaire, que porte la lésion qui paraît appartenir à la carie. Le corps des deux dernières vertèbres dorsales, principalement du côté gauche, est en grande partie détruit. Chaque corps est coupé obliquement d'avant en arrière, celui de la onzième de haut en bas, celui de la douzième de bas en haut. Il en résulte une cavité irrégulière, largement ouverte en avant et rétrécie en arrière, où elle s'ouvre dans le canal rachidien.

Cette cavité est elle-même creusée de petites cavités cratériformes, pouvant contenir un gros pois. La partie supérieure de la colonne vertébrale, s'est inclinée légèrement à gauche et en avant. La neuvième vertèbre dorsale, la première et la seconde lombaire présentent, sur la face antérieure de leurs corps des érosions superficielles. Celle de la première lombaire est déjà assez avancée ; elle est divisée en quatre cavités isolées les unes des autres, au fond desquelles on aperçoit le tissu spongieux de l'os ; elles ont environ 5 ou 6 millimètres de largeur et autant de profondeur.

**N° 261 a.** — **Tronçon de colonne vertébrale composé des quatre dernières vertèbres lombaires et du sacrum ; carie tuberculeuse.**

Les corps des quatrième et cinquième vertèbres dorsales sont soudés l'un avec l'autre ; le disque est en grande partie disparu, et les corps vertébraux n'offrent plus qu'une hauteur de 4 centimètres, tandis que les deux supérieurs en présentent 6 ; ils sont donc un peu affaissés. De chaque côté de la ligne médiane, se trouvent deux vastes excavations, obliquement dirigées de dehors en dedans et d'avant en arrière ; toutes deux viennent communiquer séparément dans le canal rachidien ; peut-être sont-elles dues à la présence d'un tubercule. Ces cavités ont la forme d'un entonnoir, dont la partie évasée est située en avant. Les cellules du tissu spongieux, qui en forment la paroi, sont éburnées et d'une très-grande densité. La circonférence antérieure des deux corps vertébraux est rugueuse, inégale, et le siége de dépôts de productions osseuses, de nouvelle formation. Ces sécrétions sont plus abondantes sur la cinquième vertèbre. La colonne vertébrale ne présente aucune courbure anormale.

**N° 262.** — **Bassin, régions dorsales et lombaires du rachis d'un jeune enfant ; carie.**

En examinant la colonne vertébrale de haut en bas, on constate que la septième vertèbre dorsale a perdu la moitié inférieure de son corps ; elle offre un plan incliné de bas en haut. Les corps des huitième, neuvième et dixième vertèbres dorsales sont complétements détruits. La onzième n'est point malade. La douzième et la première lombaire, présentent sur toute la surface antérieure de leur corps, une série de petites excavations arrondies, aussi nettement tranchées que si elles avaient été faites à l'emporte-pièce, et dont le fond est constitué par du tissu spongieux, et même par une lame compacte sur certains points. La deuxième lombaire est intacte ; le corps de la quatrième

a disparu entièrement ; de celui de la troisième, il ne reste que
la lame supérieure, épaisse de 2 à 3 millimètres. La face antérieure du corps de la cinquième vertèbre, présente une érosion
assez étendue. Sur aucune de ses vertèbres, les masses apophysaires ne sont altérées ; la lésion dans toutes est bornée aux
corps vertébraux.

Au niveau de la lésion dorsale, la colonne vertébrale s'est fortement infléchie en avant et presque à angle droit, de telle sorte
que la partie restante du corps de la septième vertèbre dorsale
est venue au contact de celui de la onzième. L'angle, que forme
dans ce point le rachis est de 110 à 120 degrés, ouvert en avant.
Les vertèbres lombaires détruites constituent une caverne, qui
n'a que la hauteur d'un seul corps de vertèbre. Il y a donc un
affaissement du rachis à ce niveau, mais sans courbure anguleuse. La région lombaire, au lieu d'être cambrée en avant,
comme cela a lieu dans l'état normal, offre, au contraire, une légère courbure à convexité postérieure.


**N° 262** *a*. — **Tronçon de colonne vertébrale, composé de la moitié
latérale droite des trois dernières vertèbres dorsales, des cinq
lombaires et du sacrum ; carié tuberculeuse.**

Le corps de la deuxième vertèbre lombaire est complétement
détruit, et l'espace qu'il représente est réduit verticalement à
environ 2 centimètres. La moitié postérieure du corps de la première lombaire a été aussi détruit, et présente une vaste cavité,
qui est en communication avec celle de la seconde vertèbre.
À ce niveau, la dure-mère rachidienne est décollée, épaisse,
couverte à sa face externe d'une membrane pyogénique ce
qui témoigne que, dans ces cavités, il existait, très-probablement du pus. La partie supérieure de la colonne vertébrale à ce
niveau, s'est portée un peu en arrière. Toutes les vertèbres lombaires, au niveau de leur disque fibreux, présentent un renflement notable ; elles font une saillie, qui augmente la gouttière
transversale, que représente, la partie moyenne des corps.


**N° 262** *b*. — **Tronçon de colonne vertébrale, composé des quatre
dernières vertèbres dorsales et des trois premières lombaires ; un
trait de scie vertical antéro-postérieure, a divisé en deux moitiés
latérales les vertèbres ; carie tuberculeuse.**

En examinant la colonne vertébrale de haut en bas, on constate que le corps de la douzième vertèbre dorsale a été détruit
en totalité. Seulement le vide, qui en occupe la place, est loin de
reproduire la totalité de l'espace qu'occupait la vertèbre, ce qui
prouve l'existence d'un peu d'affaissement, à ce niveau, de la tige

osseuse. Sur la moitié gauche, les deux tiers antérieurs de la onzième dorsale sont également détruits, et une disposition analogue s'observe de ce côté pour la première lombaire. La vaste cavité, qui résulte de la destruction totale de la douzième vertèbre, et latérale gauche de la onzième dorsale et de la première lombaire, est fermée en avant par le ligament antérieur épaissi. La dure-mère rachidienne avait aussi résisté à l'envahissement du canal rachidien par la matière purulente ou pultacée, que devait renfermer cette cavité, dont les parois osseuses sont formées par le tissu spongieux des vertèbres, devenu très-dense, très-résistant, comme éburnée. La face latérale gauche de la deuxième vertèbre lombaire, présente aussi une vaste excavation, qui occupe toute la moitié correspondante de cet os. Les parois en sont formées d'un tissu spongieux, à cellules petites mais très-denses. Au niveau de la douzième dorsale, qui a été détruite, la colonne vertébrale est légèrement infléchie en avant,

(Professeur Verneuil.)


**N° 262 c. — Tronçon de colonne vertébrale, composé des sept dernières vertèbres dorsales et des trois premières vertèbres lombaires; carie tuberculeuse.**

La face antérieure du corps de la septième, huitième et neuvième dorsale est érodée, creusée même, dans certains points, de petites cavités, qui contenaient probablement de la matière tuberculeuse. Celui de la dixième est ankylosé en haut avec la neuvième, et en bas avec la onzième. Il présente, sur son côté latéral gauche, une excavation cratériforme, à parois denses éburnées, quoique formées de tissu spongieux. Cette excavation communique en arrière avec le canal rachidien; l'articulation de la tête de la côte de ce côté est aussi altérée. Il est probable que cette cavité, était remplie par de la matière tuberculeuse ramollie. La onzième vertèbre est aussi ankylosée avec la douzième, et cette dernière avec la première lombaire. Le corps de la première lombaire est creusé de chaque côté par une cavité plus étendue à gauche qu'à droite, et qui présente les mêmes caractères que ceux de la onzième dorsale. La colonne vertébrale, malgré ces altérations profondes, est peu déformée; les vertèbres à ce niveau, ont seulement la face antérieure de leur corps couverte d'aspérités.


**N° 262 d. — Tronçon de colonne vertébrale, composé des dix dernières vertèbres dorsales et des trois premières lombaires; carie tuberculeuse.**

Cette pièce a été prise sur une jeune fille de 7 ans, qui était

née de parents débilités. Cette enfant a succombé dans un état
de marasme considérable. A l'autopsie, outre la lésion osseuse,
on a trouvé une méningite tuberculeuse. Les poumons étaient
farcis de petits tubercules millaires, et un abcès qui suivait la
gaîne du psoas, s'était ouvert dans le triangle de Scarpa à
gauche.

Le tronçon de colonne vertébrale, présente dans toutes ses
parties, des altérations profondes, dues probablement à une ostéité généralisée, et à la présence de tubercules dans les vertèbres, qui sont très-friables, vasculaires,et dont le tissu spongieux
est raréfié. Leurs apophyses épineuses et transverses sont,
dans certaines parties, réduites en poussière pulvérulente, dont
les débris ont été constatés dans le pus qui s'écoulait dans le trajet fistuleux de l'aîne.

Les corps de la troisième et quatrième vertèbre dorsale sont assez bien conservés ; celui de la cinquième est profondément altéré
surtout à droite ; le disque qui l'unit à la quatrième est détruit, et
sa face inférieure est ankylosée avec la sixième vertèbre, qui est
aussi érodée à sa face intérieure. Le corps des autres vertèbres
dorsales est complétement détruit, ainsi que les apophyses épineuses ; il est venu se mettre en rapport à distance avec la première lombaire qui est aussi profondément altérée. Les articulations costo-vertébrales et transversaires, sont aussi en grande partie détruites, et la tête des côtes baignait dans un liquide purulent.
L'altération sur cette pièce est donc très-avancée, et les os de la
colonne vertébrale dans leur ensemble sont devenus très-friables.
La colonne vertébrale est infléchie à angle droit.

(M. Leteurtre, 1865.)


**N° 263. — Bassin d'enfant avec les quatre dernières vertèbres lom-
baires; carie tuberculeuse.**


La face supérieure du corps de la deuxième vertèbre lombaire
est en grande partie détruite. Cette vertèbre, réduite à sa partie
inférieure, n'a guère que 5 millimètres de hauteur, son articulation
avec la troisième est profondément altérée. La face antérieure du
corps de la troisième, quatrième et cinquième vertèbre lombaire,
ainsi que celle des deux premières pièces du sacrum, est érodée,
les cellules du tissu spongieux sont à nu, leurs parois sont denses
comme éburnées, leur résistance s'est considérablement accrue,
il s'agit évidemment d'une ostéite condensante. La lésion s'est
étendue jusque dans le canal rachidien, où l'on constate une altération analogue, quoique moins avancée, de la face postérieure du
corps des deuxième, troisième et quatrième lombaires. Les faces
externes des os iliaques, présentent la trace d'une vascularisation
très-prononcée, elles sont criblées de trous spacieux, surtout au
niveau de leur bord supérieur.

**N° 264.** — **Sacrum avec une portion de l'os iliaque droit et la moitié latérale droite des deux dernières vertèbres lombaires; carie.**

La face inférieure de la cinquième vertèbre lombaire est excavée, et la cavité pourrait loger environ une amande; elle est irrégulièrement arrondie, creusée de plusieurs petites excavations secondaires, limitées par un tissu aréolaire dont les mailles sont très-petites, tandis que la trame est extrêmement résistante et dense comme éburnée. La pièce a été présentée à la Société anatomique et donnée comme un exemple de carie tuberculeuse.

La face supérieure de la première pièce du sacrum est inégale, rugueuse, et creusée de petites cavités superficielles. On distingue dans sa partie centrale, trois excavations disposées en triangle dont la première peut loger un pois et est vide, tandis que les deux autres sont remplies par de petits séquestres. Le cartilage inter-vertébral était détruit. De la partie antérieure du corps de la cinquième lombaire, et du bord supérieur et antérieur de la première pièce du sacrum, partent des végétations osseuses très-prononcées, qui se recourbent et s'inclinent les unes vers les autres.

**N° 265.** — **Tronçon de colonne vertébrale, composé des deux dernières vertèbres dorsales, des cinq lombaires et du bassin; carie.**

Cette pièce a été prise sur une femme adulte. Le corps de la cinquième vertèbre lombaire est presque entièrement détruit; de celui de la quatrième, il ne reste qu'une petite portion, qui est unie par sa face supérieure à la troisième par l'intermédiaire du fibro-cartilage, et qui en bas, présente un plan oblique d'avant en arrière de haut en bas : ce plan, qui est assez lisse, est formé d'un tissu spongieux, résistant, éburné. Il en est résulté un affaissement et un raccourcissement du rachis, que l'on peut évaluer à 4 ou 5 centimètres. La troisième vertèbre lombaire s'est rapprochée du sacrum dont elle n'est distante que de 1 centimètre.

Par suite du mouvement en bas exécuté par la colonne vertébrale, les masses apophysaires des deux os ont été repoussées en arrière, ainsi que les débris du corps de la quatrième vertèbre lombaire, lesquels obstruent le canal rachidien, et ne laissent pour la moelle et ses membranes, qu'un espace triangulaire qui n'a pas le tiers des dimensions normales; des jetées osseuses maintiennent les os dans cette position.

La troisième vertèbre lombaire dépasse en avant le sacrum, et toute la colonne vertébrale s'est un peu inclinée en avant, l'angle sacro-vertébral est effacé, et la région lombaire continue la direction du plan antérieur du sacrum. Toute la partie de la face antérieure des trois premières pièces de cet os, limitée par les trous sacrés antérieurs, porte des traces d'une érosion superficielle, et sur les limites de cette surface érodée, ainsi que sur le corps de la troisième vertèbre lombaire, existent des végétations osseuses, qui recevaient probablement l'insertion des parties molles qui complétaient, en avant, le kyste qu'on observe dans ce genre d'altération.

(Professeur Breschet.)


**N° 265 a. — Tronçon de colonne vertébrale, composé des cinq dernières vertèbres dorsales et des trois premières lombaires; carie.**

Le corps de la onzième dorsale est presque détruit en totalité; il n'en reste guère qu'un mince lamelle supérieure qui se continue avec les masses latérales, et qui est ankylosée avec la vertèbre supérieure. La douzième dorsale est elle-même profondément altérée, son corps est obliquement détruit de haut en bas et d'arrière en avant; la destruction est plus profonde sur la partie médiane que sur le côté, au milieu, en avant, il n'y a plus que 5 millimètres d'épaisseur. Il résulte de cette disposition qu'il présente une espèce de gouttière, dans laquelle est venue se loger la face antérieure de la dixième vertèbre dorsale, la colonne vertébrale à ce niveau s'est fortement infléchie, et elle forme un angle d'environ 130 degrés ouvert en avant. Une ossification réparatrice, régulière et solide, maintient la colonne vertébrale dans cette position vicieuse. Le côté droit de la dixième vertèbre dorsale, est creusé d'une vaste cavité anfractueuse, à parois celluleuses éburnées, qui traverse de droite à gauche la moitié postérieure de son corps, et qui devait très-probablement renfermer de la matière tubercule. L'inflexion en avant de la colonne vertébrale fait que les apophyses épineuses qui décrivent une courbe régulière, se sont écartées à ce niveau, et elles sont aussi un peu hypertrophiées.

(M. Bouvier, 1861.)


**N° 265 b. — Colonne vertébrale et bassin d'un très-jeune enfant; carie des corps vertébraux.**

Le corps de la seconde vertèbre lombaire est complétement détruit, celui de la première est lui-même profondément altéré, il ne reste plus que quelques débris de sa partie supérieure qui se continuent avec les apophyses transverses. A ce niveau, la colonne vertébrale s'est infléchie en avant, et la face inférieure de la douzième dorsale qui a un peu reculé en arrière, est venue se mettre en contact avec celui de la troisième lombaire. En arrière, la colonne vertébrale décrit une courbe régulière qui, durant la vie, devait faire une gibbosité assez accusée. La face inférieure du corps de la douzième dorsale est elle-même un peu érodée, elle est usée à sa face antérieure. La face antérieure du corps des trois dernières lombaires, présente aussi des érosions assez profondes, qui ont mis les cellules du tissu spongieux à découvert; ces cellules ont des cavités petites et des parois épaisses, denses, éburnées; il a existé une ostéite condensante. La partie latérale droite de la face antérieure de la troisième lombaire, présente une apophyse osseuse qui semble constituée par l'ossification du grand ligament antérieur. Cette apophyse, qui est longue de 2 centimètres environ, est en rapport sans y adhérer, avec la face antérieure des deux dernières lombaires; elle constitue un espèce de support qui devait s'opposer à une inflexion plus considérable.

**Nº 265 c.** — Squelette de la partie supérieure du tronc d'un jeune homme, composé de la tête, du thorax, du bassin et des membres supérieurs ; carie des vertèbres.

Il existe sur cette pièce, une destruction presque complète du corps des sept dernières vertèbres dorsales, et des deux premières vertèbres lombaires; le corps des deux dernières n'est plus représenté que par une partie très-profondément altérée, et qui correspond à la portion de ces vertèbres qui forme la paroi antérieure du canal rachidien. La face antérieure du corps de la troisième, quatrième et cinquième dorsale est aussi érodée, et déjà profondément altérée. Il résulte de cette destruction que la colonne vertébrale s'est fortement infléchie en avant, et que les corps des quatrième et cinquième dorsales, sont venues presque au contact de celui des deux premières vertèbres lombaires, qui est profondément altéré, et dont ils ne sont séparés que par une distance d'environ 2 centimètres. La colonne vertébrale présente donc une grande incurvation assez régulière, à convexité postérieure, et les apophyses épineuses pour la plupart sont soudées les unes aux autres. Les côtes, au niveau de l'incurvation, sont tellement rapprochées que leur tête se touche ; elles sont aplaties verticalement, quelques-unes sont même soudées entre elles; au lieu de se correspondre par leur bord, elles se correspondent par des surfaces aplaties. Le canal rachidien, malgré cette grande courbure, ne paraît point avoir sensiblement diminué; seulement les trous de conjugaison sont très-rétrécis, et les nerfs qui les traversaient devaient être fortement comprimés. Les côtes, devenues saillantes en avant, projettent le sternum dans cette direction, la poitrine est aplatie latéralement, et le sternum saillant. Le niveau de l'appendice xyphoïde correspond comme hauteur à la quatrième vertèbre lombaire.

(Professeur Breschet.)

**N° 265** *d*. — **Squelette de la partie supérieure du tronc, composé de la tête, du thorax, du bassin et des membres supérieurs ; carie des vertèbres.**

Cette pièce provient d'un jeune homme ; il existe une destruction presque complète de la partie antérieure du corps de la onzième et douzième dorsale et des trois premières vertèbres lombaires. Ces dernières, de chaque côté, présentent quelques débris en forme de coin, qui se continuent avec les masses apophysaires. La colonne vertébrale, à ce niveau, est infléchie en avant à angle d'environ 140 degrés, et le corps de la dixième vertèbre dorsale érodé à sa partie inférieure, est venu se mettre en contact avec celui de la quatrième lombaire, qui est lui-même assez profondément usé, à sa face supérieure. Il résulte de cette disposition, à la face postérieure de la colonne vertébrale une gibbosité à courbure assez régulièrement arrondie, qui devait être très-sensible pendant la vie. Les trous de conjugaison ne paraissent point avoir subi à ce niveau de changements bien notables dans leurs dimensions ; il n'existe point de travail de réparation évident.

**N° 265** *e*. — **Tronçon de colonne vertébrale, composé des quatre dernières vertèbres dorsales et de la première lombaire ; carie tuberculeuse.**

Le corps de la onzième vertèbre dorsale est profondément altéré, toute sa moitié antérieure est complétement détruite, et la postérieure elle-même est creusée de cavités cratériformes, dont une moyenne est près de s'ouvrir dans le canal rachidien ; elle contient encore un séquestre dur, éburné. Les cellules spongieuses des vertèbres mises à nu, présentent dans leur paroi cette même résistance, et les cavités celluleuses paraissent plus petites qu'à l'état normal. Le corps de la douzième vertèbre dorsale est aussi profondément altéré, excepté sur la partie latérale droite, au niveau des masses apophysaires, où il présente à peu près sa hauteur normale. Sa partie antérieure est réduite à une mince lamelle qui a un millimètre d'épaisseur environ, et deux ou trois à sa partie moyenne ; mais cette lamelle osseuse a acquis une grande résistance. En arrière, existe une large communication avec le canal rachidien, la colonne vertébrale est infléchie en avant, presque à angle droit, et les apophyses articulaires inférieures de la onzième vertèbre, sont ankylosées avec les apophyses supérieures de la douzième. C'est probablement à cette cause, qu'est due la distance qui sépare encore la onzième dorsale de la première lombaire, et qui est d'environ 2 centimètres. La face antérieure du corps des neuvième et dixième vertèbres dorsales est aussi superficiellement érodée.


**N° 266**. — **Bassin, région lombaire avec les trois dernières vertèbres dorsales ; carie tuberculeuse.**


Cette pièce provient d'une femme adulte. Les corps des cinq dernières vertèbres lombaires sont, en partie détruits, et il n'en reste que des débris informes qui sont soudés entre eux. La destruction s'est étendue pour quelques-unes de ces vertèbres, jusqu'au pédicule. Les masses apophysaires étant cependant restées à peu près intactes, il en est résulté une excavation du rachis telle, que le bord antérieur et inférieur de la douzième vertèbre dorsale, n'est qu'à 2 centimètres de la base du sacrum. Entre ces deux points existe une large cavité, ouverte en avant, bornée en arrière par les débris du corps des vertèbres refoulées vers le canal rachidien. En arrière, les apophyses épineuses rapprochées vers leur base, écartées à leur sommet, décrivent une courbe assez régulière. Les apophyses articulaires des quatre dernières lombaires sont ankylosées entre elles, de sorte que la courbure est inflexible.

La surface antérieure des deux premières pièces du sacrum est couverte de sécrétions osseuses, qui se soulèvent en écaille dans plusieurs endroits, et l'on aperçoit au-dessous d'elles le tissu même de l'os érodé, tissu dont les mailles sont très-petites, et la trame épaisse et très-dure. Autour des trous sacrés antérieurs, existent des érosions et quelques excavations à parois également denses.

Une coupe verticale de la colonne vertébrale, permet de constater que les débris des corps vertébraux sont soudés entre eux irrégulièrement, et qu'ils présentent en arrière un prolongement qui fait saillie d'au moins un centimètre dans le canal rachidien, qui se trouve ainsi très-rétréci un peu au-dessus de la base du sacrum, et ne présente, dans un trajet de 2 centimètres, que 7 à 8 millimètres d'étendue antéro-postérieure. Quelques pédicules ayant été détruits, plusieurs trous de conjugaison sont confondus ensemble.


**N° 267**. — **Bassin et colonne vertébrale composée de la région dorsale et lombaire; carie tuberculeuse.**


Cette pièce provient d'un jeune homme de 15 à 20 ans, car les épiphyses marginales du bassin ne sont point encore soudées. Les altérations portent sur les cinq dernières vertèbres dorsales, les lombaires et le sacrum. Les corps des cinq dernières dorsales et des trois premières lombaires sont en partie détruits, il n'en reste que quelques débris, situées sur les côtés. Ceux des deux dernières vertèbres lombaires sont profondément altérés, érodés, et ils sont ankylosés entre eux, et avec la première pièce du sacrum.

Le sacrum a une forme très-curieuse; il est à la fois étroit, allongé et aplati d'avant en arrière. En le mesurant dans sa plus grande largeur, il ne présente que 9 centimètres, de sa base au sommet du coccyx ; sans suivre la courbure des os, il a 15 centimètres; enfin d'avant en arrière, près de sa base, le canal rachidien compris, il a 2 centimètres d'épaisseur ; toute sa face antérieure présente les traces d'une carie qui a profondément altéré sa structure. Les deux premiers trous sacrés sont réunis entre eux un moyen d'une fente transversale, large de 5 à 6 millimètres dont les bords sont lisses, arrondis, cicatrisés. Les deux trous suivants ont des dimensions considérables, et sont à peine séparés par une languette osseuse de quelques millimètres d'épaisseur. Le contour de ces trous est érodé, et creusé de plusieurs cavités ulcéreuses. Les autres trous offrent les mêmes altérations, seulement à des dégrés moindres.

Outre ces altérations, on remarque que le corps de la septième vertèbre dorsale est érodé à la partie inférieure, et présente à droite une caverne assez large pour loger un pois. Quelques érosions légères, existent aussi sur les lames des neuvième et dixième vertèbres dorsales. Les masses apophysaires sont intactes et bien conservées.

Par la face antérieure, le rachis paraît comme brisé à l'union de la région dorsale avec la région lombaire, il semble que ces régions aient chevauché l'une sur l'autre, et le raccourcissement est tel, que l'on ne trouve que 5 centimètres de la base du sacrum à la partie inférieure du corps de la septième vertèbre dorsale. Au-dessous du corps de la septième dorsale, existe un vaste enfoncement résultant de la destruction des corps des vertèbres et de leur refoulement en arrière. A la partie postérieure, en suivant la ligne des apophyses épineuses, on constate plusieurs inflexions latérales peu accusées ; au niveau de la région, une gibbosité postérieure très-accusée, à courbure assez régulière. La partie saine de la région dorsale décrit une cambure à convexité antérieure, ce qui est le contraire de la disposition normale.

Les côtes se portent obliquement en avant et en haut de la colonne vertébrale vers le sacrum. Elles sont, en outre, très-serrées les unes contre les autres, surtout les cinq dernières, qui se touchent et se soutiennent entre elles.

Une coupe verticale permet de constater que le corps de la première pièce du sacrum a à peine 1 centimètre ; le canal rachidien, malgré sa courbure, ne présente aucun retrécissement.

(Professeur Velpeau).

**N° 267** *a.*— Tronçon de colonne vertébrale, composé des deux dernières vertèbres dorsales et des quatre premières lombaires; carie tuberculeuse.

Cette pièce provient d'un enfant de 15 ans. Les corps de la seconde, troisième et quatrième vertèbre lombaire sont en grande partie détruits; ceux de la seconde et de la troisième s'étaient primitivement ankylosés entre eux, comme cela peut se constater sur une portion osseuse qui a résisté. La face inférieure de celui de la première vertèbre lombaire est érodée, et creusée de deux trous qui pénètrent profondément dans la partie centrale du corps, où existe pour chacun d'eux, un petit séquestre composé d'un tissu spongieux très-dense, très-résistant. Les parois des cellules sont hypertrophiées. Les apophyses articulaires des deuxième et troisième vertèbres se sont ankylosées, et ont ainsi limité la courbe antérieure de la colonne vertébrale qui est peu considérable, le déplacement n'ayant point pu s'opérer.

(M. Livois, *Bull. de la Soc. Anat.*, t. XV, p. 363, 1840.)


**N° 267** *b.* — Moitié latérale gauche du sacrum avec l'os iliaque correspondant, et les deux dernières vertèbres lombaires; carie.

Cette pièce provient d'une femme; l'aileron gauche du sacrum est creusé d'une vaste cavité anfractueuse qui a détruit la paroi supérieure du trou sacré qui fait partie de cette excavation; elle communique d'autre part largement avec le canal sacré, et l'articulation sacro-coxal qui était également envahie. A l'état frais il n'existait point de kyste fibreux sur la paroi de cette perte de substance osseuse, qui était remplie d'une matière molle, jaune, sans aucun séquestre. Le tissu spongieux périphérique est condensé et ses parois sont très-résistantes. La première paire de nerf sacrée gauche, était détruite à son origine à la moelle.

(Professeur Verneuil, *Bull. de la Soc. Anat.*, t. XXXI, p. 219, 1851.)


**N° 267** *c.* — Portion latérale gauche du sacrum avec l'os iliaque; carie.

L'articulation sacro-iliaque gauche et la face interne de l'os iliaque sont profondément érodés, les cellules du tissu spongieux ouvertes ont diminué de capacité, pendant que leurs parois sont devenues denses. Cette lésion a été attribuée à une carie tuberculeuse.

(Professeur Verneuil.)

### N° 268. — Sternum; carie.

Cette pièce provient d'une jeune fille de 18 ans; la carie siége sur le côté gauche du corps du sternum, elle a une étendue verticale de 4 centimètres. Elle a détruit les facettes articulaires destinées aux troisième et quatrième côtes. Il en résulte sur ce côté du sternum un échancrure en forme de croissant, au fond de laquelle le tissu spongieux de l'os est à découvert. Les faces antérieures et postérieures du sternum sont parsemées de nombreux trous vasculaires, qui sont la preuve de l'inflammation de cet os.

(Professeur J. Cloquet.)

---

### ARTICLE 2.

## OSTÉITE ET CARIE DES OS DE LA TÊTE

Ces pièces sont au nombre de douze du n° 269 au n° 277 inclusivement. Sur la plupart, les lésions assez générales occupent à la fois un certain nombre d'os du crâne; sur deux pièces, n°ˢ 269 et 272, elles s'étendent même aux os de la face. La détermination exacte de la nature de la lésion primitive est aujourd'hui a peu près impossible, les renseignements histologiques faisant défaut. Je dirai cependant que la lésion du crâne n° 270 paraît devoir être considérée comme de nature syphilitique, celles des crânes n°ˢ 271 et 272 qui présentent des cavités multiples creusés dans le déploi, ont été considérées comme tuberculeuses, mais rien ne prouve cette manière de voir,

Les pièces n°ˢ 274, 275 et 276 sont relatives à des altérations osseuses très-intéressantes qui sont bornées au rocher, et ont été considérées comme de nature tuberculeuse, et c'est en général la base de cet os, qui en est le siège spécial, ou au moins, c'est sur ce point que la lésion est la plus avancée. Je signalerai tout particulièrement la pièce n° 276 *a*. La carotide interne présente deux perforations qui ont donné lieu à des hémorrhagies graves; la pièce n° 275 *b* est aussi très-remarquable, par l'énorme développement qu'a pris le temporal dans sa totalité. Enfin la pièce n° 277 donnée par Fragonard consiste en une destruction partielle de la voûte du crâne, observée sur la tête d'un jeune teigneux.

**N° 269.** — Tête; quatre os ont été affectés de carie ou d'ostéite, à savoir : le coronal, le pariétal, la maxillaire supérieure et la branche verticale de la mâchoire inférieure gauche.

Cette tête provient d'un jeune sujet de 32 ans, un certain nombre d'os ont été atteints d'ostéite ou de carie. Le coronal présente sur la bosse frontale droite une surface arrondie de 3 centimètres de diamètre, surmontée d'une autre surface également arrondie, mais d'un diamètre moitié plus petit. L'altération osseuse, pour chacune de ces surfaces, est parfaitement circonscrite; la table externe dans ce point est rugueuse, inégale, couverte d'aspérités nombreuses, principalement à la circonférence. Ces aspérités sont dues à de nouvelles sécrétions périostiques. Le centre, également rugueux, quoique à un degré moindre, est criblé de nombreux trous vasculaires élargis, les aspérités centrales tiennent à la fois à des productions nouvelles, mais surtout à l'usure. A la face interne du crâne, du côté correspondant à la lésion, la table interne est également devenue plus vasculaire et criblée de trous. Chose remarquable, quoiqu'il n'y ait aucune trace d'ostéite à la bosse frontale gauche, la fosse est de même criblée de trous nombreux, ayant une grande analogie avec ceux que l'on retrouve du côté malade.

La bosse nasale et la partie interne de l'arcade sourcillière gauche, présentent chacune une surface arrondie d'un centimètre de diamètre, dont la partie centrale est criblée de trous; la lame de tissu compacte, très-amincie, a en grande partie disparu, tandis que la périphérie est limitée par de petites productions osseuses périostiques, véritable travail de réparation.

Un peu au-dessus de la bosse pariétale gauche, est une petite surface de la largeur d'un centime, où la table externe amincie est criblée de trous vasculaires ; mais il n'existe point de sécrétions périostiques. La face interne du crâne, dans le point correspondant à cette lésion, est également devenue plus vasculaire.

Le fond de la fosse canine du maxillaire supérieur gauche présente, dans un point circonscrit, des traces d'érosion, au centre desquelles la table externe de l'os est détruite. Le rebord alvéolaire de ce côté est aussi un peu altéré.

La face externe de la branche gauche du maxillaire inférieur est couverte, au-dessous de l'échancrure sygmoïde, de productions osseuses nouvelles d'un aspect spongieux. Elles descendent jusqu'au milieu de la hauteur de la branche de la mâchoire ; à ce niveau, cette face est creusée de plusieurs anfractuosités irrégulières, séparées par un tissu alvéolaire et spongieux. Ces excavations sont limitées en bas par plusieurs mamelons osseux, irréguliers, durs et criblés de trous. Au-dessous, et près de la base de la mâchoire, se trouve une autre excavation plus petite. Sur les parties latérales, au niveau de la partie la plus rapprochée des branches, se rencontrent des sécrétions osseuses, analogues à celles déjà décrites. Le côté de l'os maxillaire, qui correspond à la lésion, est gonflé, plus épais que le côté sain.

**N° 270.** — Tête ; altérations de la voûte occupant le coronal droit, les deux pariétaux, la partie supérieure de l'occipital et la face externe de l'apophyse pteriggoïde droite; carie.

Cette pièce provient d'un adulte ; elle a été classée par M. Denonvilliers parmi les caries simples, mais si on la rapproche d'autres pièces analogues qui sont classées parmi les nécroses, on acquiert la conviction qu'il s'agit très-probablement ici d'une carie syphilitique.

Sur le coronal et les pariétaux où la lésion est la plus accusée, je les prendrai pour type de ma description ; elle se présente avec les caractères suivants :

*Première forme.* — On constate sur ces os des points où la table externe existe encore en grande partie, mais très-amincie et criblée de trous nombreux. Cette table est interrompue de distance en distance par de petites cavernes cratériformes, dont le fond est formé par la table interne percée de trous ronds et abondants.

*Deuxième forme.* — A côté de ces points, il en existe d'autres, où la table externe constitue de petits mamelons composés de substance compacte, tantôt pressés les uns contre les autres, tantôt séparés par des rainures plus ou moins profondes. La première de ces deux formes paraît être l'altération primitive ulcéreuse de l'os, tandis que la seconde semble en être la cicatrisation ; on trouve donc sur le même os et presque dans le même point, des parties en voie de progression ulcéreuse et d'autres en voie de réparation. La voûte du crâne paraît comme déprimée dans les points altérés : cette circonstance est surtout manifeste sur le pariétal droit.

La face interne de la voûte présente dans les fosses frontales, pariétales et occipitales, dans les points correspondants aux altérations de la table interne, un aspect blanc mat et une foule de sillons, qui serpentent au milieu de la substance compacte, qui est soulevée, comme boursoufflée, et transformée en petits mamelons. Le fond des sillons est percé de nombreux trous très-fins ; ils sont surtout très-multipliés dans la fosse pariétale gauche, où la lame compacte paraît transformée en une couche de tissu celluleux très-fin.

**N° 271.** — **Portion de voûte du crâne, très-irrégulière, composée de fragments du frontal et des deux pariétaux ; carie tuberculeuse probable.**

Sur ce crâne, on trouve plusieurs cavités qui sont creusées au centre du diploé, elles sont de dimensions variables, et paraissent appartenir à des degrés divers de la même affection. Sur la côté gauche de la suture frontale où une coupe a été pratiquée à la scie, on aperçoit deux petites excavations, creusées dans le diploé, ayant pour parois les deux tables de l'os amincies et transparentes. Ces deux excavations ont un centimètre d'étendue d'avant en arrière, et sont placées l'une au-devant de l'autre, séparées par une mince cloison. La table interne, dans le point correspondant à la cloison, est percée d'un trou de 2 millimètres de diamètre environ. Du côté droit, près de la ligne médiane, et au-dessus de la bosse frontale, l'os a été brisé et on y voit une échancrure en demi-lune, indiquant qu'il a existé dans ce lieu une perforation d'environ 2 centimètres de diamètre.

Vers la partie supérieure du pariétal gauche, existe une perforation complète de l'os, elle est arrondie ; les bords, au lieu d'être taillés en biseau, comme cela existe dans les perforations occasionnées par une tumeur, figurent une gouttière circulaire dont le diploé occupe le fond, tandis que les deux lames de l'os en constituent les rebords. L'ouverture de la perforation est plus large en dedans qu'en dehors. Sur le même pariétal existent deux petites cavités communiquant avec l'intérieur du crâne, par suite d'usure de la lame interne.

Sur le pariétal droit, on observe également une excavation qui, s'ouvre largement du côté interne du crâne, et en dehors elle a fortement aminci la table externe. MM. Cruveilhier et Denonvilliers, pensent que ces excavations sont dues à la présence de tubercules, ce qu'il est aujourd'hui difficile de pouvoir préciser. Ces excavations me paraissent plutôt se rapporter à des tumeurs cancéreuses intra-osseuses.

(Professeur Cruveilhier.)

**N° 272.** — **Tête d'adulte sur laquelle existent des traces profondes de carie probable, répandues sur plusieurs points du crâne et de la mâchoire inférieure.**

L'angle antérieur et inférieur du pariétal gauche, ainsi que le bord correspondant du coronal, sont profondément lésés. L'altération, dans ce point, a une forme à peu près circulaire, d'une étendue d'une pièce de 5 francs; elle est infundibuliforme. La circonférence présente un grand nombre de gouttières convergentes, creusées dans la table externe, elles sont séparées par des crêtes tranchantes. Dans le centre, la table externe a complétement disparu ; il existe là une dépression de la largeur d'une pièce de 50 centimes, dont les bords sont dans quelques points coupés à pic; le fond est aussi très inégal, comme vermoulu, et formé par le diploé, qui est percé de trous irréguliers.

Des altérations analogues d'une étendue moindre, se rencontrent sur différents points. On en constate une très-restreinte sur la bosse frontale gauche, une troisième est située dans la fosse temporale du même côté. Il en existe également au sommet de la bosse pariétale droite, dans la suture lambdoïde du même côté, à l'extrémité postérieure de la suture lambdoïde, au côté interne du condyle de l'occipital du côté gauche.

A l'intérieur du crâne, au niveau de l'angle antérieur et inférieur du pariétal gauche, existe une altération qui a été décrite à la face externe, mais moins étendue ; elle est constituée par une quantité innombrable de trous qui communiquent avec ceux situés à l'extérieur. La fosse pariétale droite présente les traces d'une érosion légère.

La base du crâne présente aussi de nombreuses altérations; la lame carrée du sphénoïde a été complétement détruite; derrière elle, et dans le point de jonction de l'apophyse basilaire avec le corps du sphénoïde, existe une petite cavité assez profonde, avec raréfaction et vermoulure de l'os. Sur la portion écailleuse du temporal gauche, la table interne est usée, et le fond est percé de trous qui communiquent avec ceux de la table externe.

Une coupe permet de constater que les vermoulures apparentes sur la table externe et interne ont pénétré jusque dans le diploé. Dans l'épaisseur de l'extrémité inférieure droite de la suture fronto-pariétale, un peu au-dessus de l'angle antérieur et inférieur du pariétal droit, existe une cavité arrondie pouvant loger un grain de raisin, creusée aux dépens des deux os frontal et pariétal, laissant intactes les tables externes et internes. Une autre cavité de même espèce, mais plus petite, existe en arrière de la précédente.

Sur la face externe de la branche droite de la mâchoire inférieure, l'épine qui surmonte le canal dentaire a disparu. La lame

compacte qui forme le fond de la gouttière qui précède ce canal
est percée de trous irréguliers, qui l'ont en grande partie détruite.

On trouve à la fois sur cette pièce deux ordres de lésions :
les unes sont des érosions de la table externe ou interne, avec
raréfaction du tissu osseux ; les autres sont des cavités intra-
osseuses ouvertes ou non par l'usure des tables de l'os. La première lésion a été rapportée à la carie, et la seconde à l'affection
tuberculeuse des os. Il me paraît que quelques doutes peuvent
être émis sur cette manière de voir.


**N° 273.** — Moitié latérale gauche d'une tête d'adulte. Les altérations les plus remarquables siégent dans la cavité du crâne
ostéité probablement consécutive à une tumeur.


La face cérébrale du frontal, de la grande aile du sphénoïde, de
la portion écailleuse du temporal et l'angle antérieur et inférieur
du pariétal, ont subi une altération singulière qu'il est fort difficile de définir aujourd'hui. Elle est exactement limitée, en haut
et en dehors, par la suture fronto-pariétale, puis par la suture
écailleuse, en arrière par le bord antérieur du rocher, en dedans,
au niveau du sphénoïde, par la ligne médiane, et, dans la fosse
cérébrale antérieure, par une ligne étendue de l'extrémité interne
de la fente sphénoïdale, jusqu'à la partie moyenne de l'arcade
orbitaire. Toute la surface osseuse comprise dans les limites indiquées, présente une teinte bistre ; en outre, elle est hérissée de
mamelons, de volume et de formes variables, tantôt pointus et
étroits, tantôt larges et arrondis, irrégulièrement disséminés, et
séparés par des anfractuosités, dont la largeur et la profondeur
sont également variables. Il semble que la table interne du
crâne ait été soulevée et boursouflée par places, tandis que, dans
les intervalles, elle a subi de véritables pertes de substance. Cette
disposition existe surtout sur le frontal. La fosse cérébrale
moyenne est moins inégale ; toutes les sutures que l'on y remarque représentent autant de sillons, parce que les os qui les
forment sont notablement renflés.

Ce crâne est creusé d'un grand nombre de trous, on en voit
un qui va s'ouvrir dans le sinus frontal. La suture fronto-pariétale est interrompue par deux trous, dont l'un est situé dans la
suture même et l'autre sur le pariétal. Deux trous plus petits se
voient dans la fosse cérébrale moyenne.

A sa surface extérieure, cette moitié de crâne présente dans la
région temporale une couleur rouille, et les sutures, qui sont
très-prononcées, forment des sillons profonds. La grande aile du
sphénoïde est couverte d'une couche de nouvelle formation, très-
mince et d'un jaune brunâtre. La partie articulaire de la cavité

glénoïde est creusée d'une fosse profonde, au fond de laquelle on aperçoit un trou qui vient s'ouvrir dans la fosse cérébrale moyenne en dehors du trou petit rond.

Le condyle de l'occipital est déformé, privé de sa lame de tissu compacte, sa surface est érodée. L'épaisseur des os du crâne est considérable. Cette lésion est difficile à préciser ; ce n'est point une carie franche ; ces altérations peuvent tenir peut-être à une tumeur intra-crânienne, avec épanchement entre la dure-mère et les os.

**N° 274.** — **Moitié gauche d'une base de crâne. Tout le bord antérieur du rocher et une partie de sa base, ont été détachés par la carie du bord postérieur du sphénoïde, et de la portion écailleuse du temporal.**

En examinant les bords de cette perte de substance, et en procédant de dedans en dehors, on voit sur le bord antérieur : 1° une perforation pénétrant dans le sinus sphénoïdal gauche ; 2° le trou ovale dont la demi-circonférence postérieure est détruite ; 3° la portion écailleuse du temporal, séparée du rocher par une perforation qui a détruit la moitié de la cavité interne glénoïde.

Le bord postérieur présente successivement et dans le même sens : 1° la destruction du canal carotidien ; 2° l'extrémité externe du conduit auditif interne attaquée et perforée par la carie ; 3° la coupe de la destruction de l'aqueduc de fallope, depuis son passage au-dessus de la fenêtre ovale, qui est encore fermé par l'étrier demeuré intact ; 4° au-dessus de la fenêtre ovale, le vestibule, dont la paroi supérieure et externe n'existe plus ; 5° des débris des canaux demi-circulaire vertical antérieur, et horizontal ; 6° la caisse du tympan, dont la paroi supérieure a complétement disparu, de sorte que la vue plonge dans les cellules mastoïdiennes. L'apophyse mastoïde est d'un volume considérable.

(Professeur Breschet.)

**N° 275.** — **Temporal du côté gauche ; carie du bord antérieur du rocher.**

Cette pièce a beaucoup d'analogie avec la précédente, il s'agit également d'une carie assez étendue du bord antérieur et de la base du rocher. Il existe dans ce point une scissure d'un centimètre de largeur sur 3 de longueur ; elle est obliquement dirigée de dedans en dehors et d'avant en arrière.

Dans la paroi postérieure de cette fente, on trouve ouverts : la paroi antérieure du canal carotidien, les conduits auditifs interne et externe, l'oreille interne et les cellules mastoïdiennes. Le bord antérieur de cette large scissure, est constitué par la portion écailleuse du temporal, qui présente une petite bandelette osseuse en voie de se détacher. Toute la face interne de la portion écailleuse est parcourue par de nombreux sillons, au fond desquels existent de nombreux pertuis, qui donnaient passage à des vaisseaux.

### No 275 a. — Portion de temporal du côté gauche; carie tuberculeuse avec séquestre de l'apophyse mastoïde.

Cette pièce provient d'un jeune homme, mort phthysique, et qui avait depuis longtemps une fistule osseuse à l'apophyse mastoïde. Il existe dans l'apophyse mastoïde un séquestre volumineux, irrégulier à sa surface, et d'une densité très-considérable; il est entièrement mobile. Un trou d'un diamètre d'environ 8 millimètres, dont les bords sont lisses, arrondis, s'était établi spontanément dans la paroi de l'apophyse mastoïde au niveau de sa base. Le pus s'échappait par cette fistule à travers la peau, qui s'était ulcérée à ce niveau. Un second trou a été pratiqué artificiellement au-dessous du premier pour permettre de voir l'étendue du séquestre.

Deux autres orifices assez larges, situés à la base du rocher, faisaient communiquer la cavité qui loge le séquestre, en dedans du crâne; ils sont séparés l'un de l'autre par un pont osseux assez étroit. La dure-mère à ce niveau n'était point perforée, elle était seulement décollée, épaissie, et entre elle et la surface du crâne, légèrement érodée, existait une couche assez épaisse et assez étendue de matière molle, que M. Debrou a considérée comme de nature tuberculeuse, mélangée au pus. Cette matière tuberculeuse s'étendait jusqu'au sinus latéral qui n'était ni érodé, ni entamé. Il n'y avait à ce niveau aucune trace d'inflammation dans l'arachnoïde ni la pie-mère. Les poumons étaient farcis de tubercules et contenaient plusieurs cavernes.

(M. Debrou, *Soc. de Chir.*, 2e série, t. Ier, p. 574, 1860.)

### No 275 b. — Temporal gauche; carie scrofuleuse avec exostose considérable.

Cette pièce provient d'une femme de 23 ans. A l'âge de 18 ans, quelque temps après s'être violemment frappée la tête contre une poutre, cette femme vit se développer une grosseur derrière l'oreille gauche; bientôt il se forma des abcès qui s'ouvrirent spontanément, les trajets devinrent fistuleux, et des portions osseuses furent éliminées. Un stylet introduit par les trajets pénétrait à environ 4 centimètres de profondeur, et touchait une surface osseuse dénudée.

La langue présentait une altération remarquable de la sensibilité tactile et de la sensibilité gustative. Dans toute la moitié gauche, la sensibilité à la piqûre allait en s'affaiblissant à mesure que l'on s'éloignait de la ligne médiane et que l'on s'approchait du bord. En arrière, la sensation était plus directement perçue qu'en avant. Un morceau de sucre appliqué sur le bord gauche de la langue, donnait lieu à une sensation de tact, mais nullement de saveur; en se rapprochant de la base, la sensation sucrée était perçue. Il en était de même d'un grain de sel ou du vin de gentiane. La langue avait néanmoins tous ses mouvements, il n'existait aucun signe de paralysie.

Le temporal gauche dans sa totalité a acquis un volume considérable, il a au moins quadruplé d'épaisseur. Cette augmentation de volume s'est faite à la face externe et interne, de sorte que le rocher, au lieu d'être distinct, est en quelque sorte englobé au milieu de la masse. Une coupe verticale démontre que la portion mastoïdienne présente une large cavité, oblongue d'arrière en avant, incomplétement cloisonnée, anfructueuse et capable de loger un œuf de poule. L'oreille moyenne qui est très-dilatée, tandis que le conduit externe est très-rétréci, n'offre aucune trace des osselets de l'ouïe. Cette cavité a d'avant en arrière 9 centimètres 1/2; tapissée dans certains points d'une membrane lisse, elle contient dans d'autres des débris d'une matière pultacée qui devait avoir un aspect caséeux. Les parois en sont très-denses et éburnées, la paroi externe présente trois perforations arrondies, qui communiquaient à l'extérieur, et permettaient au pus de s'écouler.

Dans l'épaisseur de la paroi interne, au niveau de la base du rocher, existe un séquestre du volume d'une grosse noisette, éburné et rugueux, mobile; à ce niveau la lame interne, très-amincie, présente deux perforations très-rapprochées, communiquant avec la cavité crânienne, et séparée par un petit pont osseux. La perforation postérieure est le triple de l'antérieure; mais il ne paraît pas que ces perforations aient permis au pus de détruire à ce niveau les membranes du cerveau dont l'état n'a point été indiqué. Il me paraît donc que c'est un exemple de carie scrofuleuse de l'apophyse mastoïde, avec exostose considérable et séquestre éburné.

(M. Fano, *Bull. Soc. de biologie*, 1853, p. 113; 1854, p. 139.)

**N° 276.** — **Temporal du côté droit; carie de la base du rocher.**

Cette pièce, qui a été très-mal préparée, a par cette raison beaucoup perdu de son intérêt. La base de l'apophyse pétrée a été brisée et détachée de l'oreille; toutefois, à l'extérieur, derrière l'apophyse mastoïde, est une perforation qui conduit dans les cellules mastoïdiennes, et laisse voir une cavité encombrée en quelque sorte de lamelles osseuses, usées et percées de petits trous. La paroi supérieure du conduit auditif externe, présente aussi une légère érosion. La paroi inférieure manque.

**N° 276** *a*. — **Portion latérale gauche de la partie moyenne de la base du crâne ; carie située dans le canal carotidien qui communique avec l'oreille moyenne, hémorrhagie de la carotide interne.**

Cette pièce a été recueillie sur un homme de 25 ans, atteint d'otorrhée depuis plusieurs mois, et qui fut subitement pris, le 14 juin 1864, d'une hémorrhagie abondante par le conduit auditif externe. Une seconde hémorrhagie, plus abondante que la première, survint le lendemain par l'oreille et par le nez ; le sang recueilli dans un vase put être évalué à 1 litre et demi environ. Épuisé par ces pertes de sang répétées, le malade eut, le 16 juin, une troisième et dernière hémorrhagie ; il succomba quelques instants seulement après la cessation de l'écoulement sanguin.

On peut constater sur cette pièce, que l'artère carotide interne n'offre point de traces d'altération dans toutes les parties situées en dehors du rocher ; il en est de même de la jugulaire interne, des sinus pétreux, et de la partie terminale des sinus latéraux. Rien à la surface de l'os ne révélait une lésion du rocher ; mais après avoir enlevé la partie supérieure de cet os, on découvre qu'il existe, par suite de carie, une large communication établie entre le canal carotidien et la cavité de l'oreille moyenne, par suite de la destruction de la partie osseuse qui sépare normalement la caisse du tympan du canal carotidien. Un seul des osselets de l'ouïe existe encore, c'est le marteau. La membrane du tympan est détruite. La carotide interne présente deux perforations très-rapprochées : l'une est située à l'angle formée par la carotide, lorsque de verticale elle devient horizontale, l'autre dans la première partie de sa portion horizontale. Ces deux ouvertures offrent de notables différences : l'inférieure, plus considérable, est allongée dans le sens de l'axe de la carotide ; la supérieure affecte plutôt une forme circulaire. Les parois de l'artère sont manifestement altérées dans une certaine étendue.

(M. Choyau, *Soc. anat.*, 2ᵉ série, t. IX ; p. 381.)

**N° 277.** — **Tête d'enfant, sur laquelle une portion du coronal et des pariétaux a été détruite par la teigne.**

Le pourtour de l'ouverture de la fontanelle antérieure, mince dans toute la partie formée par les pariétaux, est plus épaisse au niveau du frontal. Les deux pariétaux présentent, au voisinage de l'ouverture, des sillons vasculaires convergents, et plus nombreux à droite qu'à gauche. On remarque en outre, sur les pariétaux et sur le frontal, un dépôt de substance osseuse de nouvelle formation, au-dessous de laquelle l'os est normal. Ces dépôts osseux sont pour les pariétaux plus considérables à gauche qu'à droite ; cette couche, de nouvelle formation est friable et se détache avec assez de facilité.

Le frontal, au pourtour de la fontanelle, est couvert de productions osseuses, irrégulières à gauche. Cette substance que l'on pourrait appeler madréporique, circonscrit une large plaque, dont la surface inégale est couverte de canaux, larges de 3 à 4 millimètres, et qui convergent vers le bord supérieur de l'os. Dans le point où commencent ces canaux, il en existe un autre très-large, perpendiculaire à la direction des premiers, qui parcourt la circonférence de la production morbide ; il aboutit à une vaste gouttière, creusée entre les deux tables de l'os, et se termine au niveau de l'angle orbitaire gauche, par plusieurs trous qui percent la lame externe. C'est un des canaux diploïques décrits par Breschet, mais agrandi ; au niveau de l'angle orbitaire externe droit, on voit également plusieurs trous desquels part un canal semblable, et qui monte en serpentant vers le dépôt de nouvelle formation.

(Fragonard, an V.)

---

## ARTICLE 3.

## OSTÉITES ET CARIES SIMPLES, OU TUBERCULEUSES DES OS DES MEMBRES

Quarante-six pièces se rapportent aux caries simples ou tuberculeuses des membres, du n° 278 au n° 294 d inclusivement. Les deux premières sont relatives à des lésions des os de l'avant-bras, trente-huit à ceux de la jambe, une seule pièce, n° 287, au fémur, quatre au calcanéum.

On ne trouvera mentionné dans cet article que les ostéites et les caries simples ou tuberculeuses, ainsi que les kystes qui affectent la diaphyse des os ; les lésions qui sont bornées aux extrémités articulaires, et généralement désignées sous le nom de tumeurs blanches, ont été classées avec les maladies des articulations.

Toutes ces pièces comme nature de lésion sont loin d'être identiques, le titre que j'ai donné à cet article suffit à le prouver. Je désire par cela même attirer plus spécialement l'attention sur quelques-unes. La pièce n° 279, décrite parmi les caries, me paraît, au contraire, d'après la disposition des sécrétions périostiques, devoir plus particulièrement se rapporter aux tumeurs des os et en particulier aux sarcomes. Les pièces n°ˢ 279 *a*, 280 *a*, 280 *b*, 280 *c*, 280 *d*, 280 *e*, 280 *f*, 280 *g*, 280 *h*, 280 *i*, 280 *j*, 280 *k*, 280 *l*, 280 *m*, 280 *n*, 280 *o*, ont été données, en 1853, par M. le docteur Lherminier, de la Guadeloupe. Toutes ces pièces sont relatives à des ulcères anciens de la jambe, qui ont altéré consécutivement le système osseux, et ont nécessité l'amputation du membre. La pièce n° 279 *b* se rapporte à cet ordre de lésions, et le tibia malade avait acquis 2 centimètres de longueur de plus que celui du membre opposé.

Six pièces intéressantes se rapportent à des cavités kystiques des os, dont quelques-unes sont assez spacieuses ; cinq de ces cavités sont situées dans une partie du canal médullaire dilaté, élargie ; une est placée dans l'épaisseur même de la paroi de la diaphyse. La pièce n° 287 est un exemple de vaste cavité probablement formée par un abcès tuberculeux, développé au centre du canal médullaire du fémur, à l'union de son tiers moyen avec le tiers inférieur. La pièce n° 292 *a* présente une vaste cavité creusée dans la partie supérieure du canal médullaire du tibia ; elle a verticalement 5 centimètres et 3 transversalement. La pièce n° 292 *b* présente aussi une petite cavité probablement tuberculeuse, située à la partie supérieure du canal médullaire du tibia. La pièce n° 292 *c* présente deux vastes cavités kystiques du canal médullaire du tibia, dont l'une a 10 centimètres de diamètre vertical, sur 5 de diamètre transversal. La pièce n° 292 *f* présente une vaste cavité purulente située à la partie supérieure du canal médullaire du tibia, longue de 3 centimètres et large de 15 millimètres. Enfin, sur la pièce n° 292, on constate une cavité osseuse, kystique, probablement purulente, de 2 centimètres de diamètre vertical sur 14 millimètres de largeur, développée à la partie supérieure de la face interne

du tibia, située dans l'épaisseur de la paroi. La pièce n° 294 *d*
est un de ces exemples de lésions osseuses, désignée sous le
nom de *Perical, de pied de Madura,* et qui est consécutive à
une lésion des parties molles.


### N° 278. — Squelette de l'avant-bras droit; carie du cubitus.

Le cubitus seul est malade, la lésion occupe la partie moyenne
de sa face interne et postérieure; ainsi que le bord interne, elle a
verticalement une étendue de 7 centimètres. La lame compacte est
détruite, et l'os est érodé dans une profondeur de près d'un centimètre dans certains points. Le tissu celluleux qui en forme le
fond est rugueux, comme déchiqueté, et formé de lamelles osseuses irrégulières, séparées les unes des autres par des trous,
des fentes et des espèces de crevasses, tantôt longitudinales, tantôt obliques. Vers l'extrémité inférieure de la surface cariée,
existent quelques dépôts de matières osseuses nouvelles. La face
antérieure du cubitus, dans le point correspondant à la lésion, a
sa lame externe couverte de petites éminences séparées par des
sillons.


### N° 279. — Squelette de l'avant-bras droit, carie et végétations pé-<br>riostiques du cubitus et du radius.

Cette pièce, décrite par Denonvilliers, dans son catalogue, avec
les caries, me paraît bien plutôt appartenir au cancer, et particulièrement à celui du périoste. L'altération est assez générale ;
elle occupe les deux os, le radius et le cubitus, mais principalement leur partie supérieure. La lésion du cubitus, qui est la plus
prononcée, occupe toute la circonférence de cet os, depuis son
cinquième inférieur jusqu'à l'olécrâne. On y remarque par place,
surtout à sa face postérieure, des érosions dont le fond est constitué par la lame compacte ulcérée détruite, et qui a mis le tissu
spongieux à nu. Dans les autres points, se trouvent des productions osseuses nouvelles en forme d'aiguilles, qui forment des
jetées anfractueuses plus ou moins saillantes; à la partie postérieure et supérieure, elles ont près de 3 centimètres de saillie.
Ces aiguilles osseuses, perpendiculaires à l'axe de l'os, peuvent
être détachées, et laissent libre la surface de l'os. La grande et la
petite cavité sigmoïde du cubitus n'ont plus de lame compacte.
Le radius est aussi recouvert en grande partie de jetées osseuses, mais qui sont surtout marquées sur ses bords, et principalement sur l'interne et le postérieur, de manière à y former des
reliefs triangulaires et tranchants. Les extrémités articulaires ne

sont que peu altérées. Cette pièce me paraît donc plutôt appartenir au cancer, dont l'ostéite et la carie ne seraient que consécutives.

**N° 279 *a*. — Portion inférieure du tibia et du péroné gauche; ostéite consécutive à un ulcère.**

Le tibia présente à sa face interne, à 10 centimètres du sommet de la malléole, une plaque oblongue, formée de tissu osseux nouveau surajouté, qui témoigne à ce niveau de l'existence d'une ostéo-périostite. Une seconde plaque plus petite et moins saillante se remarque à la face interne de la malléole interne.

L'os est plus vascularisé dans toute son étendue, mais surtout au niveau des dépôts osseux nouveaux, où sa surface est criblée de trous de dimensions variables; de petites végétations osseuses se remarquent à la partie inférieure du bord externe. Le péroné est lui-même devenu plus vasculaire, criblé de trous nombreux.

Cette pièce provient d'un nègre qui présentait un ulcère de la partie inférieure de la jambe, et pour lequel il a été amputé.

(M. Lherminier, de la Guadeloupe, 1853.)

**N° 279 *b*. — Portion inférieure de la jambe gauche, ostéite consécutive à un ulcère.**

Il existe une vaste ulcère qui occupait le tiers moyen de la jambe et presque toute sa circonférence; il laisse seulement à la partie postérieure un pont de peau qui a environ 4 centimètres; les bords de cette ulcère sont lisses, très-amincis. La perte de substance cutanée présente verticalement dans sa partie la plus étendue, qui correspond au bord interne du tibia, 12 centimètres. L'ulcération qui est profonde a mis complétement à nu le tibia, qui est lui-même érodé, ulcéré plus ou moins profondément dans certains points, tandis que dans d'autres, ils présente des couches osseuses de nouvelle formation, produites par le périoste qui n'existe plus. Cet os a été atteint d'ostéite, consécutive à l'ulcère de la jambe, l'aponévrose d'enveloppe et le tissu cellulaire sous-cutané ayant été également détruits, les muscles sont à nu ainsi que certains vaisseaux. Cette jambe, comparée à celle du côté opposé, avait augmenté de longueur de près de 2 centimètres.

(Professeur J. Cloquet.)

**N° 280. — Tibia gauche d'un jeune enfant dont les épiphyses sont détachées et ont été perdues; ostéite de la face interne.**

L'altération siége sur la face interne de l'os, un peu au-dessus de sa partie moyenne. Dans ce point, en effet, et dans une étendue verticale de 5 centimètres, sur 2 à 3 de largeur, il existe une érosion de forme oblongue. La lame la plus superficielle du tissu compacte est détruite, et comme il existe une raréfaction du reste de son tissu, cette partie de l'os est rugueuse, inégale, criblée de trous vasculaires. Cette lésion, en apparence très-profonde, es cependant superficielle ; cet aspect particulier tient à une nouvelle couche de secrétion osseuse sous-périostique, qui occupe toute la périphérie de l'érosion, qui est comme encadrée au milieu du nouvel os, et dont l'épaisseur est au niveau de l'érosion d'environ 4 millimètres, tandis que d'une autre part, elle se perd insensiblement sur les faces internes et externes du tibia.

**N° 280 a. — Portion inférieure du tibia et du péroné droit, atteints d'ostéite consécutive à un ulcère.**

Le tibia dans son quart inférieur est le siége d'un gonflement fusiforme assez notable. Certains points de la surface de ce renflement, sont le siége de secrétions périostiques peu accusées et qui se prolongent assez haut sur le corps de l'os, qui est très-vascularisé, mais principalement au niveau de sa partie renflée ; l'épiphyse inférieure est en grande partie décollée.

Le péroné dans son quart inférieur est aussi le siége d'un gonflement, mais qui est relativement beaucoup plus considérable que celui du tibia ; de nouvelles couches périostiques très-épaisses, se remarquent surtout en dedans, et il semble que, dans certains points, elles aient déjà subi un commencement d'altération ; elles présentent des anfractuosités. Ces secrétions périostiques se prolongent assez haut sur le péroné. Dans la partie renflée, elles sont raréfiées et creusées de trous vasculaires très-nombreux, dont quelques-uns ont des dimensions considérables ; le péroné dans ce point ressemble à un madrépore, l'épiphyse inférieure qui est décollée dans la plus grande partie de son étendue, est soudée en dehors par une lamelle osseuse périphérique.

Cette altération osseuse qui a été observée chez un nègre, est consécutive à un ulcère de la jambe, qui a nécessité l'amputation.

(M. Lherminier, de la Guadeloupe, 1853.)

**N° 280 b. — Tibia et péroné droit atteints d'ostéite, consécutive à un ulcère.**

Le tibia sur lequel porte l'altération, présente à sa partie moyenne un renflement peu accusé ; sa surface, au lieu d'être lisse, est rugueuse, inégale, ce qui tient à deux causes : 1° à de rares secrétions osseuses périostiques ; elles s'observent surtout à la face postérieure et au bord interne. Ces secrétions ont une disposition stalactiforme, et présentent par place des pointes plus ou moins acérées ; 2° à des érosions superficielles de la substance

compacte, qui est en outre criblée d'un très-grand nombre de trous
vasculaires, dont la plupart très-petits sont à peine visibles à
l'œil nu. On les observe dans toute l'étendue de l'os, qui est en
outre très-léger, ce qui tient à une raréfaction totale de son corps,
tissu compacte, tissu spongieux. La lamelle compacte au niveau de
la coupe a à peine 1 millimètre d'épaisseur.

Le péroné présente également à sa partie moyenne un renflement fusiforme, mais les lésions sont ici bien plus prononcées que
sur le tibia.

Cette altération osseuse qui a été observée sur un nègre, est
consécutive à un ulcère de la jambe qui a nécessité l'amputation au lieu d'élection.

(M. Lherminier, de la Guadeloupe, 1853.)


**N° 280 c. — Tibia et péroné gauche, atteints d'ostéite consécutive
à un ulcère.**

Le tibia dans près de sa moitié inférieure est le siége de
lésions profondes, il présente un renflement considérable, qui
s'étend jusqu'à l'épiphyse inférieure, qui est en grande partie
décollée. Sa face interne est le siége de secrétions périostiques
considérables, la surface extérieure est criblée de trous vasculaires extrèmement nombreux, les uns petits les autres plus
grands, et qui lui donnent l'aspect d'un madrépore. Ce renflement
peut être aussi comparé à une éponge très-fine, qui serait appliquée sur l'os. Les secrétions périostiques se prolongent assez haut
sur le tibia qui est très-léger. Son tissu compacte et spongieux est
très-raréfié, et toute la surface du corps est criblée de nombreux
trous vasculaires.

Le péroné, comme le tibia, présente dans la partie moyenne de
sa diaphyse, un renflement fusiforme. Son tissu est également très-
raréfié, ce qui lui donne une grande légèreté, et toute la surface
de son corps est criblée de nombreux trous vasculaires.

Cette altération osseuse qui a été observée chez un nègre, est
consécutive à un ulcère de la jambe, qui a nécessité l'amputation
au lieu d'élection.

(M. Lherminier, de la Guadeloupe, 1853.)


**N° 280 d. — Moitié inférieure du tibia et du péroné gauche, atteints
d'ostéite et de nécrose consécutive à un ulcère.**

Le tibia, à l'union de son tiers moyen avec le tiers inférieur, présente un renflement assez considérable; sa face interne qui est la
plus profondément altérée, est recouverte de secrétions périostiques très-vascularisées, surajoutées à la surface de l'os. Au centre
de ces sécrétions, existe une gouttière oblongue, profonde de 3
à 4 millimètres, et au fond de laquelle s'aperçoit l'os ancien. Cette

gouttière circonscrit une portion du nouvel os, longue de 3 centi-mètres, large d'un, qui est nécrosée, en grande partie détachée, et ne tient plus à l'os ancien que par une partie peu étendue de sa face profonde. La face postérieure, à ce même niveau, est recouverte de couches osseuses nouvelles peu épaisses.

Le péroné, à la même hauteur que le tibia, présente aussi une altération, mais elle est moindre ; ses faces sont recouvertes de végétations périostiques, les unes en plaques, les autres sous forme de jetées osseuses, surtout au niveau des bords ; l'os est en même temps plus vasculaire, criblé de trous nombreux, de dimensions diverses.

Cette altération, qui a été observée chez un nègre, est consécutive à un ulcère de la jambe, qui a nécessité l'amputation.

(M. Lherminier, de la Guadeloupe, 1853.)

### N° 280 e. — Tronçon moyen du tibia et du péroné, atteint d'ostéite consécutive à un ulcère.

Cette portion du tibia présente sur ses faces, mais principalement au niveau des bords, un grand nombre de végétations osseuses, dont quelques-unes sont très-saillantes et assez volumineuses.

Le péroné présente la même disposition ; seulement, ici à l'inverse des pièces précédentes, la lésion est plus prononcée sur cet os, les végétations ou jetées osseuses sont plus nombreuses et plus volumineuses, elles se terminent par des extrémités pointues.

Les deux os sont un peu raréfiés dans leur diaphyse. Cette lésion, qui a été observée chez un nègre, est consécutive à un ulcère de la jambe.

(M. Lherminier, de la Guadeloupe, 1853.)

### N° 280 f. — Moitié inférieure du tibia et du péroné droit, atteints d'ostéite consécutive à un ulcère.

Le tibia à la partie supérieure de son tiers inférieur, sur la moitié antérieure de sa face interne, présente une grande plaque osseuse, oblongue, de 8 centimètres de hauteur sur 4 1/2 de largeur. Cette plaque est produite par de nouvelles secrétions sous-périostiques. Le tissu osseux qui la compose est très-dur, il ne peut être pénétré par une épingle ; sa surface est néanmoins criblée de petits trous extrêmement fins, qui la font ressembler à une fine éponge ; sur ces bords elle se perd insensiblement avec le reste de l'os, qui, par place, présente de nouvelles sécrétions peu accusées, mais est surtout criblée de nombreux trous vasculaires de dimensions variables. Dans cette moitié inférieure, le tibia est en outre atteint d'hypérostose générale.

Le péroné à la même hauteur est recouvert de nouvelles sécrétions périostiques, qui lui donnent un aspect fusiforme ; ces
sécrétions, fort irrégulières, sont les unes en plaques, les autres
alactiformes ; il est aussi à ce niveau hypérostosé et criblé de
nombreux trous vasculaires. Cette altération osseuse, qui a été
observée chez un nègre, est consécutive à un ulcère de la jambe,
qui a nécessité l'amputation.

(M. Lherminier, de la Guadeloupe, 1853.)

**N° 280** *g*. — Portion inférieure de tibia et du péroné gauche, atteints d'ostéite végétante consécutive à un ulcère.

Le tibia dans ses trois quarts inférieurs, est sur toutes ses
faces et ses bords, couvert de nombreuses aspérités, qui sont
cependant plus prononcées à sa face et à son bord externe. Ces
végétations sont sous-périostiques et sont le résultat de l'inflammation de cette membrane ; la face qui en présente le moins est la
postérieure et la face interne de la malléole. Cet os présente en
outre un commencement de raréfaction, et il est criblé de trous
nombreux. Dans quelques points, ces aspérités et les plaques
osseuses périostiques ont été détruites par la macération, et l'on
peut s'assurer qu'elles sont surajoutées à la surface de l'os, qui,
à l'exception d'une plus grande vascularisation, a conservé son
aspect normal.

Le péroné présente une disposition identique à celle du tibia ;
il est aussi, dans toute sa surface, couvert de nombreuses jetées
osseuses, résultant de sécrétions sous-périostiques stalactiformes.
Cette altération, qui a été observée chez un nègre, est consécutive à un ulcère de la jambe, qui a nécessité l'amputation au lieu
d'élection.

(M. Lherminier, de la Guadeloupe, 1853.)

**N° 280** *h*. — Portion inférieure du tibia et du péroné gauche, atteints
d'ostéite consécutive à un ulcère.

Le tibia est notablement hypérostosé ; il est également probable
qu'il a augmenté de longueur; son canal médullaire est agrandi en
même temps que la lame de tissu compacte a augmenté d'épaisseur. Toute sa surface est plus vasculaire, parcourue par de larges sillons aboutissant à des trous vasculaires, dont le nombre et
les dimensions dépassent l'état normal. Sur certains points, à sa
face interne et postérieure, ainsi qu'à son bord externe, existent des
dépôts périostiques, en plaques pour les faces, stalactiformes
pour le bord externe, qui sont le résultat de productions sous-
périostiques.

Le péroné, beaucoup plus profondément altéré que le tibia, a ses faces et ses bords dans ses trois quarts inférieurs, couverts de nombreuses productions sous-périostiques stalactiformes, qui font que son volume est presque doublé; les stalactites osseuses perpendiculaires à son axe, sont plus prononcées à sa partie externe. Cette altération osseuse qui a été observée sur un nègre, est consécutive à un ulcère de la jambe, qui a nécessité l'amputation dans le lieu de l'élection.

(M. Lherminier, de la Guadeloupe, 1853.)

### N° 280 *i.* — Portion inférieure du tibia et du péroné gauche, atteints d'ostéite consécutive à un ulcère.

Le tibia présente à la partie moyenne de la face interne de sa diaphyse, une altération assez profonde. A ce niveau, on remarque une érosion oblongue de la face interne, qui n'a guère intéressé que la lame superficielle de tissu compacte, et a mis à nu, sous forme de gouttière, les canicules agrandis. Cette érosion a 6 centimètres de long sur 3 de large. Elle est encadrée par une sécrétion osseuse périostique, dense, creusée de nombreux trous vasculaires, qui lui donnent l'aspect spongieux. Ce tissu nouveau, dans certains points, à la partie supériéure principalement, est lui-même altéré, et présente quelques rainures ou gouttières, dues sans aucun doute à la présence du pus. Au niveau du bord antérieur, des productions nouvelles se présentent sous forme de stalactites saillantes renversées en dehors.

Le péroné, moins profondément altéré, est cependant très-vasculaire, criblé de trous nombreux, et présente sur différents points, surtout au niveau de ses bords, des stalactites osseuses peu saillantes. Cette altération osseuse, qui a été observée sur un nègre, est consécutive à un ulcère de la jambe qui a nécessité l'amputation.

(M. Lherminier de la Guadeloupe, 1853.)

### N° 280 *j.* — Tibia et péroné droits, atteints d'ostéite consécutive à un ulcère.

Le tibia, dans ses trois quarts inférieurs, présente sur toutes ses faces, de nombreuses sécrétions sous-périostiques, disposées sous forme de plaques adhérentes à la diaphyse, à laquelle elles donnent un aspect rugueux chagriné. Ces sécrétions de nouvelle formation sont surtout prononcées au niveau du bord externe près de sa partie inférieure; leur exubérance a même soudé le tibia au péroné. Le tibia est en outre, dans toute sa longueur, creusé de nombrenx sillons, aboutissant à des trous vasculaires; et à la partie inférieure de sa face postérieure, existent des stalactites implantées perpendiculairement à l'axe de l'os qui est légèrement hyperostosé.

Le péroné dans toute sa longueur, présente une altération analogue à celle du tibia, c'est-à-dire que sa face et ses bords sont couverts de plaques ou de stalactites sous-périostiques, avec une grande vascularisation de cet os. Cette altération osseuse, qui a été observée chez un nègre, est consécutive à un ulcère de la jambe, qui a nécessité l'amputation dans le lieu d'élection.

(M. Lherminier, de la Guadeloupe, 1853.)

### N° 280 *k*. — Moitié inférieure du tibia et du péroné gauche, atteints d'ostéite consécutive à un ulcère.

Le tibia ne présente que de légères altérations ; il existe, à la partie inférieure de sa face interne, au niveau de la base de la malléole, et à la partie inférieure de son bord antérieur, de petites plaques osseuses de nouvelle formation, qui témoignent de périostites qui ont existé à ce niveau.

Le péroné, au contraire, est profondément altéré ; il est comme engaîné par de nouvelles couches osseuses très-épaisses, qui font corps avec lui, et qui, par l'ossification du ligament inter-osseux, l'ont soudé avec le tibia. De plus, le péroné, au niveau de son bord antérieur, présente une crête osseuse très-saillante qui a, à sa partie inférieure, 4 centimètres, et qui est comme enroulée en dedans, où elle s'avance jusque sur le tibia dont elle est distante de 2 centimètres. Cette espèce de crête osseuse, dentelée, inégale sur son bord, est elle-même percée de plusieurs trous. Il en existe une autre, mais rudimentaire, à la face postérieure du péroné.

La face postérieure du ligament inter-osseux, présente une crête osseuse, enroulée en forme de cornet à base supérieure.

L'articulation péronéo-tibiale inférieure est ankylosée. Cette altération, qui a été observée chez un nègre, est consécutive à un ulcère de la jambe qui a nécessité l'amputation.

(M. Lherminier, de la Guadeloupe, 1853.)

### N° 280 *l*. — Moitié inférieure du tibia et du péroné gauche avec l'astragale et le calcanéum, atteints d'ostéite consécutive à un ulcère.

Le tibia, dans son tiers inférieur, présente un gonflement fusiforme à base inférieure, sa tuméfaction est assez régulière. La surface présente, de place en place, des dépôts évidents de sécrétions périostiques, qui produisent des inégalités. Mais ce qui est surtout remarquable, ce sont les nombreux sillons et les trous vasculaires dont cette extrémité est criblée. Les trous situés sur la malléole, à sa base, et à la partie inférieure de la face postérieure du tibia, ont surtout acquis des dimensions considérables. Il existe, en outre, une ankylose complète du tibia avec l'astragale, de ce dernier os avec le calcanéum. Ces deux os sont aussi profondément vascularisés, raréfiés et érodés sur certains points.

Le péroné présente une altération analogue à celle du tibia; elle est seulement plus prononcée. Le gonflement fusiforme est plus étendu en hauteur, et la surface externe est criblée de nombreux trous, qui lui donnent la plus grande ressemblance avec une éponge fine, Au-dessus et au bord postérieur, cet os présente quelques plaques osseuses, ou bien des stalactites. Le péroné est ankylosé avec l'astragale.

Cette altération, qui a été observée chez un nègre, est consécutive à un ulcère de la jambe, qui a nécessité l'amputation.

(M. Lherminier, de la Guadeloupe, 1853.)


### **280** *m*. — Tibia et péroné gauche, atteints d'ostéite consécutive à un ulcère.


Le tibia qui est le moins altéré présente, au tiers inférieur de sa face interne, une production osseuse sous-périostique, en forme de champignon, dont la surface est très-rugueuse, inégale et offre des stalactites osseuses, denses, éburnées. La portion de tibia qui supporte cette plaque, est boursouflée, creusée de nombreux sillons profonds, qui lui donnent un aspect très-rugueux. D'autres stalactites s'observent en arrière, au bord postérieur de la malléole, et à la partie moyenne du bord postérieur.

Le péroné a quadruplé de volume; il est profondément déformé, et toute sa surface est hérissée de nombreuses aspérités stalactiformes, qui présentent une densité et une saillie considérables. Son bord interne est soudé au tibia, par suite de l'ossification du ligament inter-osseux, sur la face antérieure duquel s'est développée une couche osseuse de nouvelle formation, qui est venue recouvrir dans sa moitié inférieure la face externe du tibia, avec laquelle elle a contracté des adhérences à la partie postérieure. Le péroné présente une crête saillante de près de 3 centimètres dans sa partie moyenne, et qui est couverte de nombreuses stalactites, qni, dans certains points, pourraient faire croire à une fracture compliquée de nombreuses esquilles. Cette altération, très-profonde, particulièment du péroné, a été observée chez un nègre; elle est consécutive à un ulcère de la jambe, qui a nécessité l'amputatiou dans le lieu d'élection.

(M. Lherminier, de la Guadeloupe, 1853.)

### N° 280 n. — Tibia et péroné gauche, atteints d'ostéite consécutive à un ulcère.

Ces deux os présentent une hypérostose générale, qui a dû également porter sur leur longueur. Le tibia, qui est très-gros et paraît avoir augmenté de volume d'un quart environ, est moins profondément altéré que le péroné. Il présente à sa face interne, à la partie supérieure de son tiers inférieur, une plaque osseuse, oblongue, disposée en forme de champignon, et faisant un relief de 2 à 3 centimètres au-dessus de la surface osseuse. Cette plaque, qui est le produit de sécrétions périostiques, de nouvelle formation, a une longueur d'environ 11 centimètres, sur une largeur de 4. Sa surface externe, qui est assez dense, est criblée d'une multitude de petits orifices qui donnaient passage à de petits vaisseaux, et lui donnent l'aspect d'un madrépore ou d'une fine éponge. D'autres sécrétions périostiques peu étendues, s'observent à la base de la malléole interne et sur la face postérieure. La face interne du tibia est couverte, dans presque toute son étendue, de sécrétions aplaties, disposées en forme d'écaille très-adhérentes au tibia.

Le péroné, qui est relativement beaucoup plus hypertrophié que le tibia, puisqu'il paraît avoir triplé de volume, est beaucoup plus profondément altéré. Comme le tibia, il présente à la partie supérieure de son tiers inférieur une plaque oblongue, qui a exactement les caractères asssignés à celle du tibia. Le reste de l'os compris au-dessus de cette plaque est le siége de dépôts aplatis, lamelleux, adhérents au péroné, et qui en ont augmenté le volume. A la face postérieure, ces dépôts présentent l'aspect stalactiforme. Le ligament inter-osseux est ossifié dans presque toute son étendue, et présente de place en place, surtout dans sa partie inférieure, des perforations antéro-postérieures. Le péroné est ankylosé en bas avec le tibia.

Cette altération osseuse, qui a été observée chez un nègre, est consécutive à un ulcère de la jambe, qui a nécessité l'amputation dans le lieu d'élection.

(M. Lherminier, de la Guadeloupe, 1853.)

### N° 280 o. — Moitié inférieure du tibia et du péroné droit; ostéite avec carie profonde consécutive à un ulcère.

Le tibia, sur cette pièce, est profondément altéré à l'union de son tiers inférieur avec le tiers moyen. La lame de tissu compacte à ce niveau, est en grande partie détruite; dans une hauteur de 9 centimètres l'os est réduit à sa face interne; d'où résulte que le canal médullaire est largement ouvert, et que l'on

y distingue de place en place, du tissu spongieux qui le cloison-
nait. En haut et sur les côtés la perte de substance osseuse est
abrupte ; mais à sa partie antérieure et inférieure, l'usure moins
complète,  semble avoir commencé par la table externe, qui est
obliquement érodée.  Sur  les  limites  de  l'altération,  elle  est
comme renversée en dehors : on dirait qu'une tumeur a été cause
de la lésion. ce qui n'a point existé. La partie inférieure du tibia
est raréfiée, tuméfiée et criblée d'un grand nombre de trous vasculaires, dont certains ont des dimensions considérables et témoignent de l'ostéité qui a existé à ce niveau.

Le péroné, très-léger, friable et raréfié, est le siége, à sa surface, de nombreux dépôts sous-périostiques en plaques ou stalactiformes, et cette surface est parcourue par des sillons profonds
aboutissant  à  des  trous  très-multipliés. Cette altération, qui
semble avoir été produite par une tumeur de mauvaise nature,
est cependant consécutive chez ce nègre à ulcère invétéré qui,
après avoir déterminé une ostéite, a très-probablement donné
naissance à une ostéomyelite, qui a nécessité l'amputation dans
le lieu d'élection.

(M. Lherminier, de la Guadeloupe, 1853.)

### N° 280 *p*. — Tibia et péroné droit, atteints d'ostéite avec de nombreuses végétations sous-périostiques.

Le tibia, dans toute sa hauteur, sur ses faces et sur ses bords,
est le siége de dépôts  sous-périostiques, les uns en  forme de
plaques, les autres surtout au niveau des bords en forme d'aspérités stalactiformes qui, au niveau du bord externe, s'étant
étendus aux ligaments inter-osseux, l'ont complétement ossifié.
L'os a donc pris, dans toute son étendue, un aspect rugueux ; il
présente, en outre, de nombreux sillons, dont quelques-uns
sont très-profonds, et ils aboutissent à des trous qui donnaient
passage à des vaisseaux.

L'altération du péroné, qui est identique, comme forme, à celle
du tibia, est seulement plus prononcée. Les aspérités y sont
plus nombreuses ; en arrière surtout, elles forment une espèce
de crête verticale qui a, dans certains points, jusqu'à 2 centimètres de saillie ; le ligament tibio-péronier antérieur est ossifié et
produit une ankylose périphérique.

(Professeur Malgaigne.)

### N° 280 *q*. — Tibia droit ; ostéomyelyte suppurée.

La moitié inférieure du tibia a son volume et son aspect
normal ; le canal médullaire est  seulement oblitéré par un tissu
dense, qui a limité l'altération osseuse à la moitié supérieure de

l'os. Cette dernière partie présente des altérations profondes, qui occupent le canal médullaire, la surface extérieure du tibia, et le corps même de la diaphyse.

Le canal médullaire, profondément altéré, élargi, présente, dans certains points, des nécroses raréfiées du tissu spongieux ; dans d'autres existent des sécrétions osseuses nouvelles déjà altérées. La paroi du canal, très-amincie, raréfiée, manque même, dans certains points, surtout à la partie supérieure où l'on constate de nombreuses perforations de largeur variable. Quelques-unes ont jusqu'à 2 centimètres de diamètre. Les bords en sont renversés en dehors, et il est évident qu'elles ont été produites par le pus qui était renfermé dans le canal médullaire, et qu'il s'écoulait par ses cloaques. Quelques-unes de ces ouvertures, communiquent même avec la partie postérieure de l'articulation du genou. L'os, dans certains points, est réduit à une véritable dentelle. A sa surface, sous le périoste, s'observent de nombreuses sécrétions sous-périostiques irrégulières, qui viennent renforcer la paroi du canal médullaire, amincie, perforée.

(M. Pain, 1859.)

### N° 281.— Tibia et péroné droit; atteints d'ostéite raréfiante.

Ce tibia paraît avoir appartenu à un sujet d'une taille élevée, car sa longueur est de 38 centimètres. Ces deux os qui semblent comme boursouflés ont un aspect extérieur identique, leur surface est rugueuse, inégale, couverte de nombreuses aspérités plus ou moins saillantes, quelques-unes mêmes, situées dans l'espace inter-osseux, unissent les deux os. En outre, toute leur surface est criblée de nombreux trous, qui témoignent de leur grande vascularisation, conséquence inévitable d'une ostéite prolongée. D'après l'aspect extérieur de ces os, on pourrait croire leur poids considérablement augmenté ; c'est l'inverse qui s'observe, ce qui tient à une raréfaction assez avancée de leur tissu.

La face interne du tibia est le siége d'une érosion superficielle assez étendue; elle a verticalement 3 centimètres sur 5 de largeur, le fond en est rugueux, inégal, vasculaire; cette érosion résulte très-probablement d'un ulcère invétéré. Une coupe verticale de ces deux os montre que, dans toute l'étendue, principalement sur le tibia, la lame de tissu compacte est très-mince, qu'elle est en outre creusée de larges cellules dues à la raréfaction de son tissu. Le canal médullaire qui est agrandi, a pu acquérir dans certains points 2 centimètres 1/2 dans le sens antéro-postérieur; mais il est dans toute son étendue rempli par un tissu réticulaire, qui est surtout abondant au niveau de l'ulcération de la face interne du tibia. C'est à l'altération profonde de la structure de ces os qu'est due leur extrême légèreté comparée à leur volume.

**N° 281.** *a.* — **Portion supérieure du tibia gauche, carie.**

On observe à la partie postérieure et supérieure de ces deux os, une destruction osseuse assez accusée, due à une carie limitée à leur surface.

(Professeur Verneuil.)

**N° 282.** — **Tibia droit, atteint d'ostéite et de carie.**

L'altération occupe presque toute la diaphyse de os, au côté interne duquel elle siége plus spécialement. Le canal médullaire sur cette face présente une ouverture longue de 25 centimètres. Cette ouverture, plus large en haut et en bas que dans sa partie moyenne, où elle n'a que quelques millimètres, permet de voir l'intérieur du canal médullaire. Cette perte de substance résulte probablement d'une carie profonde. Les bords sont irréguliers, hérissés de lamelles très-minces, qui circonscrivent des sillons longitudinaux.

Ces bords, formés aux dépens du tibia, sont surmontés par une couche osseuse de nouvelle formation. Cette couche est seulement déposée à la surface du tibia; c'est une sorte de croûte qui est plaquée sur l'os, mais ne fait point corps avec lui. Dans certains endroits au-dessus des malléoles, on la trouve soulevée de manière à laisser entre elle et le tibia un intervalle de 1 à 2 millimètres. Elle est formée par une multitude de lamelles perpendiculaires à la surface de l'os, et dirigées de cette surface vers l'extérieur.

La surface extérieure de la couche nouvelle, ne présente point partout le même aspect : dans les points les plus rapprochés de la perforation du canal médullaire, elle paraît boursouflée et couverte de petites éminences mamelonnées, du volume d'un grain de millet; un peu plus loin, elle présente des sillons longitudinaux, larges et profonds, dirigés suivant l'axe du tibia. Les épiphyses sont criblées de trous vasculaires, dont quelques-uns ont des dimensions relativement considérables.

**N° 283.** — **Portion inférieure du tibia droit, carie.**

Ce tibia est d'une conformation assez irrégulière : la face interne à l'union du tiers moyen avec le tiers inférieur, présente une sorte d'ulcération oblongue, de 4 à 5 centimètres de longueur sur 2 à 3 de largeur, qui pénètre jusque dans le canal médullaire. Les bords de l'ouverture sont coupés en biseau, et remontent insensiblement vers la surface de l'os. Les petites aspérités de ces bords sont émoussées, arrondies, les excavations sont en partie effacées, et les trous presque comblés, de sorte que les surfaces malades, bien que encore irrégulières, sont cependant revêtues d'une couche lisse et compacte. On remarque sur différents points de l'os de nouvelles couches osseuses sous-périosti-, ques, et de nombreux trous vasculaires. Il semble qu'il y ait un commencement de cicatrisation.

**N° 284. — Portion inférieure du tibia et du péroné droit, représentant environ les deux tiers inférieurs de ces deux os; carie.**

Le tibia est profondément ulcéré, érodé, par suite d'une carie résultant d'un vaste ulcère phagédénique, qui entourait la plus grande partie de la jambe.

A l'exception de la partie malléolaire du tibia, tout le reste de l'os est le siége d'une carie profonde; toute sa face interne et une partie de sa face postérieure sont complétement détruites, de sorte que le canal médullaire est largement ouvert. Vers le milieu de la jambe, le tissu osseux qui constitue les faces externes et postérieures, a pris un développement considérable, et le tibia à ce niveau représente une surface irrégulière, large de 6 à 7 centimètres, et parcourue par une gouttière longitudinale profonde. Cette gouttière répond au canal médullaire ouvert. Plus bas, la gouttière centrale disparaît, et le tibia se trouve réduit à une lame osseuse, puis le cylindre osseux devient complet, mais il est bientôt interrompu de nouveau par une large ouverture oblongue, placée en arrière, près du péroné, à 3 centimètres seulement au-dessus de l'articulation tibio-tarsienne.

Le tissu qui traverse la vaste érosion, est constitué par de petites aiguilles osseuses, de petites lamelles, implantées sur l'os par leurs bases, libres par leur sommet, et séparées les unes des autres par des aréoles, des trous, ou des sillons plus ou moins larges.

Le péroné, beaucoup moins altéré, est, dans certains points, à sa surface, le siége de sécrétions périostiques; il est en outre criblé de trous vasculaires nombreux.

**N° 285** manque.

**N° 286. — Péroné gauche, carie.**

Cette pièce provient d'un jeune sujet; la lésion occupe l'extrémité inférieure de l'os, la malléole externe manque entièrement. La portion d'os située au-dessus est, dans l'étendue de 7 à 8 centimètres, le siége d'une érosion; la lame de tissu compacte est détruite, une couche mince de matière osseuse nouvelle entoure les surfaces altérées.

**Nº 287.** — **Fémur droit, cavités kystiques purulentes développées à
la partie inférieure du canal médullaire.**

Cette pièce provient d'un homme de 25 ans, qui a succombé après
onze mois de maladie. Il avait eu antérieurement une affection
syphilitique. Ce fémur, bien développé, est remarquable par son
poids qui est de 428 grammes. Son tiers supérieur est normal, les
deux tiers inférieurs sont notablement augmentés de volume, et
les surfaces extérieures sont couvertes de végétations osseuses,
irrégulières, mais qui sont plus multipliées et mieux accusées à
la partie postérieure près de la ligne âpre.

A l'union du tiers moyen avec le tiers inférieur, dans le point
où ses végétations sont les plus nombreuses, en même temps que
saillantes, se trouvent six orifices à bords renversés en dehors,
arrondis, réguliers. Ils communiquent tous dans une vaste cavité,
placée au centre du canal médullaire. Quatre de ces orifices plus
petits sont fermés à leur partie interne, par une membrane mince
comme celle du tympan. Les deux grands orifices, situés l'un à la
partie antérieure, l'autre à la partie postérieure, ont, le premier,
une étendue verticale de 2 centimètres, le second 1 centimètre 1/2
environ. La cavité contenue dans le centre du canal médullaire,
et qui renfermait une matière qui a été considérée par A. Bérard
et Denonvilliers comme tuberculeuse, est limitée en haut par un
tissu compacte éburné, qui oblitère complétement le canal médullaire dans une étendue de 14 centimètres. En bas, cette cavité
mal délimitée n'a point de parois osseuses, mais dans l'état frais,
elle devait être tapissée de tous côtés par une fausse membrane
molle tomenteuse, dont on retrouve encore des débris. Cette membrane n'était interrompue qu'au niveau des grands trous décrits
plus haut. Les condyles du fémur sont dépourvus de cartilage
d'encroûtement, et de la lamelle de tissu compacte qui les supporte.
(Professeur A. Bérard.)

Nº 288 manque.

Nº 289. — Tibia et péroné gauche ; ostéite.

Le tibia est gonflé dans toute son étendue, et profondément
altéré dans sa forme et sa structure ; les bords sont effacés, au
point que la distinction des trois faces est devenue difficile. Le
tibia est arrondi dans sa moitié inférieure, et légèrement comprimé
latéralement dans sa moitié supérieure. Les surfaces articulaires
sont normales.

Les trois faces sont criblées de trous nombreux, les uns très-
petits, les autres plus larges. La face interne est, en outre, dans

différents points de son étendue, mais à la partie supérieure principalement, le siége de nouvelles sécrétions périostiques. Ces sécrétions s'observent aussi à la face interne et dans une étendue plus considérable. Sur cette face, les lamelles nouvelles s'imbriquent à la manière des ardoises. A la face postérieure, ces productions nouvelles sont limitées à la portion de cet os située au-dessus de la ligne oblique qui donne insertion au muscle poplité. Dans ce point, ces végétations osseuses sont très-nombreuses, et circonscrivent de petites cavités, que M. Denonvilliers a supposées devoir contenir de la matière tuberculeuse.

A la partie antérieure du tibia, à l'union des trois quarts supérieurs avec l'inférieur, il existe une érosion profonde de l'os qui a 3 centimètres 1/2 d'étendue environ dans tous les sens ; elle est subdivisée en plusieurs cavités ou loges secondaires, dont la plus profonde arrive presque jusqu'au canal médullaire. Ces petites cavités ont été regardées comme ayant renfermé de la matière tuberculeuse.

Les parois osseuses sont augmentées et formées d'une couche épaisse de tissu compacte dans toute la diaphyse, le canal médullaire est rempli par un tissu celluleux à mailles serrées et denses. Plusieurs petites cavités, qui ont été considérées comme tuberculeuses, existent dans la lame de tissu compacte, à la face postérieure et supérieure du tibia. Le péroné est également le siége d'une hypertrophie légère; il est rugueux à sa surface, et criblé de trous nombreux.

### N° 290. — Tibia et péroné gauche ; carie.

Cette pièce provient d'un jeune sujet, dont les extrémités épiphysaires du tibia ne sont point encore soudées avec le corps. Le tibia, altéré dans sa moitié supérieure seulement, est, à ce niveau, le siége d'un gonflement considérable, mais qui, comme cela résulte d'une coupe, tient à une nouvelle sécrétion périostique, qui offre un aspect différent sur chacune des faces de l'os. Sur la face interne existe une sorte de renflement ou bosse, à base large, qui se confond insensiblement avec le reste de l'os, et qui est couverte de stries et de sillons verticaux. La matière osseuse qui couvre la face externe est irrégulière, mamelonnée, semblable, pour l'aspect, à de l'éponge assez friable pour qu'on puisse l'enlever facilement, et découvrir au-dessous d'elle la substance de l'os dépolie, rugueuse, raréfiée. La même substance est disséminée sur la face postérieure de l'os.

Au milieu de cette matière osseuse de nouvelle formation, à la face externe où elle est plus abondante surtout, on remarque de petites excavations qui ont pénétré la substance compacte; elles contenaient très-probablement de la matière tuberculeuse.

Le canal médullaire, dans les trois cinquièmes inférieurs, se présente avec ses caractères ordinaires, mais, à sa partie supérieure, il est oblitéré par un tissu spongieux très-dur. Cette hypertrophie interstitielle a été considérée par Nélaton comme le signe de l'infiltration tuberculeuse. Dans la partie · supérieure de ce tissu spongieux du canal, existent deux petites excavations.

**N° 291.** — Tibia droit atteint d'ostéite et de carie; lésions qui paraissent avoir eu pour principe l'affection tuberculeuse.

La lésion du tibia commence à 6 centimètres de son articulation supérieure et s'étend jusqu'à la partie moyenne de l'os, le reste du tibia est normal. Dans le point malade, l'os est notablement augmenté de volume, ce qui tient à un boursouflement fusiforme, et surtout à des sécrétions sous-périostiques, qui sont plus accusées à la face interne, où elles ressemblent à de véritables cristallisations; tantôt elles y sont disposées en forme d'aiguilles simples ou bifides perpendiculaires à l'axe de l'os, tantôt elles forment des papilles, des lamelles. On peut les détacher complétement du corps de l'os, dont la lame compacte à ce niveau érodée, est criblée de trous vasculaires. Le centre de cette végétation de la face interne du tibia, est le siége d'une large ulcération profonde, qui pénètre jusque dans le canal médullaire, où il existe une cavité, dont les parois sont constituées en dehors par le tissu même de l'os. En haut et en bas, il existe pour la limite, une matière osseuse disposée en forme de diaphragme. A la face externe et postérieure du tibia, dans le point qui correspond à la cavité médullaire, l'os est boursouflé, fusiforme, couvert de nombreuses sécrétions périostiques lamellaires, criblés de trous vasculaires. Il est probable que la cavité située à la face interne, était occupée par une petite masse tuberculeuse.

**N° 291** *a.* — Tibia droit atteint de carie.

Cet os, très-volumineux, n'est altéré que dans sa moitié supérieure, l'inférieure est saine. La moitié supérieure est le siége d'une altération profonde; tout en ayant conservé sa forme, le tibia est le siége d'un gonflement fusiforme; il a dans son tiers supérieur environ 17 centimètres de circonférence Les trois faces sont le siége d'érosions nombreuses : les unes sont creusées en gouttières, les autres présentent des cavités cratériformes, dont la plupart pénètrent presque toute l'épaisseur de la lame compacte hypertrophiée. Il existe aussi sur ses faces des productions osseuses sous-périostiques, disposées sous formes de lamelles, ce qui fait que leur saillie est moins grande.

Le canal médullaire est, dans toute l'étendue de la lésion externe, oblitéré par un tissu spongieux aréolaire, au centre duquel on aperçoit plusieurs cavités, mais dont deux principalement, l'une supérieure, l'autre inférieure, sont assez grandes. L'inférieure, la plus étendue, arrondie à 2 centimètres verticalement, a un demi-centimètre d'avant en arrière; ses parois sont denses, lisses, régulières. Il est probable qu'il existait dans ces cavités médullaires de la matière tuberculeuse à l'état de masse, et qu'elle était infiltrée dans les cavités signalées à la surface de l'os.

### N° 292. — Tibia droit ; kyste situé dans la partie supérieure de la diaphyse.

Vers l'union du quart supérieur du tibia avec les trois quarts inférieurs, existe un gonflement prononcé, surtout en dedans et en arrière, sur le bord qui sépare les faces interne et postérieure. Dans ce point on voit une bosse arrondie, saillante de près d'un centimètre, et qui est formée en grande partie par de la matière osseuse surajoutée. Toute la surface de l'os, ainsi tuméfiée, est le siége de nombreux sillons et de trous vasculaires.

Une coupe verticale du tibia permet en effet de constater, que le gonflement signalé est dû au dépôt de matière osseuse nouvelle surajoutée. De plus, au niveau de la partie renflée, cette lamelle de nouvelle formation circonscrit une cavité spacieuse, oblongue, de 2 centimètres de diamètre vertical, sur 14 millimètres de largeur, et qui est creusée dans le tissu compacte du tibia. Cette cavité, qui fait également saillie du côté du canal médullaire, est limitée dans ce point par un tissu spongieux assez dense. A la partie antérieure et inférieure, existe un trajet fistuleux oblique de haut en bas d'arrière en avant, canal de décharge qui vient aboutir à la face interne du tibia, où il s ouvre par un orifice assez considérable d'environ 7 millimètres. L'ouverture extérieure, assez évasée, est en forme d'entonnoir dont la base est à la périphérie de l'os. Il est probable que cette cavité, dont les parois sont assez lisses et régulières, renfermait de la matière tuberculeuse qui était enkystée.

### N° 292 a. — Portion supérieure du tibia gauche ; cavité kystique purulente située à la partie supérieure.

La moitié supérieure de cet os est le siége d'un gonflement périphérique fusiforme considérable ; dans la partie la plus renflée, l'os a 17 centimètres de circonférence ; il paraît dilaté du centre à la circonférence. La tuméfaction n'est donc pas exclusivement sur cette pièce, formée de nouvelles couches osseuses surajoutées à l'os ancien, comme le démontre la coupe qui a été pratiquée. La surface supérieure est rugueuse, inégale, couverte de nombreuses aspérités. Ces rugosités sont dues à de nouvelles couches osseuses sous-périostiques qui, dans certains points, font un relief assez considérable; elles sont, ainsi que l'os ancien, creusées de nombreux sillons vasculaires dont quelques-uns ont de grandes dimensions.

A l'union du tiers supérieur avec le tiers moyen qui correspond à la partie la plus renflée du tibia, on observe au centre de l'os, une vaste cavité qui répond assez bien à la partie supérieure du canal médullaire. Cette cavité, de forme ovalaire, a verticalement 5 centimètres et 3 d'avant en arrière. En haut et en bas, elle est limitée par un tissu spongieux très-dense; et à sa partie inférieure, le canal médullaire est oblitéré dans une étendue verticale de 7 centimètres. Cette cavité principale présente, surtout à sa partie inférieure, des loges secondaires à large ouverture. Les parois latérales de cette vaste poche sont constituées par l'os ancien, qui semble comme refoulé du centre à la circonférence; le tissu osseux, à ce niveau, est assez compacte; en même temps qu'il est hypertrophié, il a, dans certains points, jusqu'à 2 centimètres d'épaisseur. Dans les parois existe un très-grand nombre d'espaces lacunaires, qui leur donnent un peu l'aspect spongieux. Ces cavités aboutissent aux trous vasculaires que j'ai signalés à la périphérie, et sont dues à la présence de vaisseaux qui témoignent de l'extrême vascularisation qu'a subie cet os.

Cette vaste cavité communique à la surface externe de l'os par sa paroi la plus mince, il existe deux ouvertures assez rapprochées; dans ce point le tissu compacte de l'os est érodé et détruit. Il n'a point été possible de déterminer la nature du contenu de cette poche, et de préciser par conséquent si elle renfermait un tubercule, du pus et même des acépholyctes. C'est une lacune regrettable.

**Nº 292 b. — Tibia et péroné gauche; cavités kystiques purulentes du tibia.**

Le tibia seul est malade; il présente à l'union de son tiers supérieur avec le tiers moyen, une tuméfaction fusiforme périphérique, résultant de ce qu'à ce niveau, il s'est produit de nouvelles couches osseuses sous-périostiques qui ont été infiltrées d'une matière qu'il n'est plus possible de déterminer, et qui a été considérée comme tuberculeuse. La diaphyse du tibia, à ce niveau, est notablement hypertrophiée, tandis que le canal médullaire est rétréci et même oblitéré en bas.

On remarque dans le tibia deux vastes cavités : l'une est située à la partie supérieure du canal médullaire avec lequel elle communique ; elle a des dimensions plus considérables. La seconde cavité, qui peut loger une grosse noix, est arrondie et creusée dans le condyle interne du tibia ; elle n'a produit aucune altération extérieure. Ces deux cavités ont des parois assez lisses, et le tissu osseux qui les constitue a acquis une grande densité. Elles ont été considérées comme résultant de masses tuberculeuses volumineuses.

**N° 292 c.** — **Tibia droit ; cavité kystique purulente développée à sa partie supérieure.**

Ce tibia paraît avoir appartenu à un homme vigoureux, car il a 42 centimètres de longueur. Cet os a été déposé dans le Musée comme un exemple remarquable d'affection tuberculeuse, mais l'examen de cette pièce me paraît autoriser quelques doutes.

La moitié supérieure du tibia seule est altérée ; l'os, à ce niveau, est le siége d'un gonflement considérable ; il est fusiforme ; dans son point culminant il a 18 centimètres de circonférence. Au lieu d'être triangulaire, il est arrondi ; on ne distingue plus nettement les bords. La surface de cette partie du tibia est rugueuse, inégale, criblée d'un grand nombre de trous, dont quelques-uns, surtout à la partie supérieure, ont des dimensions considérables. Les rugosités résultent de petits dépôts osseux irréguliers sous-périostiques. Les surfaces articulaires tibiales sont intactes.

Une section verticale de l'os a permis de constater qu'il existe à son centre deux vastes cavités : la supérieure est beaucoup plus considérable que l'inférieure, qui occupe le canal médullaire dilaté ; elle communique avec la supérieure par un orifice rétréci. La cavité supérieure qui remonte jusqu'à l'épiphyse communique à la surface de l'os, à la partie supérieure de sa face externe, par deux petits orifices ovalaires fistuleux ; les parois de la cavité, au niveau de ce point, sont notablement amincies. La cavité supérieure a verticalement 10 centimètres et 5 de diamètre transversal ; ses parois assez lisses, avec des cavités secondaires, sont formées par un tissu spongieux, à cellules petites et régulières. On trouve encore dans certains points, à l'état d'ossification, des débris de la fausse membrane qui la tapissait. Le même aspect s'observe pour la cavité inférieure, qui présente aussi des loges secondaires.

(Professeur Blandin.)

**N° 292** *d*. — **Portion supérieure du tibia droit ; kyste purulent
situé dans le tissu compacte.**

Cet os, à sa partie moyenne environ, présente au niveau de
son bord antérieur un renflement considérable, fusiforme ; une
section verticale permet de constater qu'il existe à la partie centrale de ce renflement, une cavité oblongue verticalement dirigée,
ayant environ 15 millimètres de hauteur sur 5 de largeur. Cette
cavité était remplie par une matière purulente ; les parois sont
tapissées par une fausse membrane. L'os, à ce niveau, a subi un
travail hypertrophique considérable, qui résulte de nombreuses
couches périostiques ; en même temps, l'ossification s'est étendue
du côté du canal médullaire qui est rétréci, et même complète-
ment oblitéré au-dessous de la lésion. Cette cavité n'a aucune
communication avec l'extérieur, et la peau était très-adhérente
à l'os au niveau du kyste intra-osseux. Il est regrettable que l'on
n'ait point déterminé la nature du liquide contenu dans cette
cavité.
(Professeur Verneuil.)

**N° 292** *e*. — **Portion inférieure du fémur gauche avec la moitié supérieure du tibia et du peroné correspondant, ainsi que la rotule;
cavités tuberculeuses, situées à la partie supérieure du tibia.**

Cette pièce a été recueillie sur un homme de 43 ans, qui, depuis
quinze ans, éprouvait des douleurs dans l'articulation femoro-
tibiale gauche, avec gonflement du genou qui était toujours
resté plus volumineux que le droit. La marche était gênée, souvent douloureuse, et plusieurs fois on constata tous les signes
d'un épanchement intra-articulaire; plus tard, il survint des abcès péri-articulaires.
La partie supérieure du tibia présente une vaste excavation
oblongue, dirigée d'avant en arrière et de dehors en dedans.
Cette excavation renfermait une matière caséeuse qui fut considérée, par M. Forget, comme étant de nature tuberculeuse. Les
parois de cette cavité sont anfractueuses, elles présentent trois
ou quatre loges secondaires, et le tissu osseux qui les limite est
fin, aréolaire, spongieux, assez lisse, d'une grande densité. Cette
vaste excavation s'ouvre dans l'articulation du genou par deux
larges orifices dont l'un siége sur le plateau externe du tibia,
l'autre sur l'interne. Deux ou trois pertuis font aussi communiquer cette cavité avec le creux poplité, où pendant la vie s'était
développée une collection purulente. La partie antérieure du
condyle interne du tibia, présente à sa surface quelques érosions
superficielles, et une cavité cratériforme capable de loger une

noisette. Le condyle externe du fémur présente à sa face externe et près de sa partie postérieure, une excavation très-nette
à parois denses et lisses, et assez grande pour loger un œuf de
pigeon ; elle était remplie, comme les autres excavations, de matière tuberculeuse ramollie. Les extrémités articulaires, malgré
les altérations profondes, ne présentent point de déformation
notable. La marche de l'affection avait été lente et progressive.
(M. Forget, *Bull. de la Soc. de chir.*, t. VI, p. 45.)


**N° 292 *f*.** — **Moitié supérieure du tibia gauche; kyste purulent situé à la partie supérieure du canal médullaire.**

Cet os présente, dans sa moitié supérieure, un renflement fusiforme considérable, qui est surtout accusé à sa face interne et
postérieure. La surface externe de cet os présente, dans divers
points, mais surtout à la limite de son gonflement, des aspérités dues à de nouvelles sécrétions périostiques qui se présentent sous l'aspect de végétations en choux-fleurs.

Une section verticale permet de constater que le canal médullaire, dans sa moitié supérieure, est obturé par un tissu
spongieux à larges cellules, mais à parois denses; l'os paraît
avoir été dilaté du centre à la circonférence, et c'est surtout au
niveau de son bord antérieur que la lésion est la plus marquée ;
à ce niveau, le tissu compacte raréfié a pris lui-même l'aspect
spongieux.

Au milieu du tissu spongieux, qui remplit le canal médullaire, à
environ 5 centimètres 1/2 au-dessous de la surface articulaire
tibiale, se trouve une excavation oblongue de 3 centimètres de
haut, sur un diamètre de 15 millimètres. Les parois de cette
excavation sont lisses, formées d'un tissu spongieux fin et dense.
Cette excavation était tapissée par une membrane pyogénique
qui a été constatée par M. Broca à l'examen microscopique, ce
qui lui a fait considérer cette lésion comme un abcès chronique
du canal médullaire.

(Professeur Broca, 1850.)


**N° 293.** — **Tibia gauche profondément altéré et déformé surtout
dans ses deux tiers, par suite d'affection tuberculeuse.**

Ce tibia, dont la diaphyse est grêle et effilée, paraît avoir
appartenu à un individu avancé en âge

L'extrémité articulaire tibiale supérieure est très-irrégulière;
on n'y retrouve ni les cavités condyliennes, ni l'épine qui les
sépare. Elle consiste en un renflement anguleux, de la forme
d'une pyramide quadrangulaire, qui résulterait de quatre plans
obliques, deux antérieurs et deux latéraux. Les deux plans laté-

raux occupent la place des cavités condyliennes, dont il n'existe plus que quelques vestiges.

Le corps du tibia est le siége de lésions profondes; à peine est-il possible d'y reconnaître trois faces. A sa partie antérieure, 8 centimètres au-dessous de l'articulation du genou, existe une cavité de 2 centimètres d'étendue verticale, sur 15 millimètres de largeur et autant de profondeur; elle est largement ouverte à l'extérieur, et les parois sont formées d'un tissu celluleux très-dur, à mailles étroites. Sur le même plan, 7 centimètres plus bas, on voit deux petits trous par lesquels un stylet pénètre dans une cavité creusée dans l'épaisseur de l'os, et large de plus de 1 centimètre. Plus bas encore, et sur le côté interne se voit une autre excavation arrondie, infundibuliforme d'environ 1 centimètre de profondeur. En arrière, l'os est tellement irrégulier que l'on pourrait croire qu'il a été fracturé comminutivement. Vers l'union du tiers supérieur avec le tiers moyen, on aperçoit une cavité allongée, anfractueuse, qui traverse l'os de part en part, et dont l'orifice est divisé en deux par une esquille.

Une coupe verticale, permet de voir que les extrémités sont constituées par un tissu friable et aréolaire; le corps, interrompu de distance en distance par les cavités, est formé dans l'intervalle d'un tissu celluleux très-dense, ou même de tissu compacte.

**N° 294.— Astragale calcanéum et cuboïde du côté droit soudées ensemble; infiltration tuberculeuse.**

Cette pièce a été recueillie sur un jeune homme de 17 ans, qui a subi l'amputation de la jambe, pour une altération des os du pied qui datait de neuf ans, et commençait à compromettre gravement la santé générale.

Ces os, qui paraissent avoir été arrêtés dans leur développement, sont très-petits. Au centre du calcanéum, existe une cavité assez grande pour contenir une petite châtaigne, et largement ouverte sur la face externe de cet os. Cette cavité communique aussi par plusieurs orifices étroits, tant avec l'articulation calcanéo-cuboïdienne qu'avec la face interne du calcanéum. Au moment de l'amputation, elle était remplie de pus et d'une portion osseuse nécrosée, qui n'a pas été conservée, et qui a fait admettre qu'il s'agissait ici d'une infiltration tuberculeuse. Cependant, je ferai observer que la nécrose essentielle du calcanéum n'est point une lésion rare. Le cuboïde est aussi en partie détruit, et creusé d'une excavation qui regarde en haut et en arrière. Le tissu osseux qui limite ces cavités, a acquis une densité anormale due à l'hypertrophie des lamelles osseuses, et à l'occlusion presque complète des cellules.

(M. Maunoury, *Soc. anat.*, t. XV, p. 214. 1840.)

### N° **294** *a*. — Calcanéum droit; ostéite suite d'ulcère.

Cette pièce provient d'un nègre qui a subi l'amputation de la jambe pour un vaste ulcère. Le calcanéum, très-raréfié dans son corps, car il est d'une extrême légèreté, a toutes ses faces, à l'exception des articulaires, couvertes de nombreuses aspérités, dues à de nouvelles sécrétions sous-périostiques. Ces sécrétions sont surtout accusées au niveau de la face postérieure, dans le point qui donne insertion au tendon d'Achille; à ce niveau elles présentaient une hauteur de près de 4 centimètres, et devaient se prolonger à la face postérieure de ce tendon. L'os est, en outre, criblé d'un grand nombre de trous vasculaires, dont quelques-uns ont des dimensions considérables.

(M. Lherminier, de la Guadeloupe, 1853.)

### N° **294** *b*. — Calcanéum gauche; ostéite suite d'ulcère.

Cette pièce provient d'un nègre qui a subi l'amputation de la jambe pour un vaste ulcère. Le calcanéum, dont le tissu est notablement raréfié, car cet os est d'une extrême légèreté, présente à sa face inférieure et postérieure, de nombreuses érosions, et des végétations périostiques, qui attestent qu'il a été atteint d'une ostéite intense, qui a déterminé dans certains points des caries superficielles.

(M. Lherminier, de la Guadeloupe, 1853.)

### N° **294** *c*. — Portion inférieure de la jambe et pied droit; abcès sous-périostique du calcanéum.

Le calcanéum dans toutes ses surfaces non articulaires, a été complétement isolé des parties molles et du périoste par un abcès sous-périostique aigu. Cette pièce a été recueillie sur un jeune garçon qui a subi sans succès l'amputation sus-malléolaire. Le calcanéum dénudé de son périoste, est isolé de toutes parts des parties molles, ce qui lui donne un aspect rugueux, en même temps qu'il présente des trous vasculaires, notablement agrandis et nombreux. Les surfaces articulaires n'ont subi aucune altération appréciable. Il s'agit ici d'un de ces rares abcès sous-périostiques aigus, qui a dépouillé l'os de toutes parts de son périoste.

(Professeur Verneuil, *Bull. de la Soc. de chir.*, 2ᵉ série, t. VIII, p. 85, 1867.)

**N° 294.** *d.* — **Scaphoïde avec les quatre premiers métatarsiens du pied droit, lésions osseuses que l'on observe dans** *le pied de madura.*

Ces os proviennent d'un jeune Indien de 20 à 22 ans, qui a été amputé de la jambe, à l'île de la Réunion, pour une lésion désignée sous le nom de *pied de madura.* Ces os, qui ont été atteints consécutivement d'une lésion des parties molles, sont remarquables par leur légèreté; quoique la date du début de l'affection ne soit point très-ancienne, leur partie spongieuse tend à disparaître. L'extrémité antérieure des métatarsiens est peu altérée, mais les extrémités postérieures ainsi que le scaphoïde sont profondément altérées; on y observe de nombreuses cavités cratériformes, qui renfermaient des kystes tout à fait semblables à ceux des parties molles.

(MM. Coquerel et Laboulbène, *Soc. de Biol.*, 4e série, t. II, p. 191, 1865.)

# TABLE DES MATIÈRES

## DU TOME PREMIER

# CHAPITRE II




# CHAPITRE III

**FIN DU PREMIER VOLUME.**



Paris, imprimerie Paul Dupont, rue Jean-Jacques-Rousseau, 41. — 103.6.76

# CATALOGUE DES PIÈCES

DU

# MUSÉE DUPUYTREN

L'ordre suivi pour la classification des pièces dans le musée est le suivant ; c'est par appareil ou système qu'elles ont été disposées, savoir :

1° L'appareil de la locomotion : système osseux ;

2° Le système musculaire ;

3° Le système nerveux ;

4° L'appareil des sens ;

5° L'appareil de la circulation ;

6° L'appareil de la digestion avec ses glandes annexes ;

7° L'appareil de la respiration ;

8° L'appareil génito-urinaire ;

9° Le système cutané et cellulaire.

Enfin il existe une dixième division qui comprend les monstres, et forme la tératologie.

Le **CATALOGUE DU MUSÉE DUPUYTREN** formera de six à sept volumes.

Le tome 1ᵉʳ (texte et atlas) est en vente. Prix : 16 francs.

L'Atlas comprend 31 planches et 112 pièces reproduites d'après le procédé d'impression photographique de Thiel aîné. — Pris séparément : 10 fr.

Paris-Imp. PAUL DUPONT, 41 rue Jean-Jacques-Rousseau. — 101.6.76